The BTR Strategy

for

Autism Spectrum Disorder Intervention

儿童孤独症谱系障碍 BTR 干预策略

主　编　罗向阳　静　进

副主编　李平甘　刘振寰　龚建华

编　者（按姓氏笔画排序）

王迪龙	中山大学孙逸仙纪念医院	陈启慧	中山大学孙逸仙纪念医院
刘木金	中山大学孙逸仙纪念医院	罗向阳	中山大学孙逸仙纪念医院
刘忆瑛	广州维儿康专科门诊部	周小琳	中山大学孙逸仙纪念医院
刘振寰	佛山市南海区妇幼保健院	胡晓健	中山大学孙逸仙纪念医院
孙　怡	中山大学孙逸仙纪念医院	钱光旭	佛山市南海区妇幼保健院
李　宇	中山大学孙逸仙纪念医院	唐丹霞	中山大学孙逸仙纪念医院
李平甘	中山大学孙逸仙纪念医院	黄橙子	广州维儿康专科门诊部
李栋方	中山大学孙逸仙纪念医院	龚建华	深圳市罗湖区妇幼保健院
何展文	中山大学孙逸仙纪念医院	静　进	中山大学

人民卫生出版社
·北京·

图书在版编目（CIP）数据

儿童孤独症谱系障碍 BTR 干预策略 / 罗向阳，静进主编 . -- 北京 ： 人民卫生出版社，2025. 1. -- ISBN 978-7-117-37303-6

Ⅰ. R749. 940. 5

中国国家版本馆 CIP 数据核字第 2025VN8938 号

人卫智网	www.ipmph.com	医学教育、学术、考试、健康，购书智慧智能综合服务平台
人卫官网	www.pmph.com	人卫官方资讯发布平台

儿童孤独症谱系障碍 BTR 干预策略
Ertong Guduzheng Puxi Zhang'ai BTR Ganyu Celüe

主　　编：罗向阳　静　进
出版发行：人民卫生出版社（中继线 010-59780011）
地　　址：北京市朝阳区潘家园南里 19 号
邮　　编：100021
E - mail：pmph @ pmph.com
购书热线：010-59787592　010-59787584　010-65264830
印　　刷：北京顶佳世纪印刷有限公司
经　　销：新华书店
开　　本：787 × 1092　1/16　印张：14
字　　数：341 千字
版　　次：2025 年 1 月第 1 版
印　　次：2025 年 2 月第 1 次印刷
标准书号：ISBN 978-7-117-37303-6
定　　价：69.00 元

打击盗版举报电话：010-59787491　E-mail：WQ @ pmph.com
质量问题联系电话：010-59787234　E-mail：zhiliang @ pmph.com
数字融合服务电话：4001118166　E-mail：zengzhi @ pmph.com

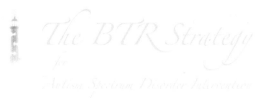

主编简介

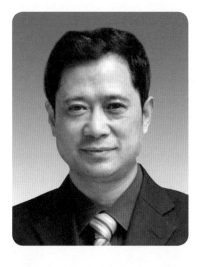

罗向阳　教授

中山大学孙逸仙纪念医院儿童医学中心神经专科主任,中山大学博士,牛津大学访问学者。

担任中华医学会儿科学分会发育行为学组委员、中国康复医学会孤独症康复专业委员会副主任委员、广东省康复医学会儿童发育与康复分会会长、广东省脑发育与脑病防治学会副会长、广东省抗癫痫协会理事会常务理事、广州市突发公共卫生事件应急专家委员会儿童医疗救治专业组成员等。

从医 40 余年,创立中山大学第一个儿童神经内分泌专科,使之成为集神经内分泌、神经免疫、神经遗传、神经电生理、神经康复以及儿童心理行为为一体,在儿童神经疾病的临床、教学、科研各方面平行发展的专科团队,科研工作曾获广州市科学技术进步奖三等奖。在儿童神经疾病临床治疗上创立了针对病因、病理和症状综合治疗,药物、心理和康复综合手段,医护、家庭和社会的共同参与的"333 模式"。

经过对多年的儿童神经临床经验和儿童教育、儿童心理工作总结,原创孤独症 BTR 整体干预策略,建立了孤独症评估、诊断和干预训练团队,极大提高了孤独症的干预效果,获得了学界的广泛认可。

在国内外重要学术期刊发表近百篇学术论文,主编专著有《实用小儿神经病学》《用两个手指引领孩子健康成长》。参与编写国内孤独症相关指南多部。

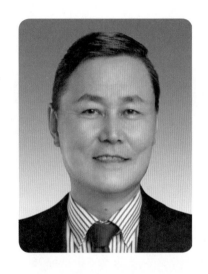

静 进 教授

中山大学公共卫生学院博士研究生导师,医学博士。

中华预防医学会儿童保健分会副主任委员、国家卫生健康标准委员会委员、中国残疾人康复协会孤独症康复专业委员会副主任委员、广东省妇幼保健协会副主任委员、广东省残疾人康复协会副会长等。还担任多个国家级学术期刊副主编及编委等。

主要从事教学、科研和儿童发育与行为疾病诊疗工作。主持 60 余项国家和省部级科研项目,培养博士 / 硕士研究生 80 余人,主编及参编各类高校教材 / 专著 56 部,发表科研论文 500 多篇。

序1

世界范围内对孤独症谱系障碍（autism spectrum disorder，ASD）的关注在日益增加，我国 ASD 的患病率为 1%~2%，因此实际上 ASD 患病人群庞大。如何早期发现、早期诊断、早期干预治疗是影响 ASD 预后的关键。但尽管临床工作者、儿童保健工作人员、科研工作者以及更大的家庭群体做了大量艰苦的工作，但 ASD 的预后仍不尽如人意，ASD 的融合率仅在 30% 左右，近 70%的 ASD 患儿都步入了残障人士的行列，给患者本人、患者家庭和社会带来了极大的心理、精神和经济负担。如何从干预思想、干预策略上重新认识 ASD，从而提高 ASD 干预效果，扭转这种"群体性致残"状态，是该领域亟待解决的问题。而该疾病的诊治领域发展并不完善，迫切需要相关的干预策略指导用书。

《儿童孤独症谱系障碍 BTR 干预策略》一书以 ASD 临床常见问题的解决为导向，明确提出并应用医教结合的方法，积极改变 ASD 的神经发育问题、情绪障碍问题和异常行为问题，为 ASD 康复打下基础；并应用心理引领的思想，认识患儿问题背后的心理状态，从而有针对性地改变患儿不当的心理状态，尽可能激发患儿的社交心理需要，促进患儿主动观摩社交、学习社交，进而习得能力，回归社会。在这个思想指导下，本书重点介绍了儿童 ASD 的 BTR 整体策略和训练方法，全书内容丰富，科学实用，可切实指导临床实践。

本书由中山大学罗向阳教授和静进教授领衔编写，编者均为儿童发育行为专科、儿童神经病学、中医儿科学领域的专家，有大量的孤独症谱系障碍临床诊治和实验室检查经验，且团队拥有国际先进水平的临床和实验室诊治能力。本人有幸提前阅读该书的稿件，了解了"两指法"思想指导下的 ASD 干预训练过程，很受启发；也观看了 BTR 策略干预治疗下的有效案例视频，很受感动。是以为该书作序，以表对该书工作的欣赏和对 ASD 干预新希望的期待。期待 BTR 策略能给 ASD 患儿的康复带来实质性的助益。

李廷玉

中华医学会儿科学分会发育行为学组组长

2025 年 1 月

序2

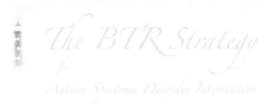

孤独症谱系障碍（autism spectrum disorder，ASD）患者给家庭和社会带来沉重负担，已经成为全球重大公共卫生问题之一。联合国设定每年 4 月 2 日为"世界孤独症关注日"。ASD 患病率在全球持续快速升高，从 30 年前的 1/10 000 上升到现在的 1%~2%。我国估计 ASD 患儿有 100 万～300 万人，而我国从事 ASD 研究和康复教育工作的专业人员相对不足，实施 ASD 患儿的融合教育任重道远。

我欣喜地看到，罗向阳教授联手国内多位具有丰富临床经验的儿童神经、儿童康复、儿童发育行为和研究儿童 ASD 的专家编写了本书，从 ASD 概论、病因学、发病机制、症状学、诊断等方面进行详述，重点介绍了两指法教育基础实验研究与应用、ASD BTR 策略原理和实操，还增加了颇具特色的 ASD 物理治疗、音乐疗法、中医治疗的阐述，为 ASD 的从业人员提供了一本非常实用的指导用书。

DSM-Ⅴ和 ICD-11 均将 ASD 归类为神经发育障碍，即脑发育缺陷导致各功能脑区之间的功能障碍是其发病的核心。如何从生物学角度去理解、认识、解决 ASD 患儿的这些障碍，帮助他们融入社会、参与社会，以及提高他们的生存质量和改善他们家庭的生活质量尤为关键。本书对 ASD 的病理生理进行了系统分析，并有针对性地提出各种障碍的神经、精神药物的治疗方案和物理学治疗方案，从而可极大提高 ASD 患儿的康复水平。在此基础上对 ASD 的行为问题进行心理层面的剖析，并提出灵活而有针对性的训练理念和干预方法。

罗向阳教授在全国多个学术会议和国际论坛会上分享过 ASD 康复的有效案例，其中不乏大龄 ASD 患儿。这些案例的成功也为 ASD 的从业人员带来了信心，给 ASD 患儿和家庭带来了新的希望。本人有幸提前阅读了本书的文稿，很受鼓舞。愿此书能引导 ASD 患儿的康复走出一条新路，祝福 ASD 患儿拥有更美好的明天。

唐久来

中国康复医学会儿童康复专业委员会第三届主任委员

2025 年 1 月

前　言

　　孤独症,学名孤独症谱系障碍(autism spectrum disorder,ASD),是一种儿童早期神经发育障碍性疾病。近年来其发病率有逐年上升的趋势,2023 年美国疾病预防控制中心(Center for Disease Control and Prevention,CDC)报道,每 36 个儿童就有 1 名为 ASD 患儿。我国流行病学资料显示,其患病率在 1%~2% 左右。该病未经及时正确的干预矫治,通常预后不良。因此 ASD 不单是困扰患者和医务人员的医学问题,也是拖累整个家庭的社会问题。正因为如此,我国国家卫生健康委员会联合六部门于 2024 年 7 月 21 日共同发布《孤独症儿童关爱促进行动实施方案》,提出用 5 年左右的时间,促进完善 ASD 患儿关爱服务工作机制、服务体系,以提升 ASD 患儿发展全程服务能力水平和保障条件。这充分体现了我国政府对 ASD 的重视和对广大 ASD 患儿及家庭的关心,也说明 ASD 问题已成为不争的公共卫生问题。

　　《美国精神疾病诊断与统计手册》(第 5 版,简称 DSM-V)中表述,ASD 的主要临床表现是社会交往障碍和兴趣狭隘的异常行为。其结局是社会学语言落后、社会学能力落后,无法融入社会。基于这些行为表现,目前国际上实施的 ASD 康复治疗技术多以行为塑造方法为基础,例如经典的行为分析疗法(applied behavior analysis,ABA)便是其中之一。但近 30 多年来的实践表明,以 ABA 为代表的各种衍生的训练方法,较偏重于关注患儿的外显行为,较少分析患儿的自身意识或心理动机,而这是影响 ASD 患儿预后的实质。据统计,既往的 ASD 只有 10% 左右的患儿在成年后能实现回归社会,约 50% 患儿需要终身照看和养护。

　　研究发现 ASD 之所以存在社交障碍,一种可能是"社会脑"功能的损害导致其社交动机弱化;另一种可能是 ASD 似乎与生俱来存在着以"恐惧"为核心的情绪困扰,其结果催生了 ASD 患儿的异常社交行为。通过这样的逻辑推理分析不难发现,改善社交障碍的关键为提高患儿的社交动机,纠正其情绪异常。基于此,笔者应用教育学理念,结合神经发育、精神药理等相关理论与康复技术,经过多年的研究和临床实践总结出了一种 ASD 干预新方法——BTR 策略。

　　BTR 是从三个层级和三个维度去构建 ASD 的干预方法。三个层级为基于生物学、教育学和整体观对 ASD 进行分析。三个维度为分别在上述三个层级把基本状态（base）、手段（tool）和结果（result）进行逻辑关联。通过分析患儿状态，制订有针对性的医学治疗方案、激发心理活动的"两指法"教育以及多学科技术的应用，从而使 ASD 患儿在生理上得到康复、心理上建立起规则，最终达到与自己的关系、与他人的关系和与环境关系的正常化。达到这个层级，其实就已经实现"回归社会、融入社会"。

本书针对 ASD 的各种问题进行了对应性的 BTR 实操方法阐述。为儿童神经专科医生、儿童保健医生、发育行为学临床医生、ASD 康复从业人员以及 ASD 家长提供一种新思路、新方法。笔者诚挚希望，随着本书的推广应用获得更多的信息反馈，为 BTR 策略的改进与完善注入新思路、新能量。最后，祝愿更多的 ASD 患儿、家庭及康复从业人员在实施 BTR 干预中有所收获。

本书出版之际，恳切希望广大读者在阅读过程中不吝赐教，欢迎发送邮件至邮箱 renweifuer@pmph.com，或扫描下方二维码，关注"人卫儿科学"，对我们的工作予以批评指正，以期再版修订时进一步完善，更好地为大家服务。诚挚致谢！

罗向阳　静　进

2025 年 1 月

获取图书配套增值内容步骤说明

第①步：扫描封底蓝色二维码

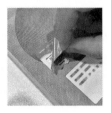

1. 找到图书封底的蓝色二维码贴标
2. 揭开第一层，扫描底层二维码

第②步：微信扫一扫,点击"立即领取"

▍数字资源

《儿童孤独症谱系障碍BTR干预策略》

立即领取

1. 微信"扫一扫"扫描二维码
2. 在新页面点击"立即领取"

第③步：授权并登录

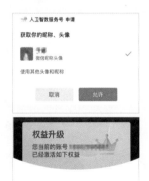

1. 根据页面提示，选择"允许"，允许人卫智数服务号获取相应信息
2. 在新页面点击"微信用户一键登录"
3. 新用户需要输入手机号、验证码进行手机号绑定

第④步：点击"查看"

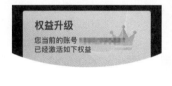

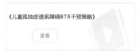

1. 点击"查看"即可查看增值资源
2. 再次查看增值资源可通过"人卫助手"微信公众号、微信小程序、App，在"我的图书"查看

目　录

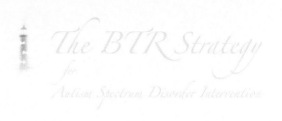

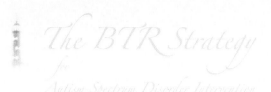

二维码资源目录

（以下视频需下载"人卫 APP"，激活图书后观看，激活方式见目录前说明）

第一章
总　　论

第一节　孤独症概论

一、孤独症及其康复教育概述

1. 孤独症概念的演变　孤独症的概念几经演变,最早的描述可追溯到早先的民间故事,学术性记载则由著名的阿拜伦"野生儿(wild boy)"故事开始算起。1893 年,Kraepelin 在其著名的《精神病学:学生和医生的简明教程》(第 4 版)中首次提出了早发性痴呆(dementia praecox),并报道 3.5% 的病例发病于 10 岁前,开启了儿童精神病学的先河。1906 年,DeSanctis 报道了早发性痴呆病例;1908 年 Heller 报道了首例童年瓦解性障碍(childhood disintegrative disorder,CDD);1911 年 Bleuler 确立了孤独症(autism)的概念来描述精神分裂症的自我中心表现;1933 年 Potter 报道了以精神分裂症命名的儿童病例。如今再分析这些文献,发现其中可能就包含了儿童孤独症病例。1943 年,Kanner 首次在其《情绪接触性孤独样障碍》一文中描述了孤独症,并将其从儿童精神分裂症中分离开来。1944 年 Asperger 在《孤独样精神病质》中描述了具有一定语言功能、性格奇特偏异类型的孤独样病例,但直到 1981 年 Wing 引用了 Asperger 的研究,才使得阿斯伯格综合征(Asperger syndrome,AS)这一概念被人所熟知。20 世纪 50—60 年代,孤独症被视为早发性儿童精神分裂症(early onset childhood schizophrenia)的主要症状,其病因假设是与异常亲子关系有关的严重的情绪障碍,并因此产生了著名的"冰箱妈妈"理论(refrigerator mothers)。到 20 世纪 70 年代,深入的研究逐渐揭示了孤独症是一种发育障碍性疾病的本质。1978 年,Rutter 对孤独症进行的重新定义包括非智力因素导致的社交延迟、沟通问题、刻板行为及作态行为等。直到 1980 年,孤独症才被正式纳入美国《精神障碍诊断与统计手册(第 3 版)》(The Diagnostic and Statistical Manual of Mental Disorders-Ⅲ,DSM-Ⅲ)中,称为广泛性发育障碍(pervasive developmental disorders,PDD)。PDD 以社交沟通和行为异常为主要特征,包括婴儿孤独症、儿童起始孤独症、非典型孤独症和残余孤独症四类。1987 年 DSM-Ⅲ 修订版(DSM-Ⅲ-R)中,孤独症取代了原本的婴儿孤独症亚类,并增设了一个新的类别——未分类的广泛性发育障碍(PDD-NOS)。1994年、2000年，DSM-Ⅳ及DSM-Ⅳ-TR相继出版，其中PDD被分为五类：孤独症、阿斯伯格综合征、PDD-NOS、童年瓦解性障碍和雷特综合征(Rett syndrome)。至2013年，最新的诊断手册DSM-Ⅴ出版，取消了对阿斯伯格综合征和PDD-NOS及其他亚类的诊断定义，统一采用孤独症谱系障碍(autism spectrum disorders，ASD)这一概念，并将诊断标准限定为"持续的社会沟通及社会交往损害"和"重复、刻板的行为模式"。

2. 孤独症的定义　孤独症谱系障碍(ASD)是一类以不同程度的社会交往和交流障碍、狭隘兴趣、重复刻板行为以及感知觉异常为主要特征的神经发育障碍性疾病。

ASD的核心症状包括社会交往障碍以及重复、刻板行为两大领域。超过70%的ASD患者还伴有其他发育和精神障碍，常见的伴随症状包括智力落后、注意缺陷多动障碍、感觉异常、抽动性运动障碍及运动功能异常；其次包括免疫失调、胃肠问题；还可能出现睡眠障碍、焦虑、癫痫、抑郁、强迫症等。社交障碍表现为缺乏自发性社会或情感交流动机和行为，如喜欢独自玩耍，缺乏亲子依恋，共享行为及利他行为缺乏；不听从指令，我行我素；多种非言语交流行为存在显著缺损，如缺乏目光对视和面部表情，较少运用肢体语言；不能准确判断情境等。语言障碍是大多数典型孤独症儿童就诊的主要原因，多表现为语言发育落后或语言倒退，部分ASD儿童表现为语言过多，但缺乏交流性质，如重复刻板语言、自言自语和"鹦鹉语言"等。高功能ASD儿童虽有正常的词汇量及基本沟通能力，但其语用能力较差，表现为说话技巧的机械性，如音量、语调及语速单一，较少使用口语或俗语，不能理解双关语、讽刺、幽默等复杂的语言表达。狭隘的兴趣和刻板行为是ASD儿童的另一个核心症状，易沉溺于某些特殊兴趣中，固执地执行某些仪式样行为和刻板动作，这些特殊兴趣和刻板行为并非一成不变。ASD儿童的症状表现具有极大的个体差异，需由具有资质的医生按照诊断标准进行确诊。

过去认为，70%左右的孤独症儿童智力落后，但随着诊断标准的放宽，智力正常或超常的孤独症儿童明显增加。高功能ASD儿童的总体智力多在正常范围，但具有特殊的智力结构。研究显示，这类儿童的手眼协调及心理运作速度和准确度能力较差，而机械记忆力较有优势。可伴有动作笨拙，固执行为，拘泥形式，对新环境的适应能力较差；而对某些数字、符号和图形等记忆力超群等表现。大多数孤独症儿童存在感觉异常，表现为对某些声音、视觉图像或场景的特殊恐惧，或是喜欢用特殊方式注视某些物品；很多ASD儿童不喜欢被拥抱；常见痛觉迟钝现象；特殊的本体感觉，如喜欢长时间坐车或摇晃、特别喜欢或惧怕乘坐电梯等。ASD症状的发育性变化特征使得早期临床诊断不易，尤其2岁前儿童由家人照顾，并无太多社会交往的要求。

美国精神病学会于2013年5月发布了DSM-Ⅴ，其中ASD的诊断标准较DSM-Ⅳ有了较大变化：①将以往的广泛性发育障碍统一称为ASD，取消了PDD中的AS和PDD-NOS等名称。②缩减了ASD的症状特征，将3个核心症状减少至2个。将社会互动障碍、语言沟通障碍合并为社会交流障碍。语言发育水平不再作为诊断标准，感知觉异常(包括感觉过敏、迟钝和痴迷某些感觉刺激)归类到刻板行为中。③基于社会交往以及刻板、重复性行为的障碍程度，将病情划分为3级：需要支持(Ⅰ级)、需要较多支持(Ⅱ级)、需要极大支持(Ⅲ级)。④发病年龄标准亦有放宽，由36个月前改为更为宽泛的婴幼儿时期，尽管社交困难的表现可能到较大年龄时才出现。⑤新增了"社会(语用)交流障碍［social(pragmatic) communication disorder）]"这一诊断名称,针对存在社会交往障碍而未表现出刻板、重复性行为的儿童。

研究显示,50%~75%的 ASD 个体同时符合 DSM-Ⅳ-TR 和 DSM-Ⅴ的诊断标准,即采用新版的诊断标准会使 25%~50% 个体失去这一诊断,这部分个体主要来自高功能孤独症(IQ>70)、PDD-NOS 或 AS。鉴于此,DSM-Ⅴ提出"保留条款(grandfather clause)",保留不满足新标准的 ASD 患者前期的诊断及其继续获取相同水平的医疗、社会和法律服务的权利。这也意味着当前两套诊断标准并存的状况仍将持续相当长的时间。有学者提出质疑,仅以症状特征进行的分型或分类已不能满足今后针对性诊疗的需要,生物学层面的分型可能是一个新的研究趋势。

3. 发病率 尽管 ASD 的发生率在不同种族与文化中是一致的,但性别差异很大,男孩被诊断出的频率远高于女孩。据目前资料,ASD 的平均男女诊断比率为 4.2∶1,即每 70 名男孩中约有 1 名 ASD 患儿,而在 315 名女孩中有 1 名 ASD 患儿。女性发病率报道之所以偏低,还有的原因可能是,女孩较少表现典型 ASD 行为,不易被察觉或易被判定为认知发育落后。自孤独症被首次报道以来,其发生率一直呈持续、显著的上升趋势。1966 年,Lotter 进行了首个孤独症流行病学调查,当时英国的 ASD 患病率为 0.04%。而随着研究的深入与发展,2000 年美国 CDC 的监测数据显示,8 岁儿童的 ASD 平均患病率为 0.67%,至 2006 年,该数据增长至 0.9%,相当于 110 名儿童中即有 1 名患有孤独症。2010 年美国 11 个州中 8 岁儿童 ASD 的患病率为 1.47%,即每 68 名儿童中就有 1 名 ASD 儿童。到了 2019 年,美国 CDC 报道 ASD 患病率更是达到了 1/54。其他国家的 ASD 患病率也呈现明显的上升趋势。2008—2010 年加拿大 2~14 岁儿童的 ASD 患病率增长 4.9%。2009 年,英国 5~9 岁儿童的 ASD 患病率为 1.57%,这是 Lotter 最初报道的 39 倍。

目前,我国尚无 ASD 患病率的全国性流行病学调查。广州市 2~6 岁儿童的 ASD 患病率为 75.4/ 万。哈尔滨市 2~6 岁儿童的患病率为 22.7/ 万。天津市 1.5~3 岁儿童的患病率为 27.83/ 万。一项对我国海峡两岸及香港 ASD 患病率的荟萃分析显示,内地的 ASD 患病率为 11.8/ 万,海峡两岸及香港的合并患病率为 26.6/ 万。虽然我国的 ASD 患病率低于其他国家,但近 10 年国内 ASD 患病率却呈持续升高趋势。最新调查显示,我国学龄儿童 ASD 的患病率约为 0.7%。

世界范围内 ASD 患病率已达到 60/ 万 ~70/ 万。ASD 患病率不断升高的事实,使得对 ASD 病因及相关诊治干预方法的探索愈发迫切。

二、孤独症康复教育发展史

1. 国外孤独症教育发展的历史 随着孤独症研究的深入,有关病因的假说几经较大变迁,起初认为孤独症是一种严重的情绪障碍,并尝试用游戏疗法和分析疗法治疗,具有代表性的是 Bettelhaim 于 1967 年出版的《空虚的城堡》一书。同时代,以 Rutter 为首的伦敦大学研究小组通过对孤独症的随访研究,引导了世界范围对孤独症的研究方向,1970 年以来陆续发表了里程碑式的系列论文。Kolvin 等自 1971 年起对儿童精神分裂症和孤独症进行了较彻底的比较研究,阐明二者是完全不同的独立疾病。1977 年 Lovaas 出版了《孤独症的言语》一书,通过以行为疗法为基础的语言治疗干预孤独症,进而建立了一个每周 42 小时的语言训练体系,迅速扩及全世界。可以说,20 世纪 90 年代成了以 Lovaas 的语言治疗为标志的孤独症矫治实践时代。语言认知障碍说历经十几年,继而由 Rutter 等的研究修正。1975—1977 年,Rutter 团队对孤独症和语言发育障碍进行比较研究,发表的论文称二者是完全不同的疾病单元,语言发育障碍并不导致孤独症样的社会性障碍,孤独症的社会性障碍是独立于语言障碍存在的特性,并于 1980 年再次阐明社会性障碍才是孤独症的核心问题。1981 年 Wing 翻译和介绍有关 AS 的论文发表。由此,人们逐渐认识到一组处于孤独症边缘状态的、以社会性障碍为核心症状的高功能 PDD 群体。1985 年,Baron-Cohen 的心理推测能力(theory of mind,TOM)论文发表,同期 Ritvo 的遗传学方面的报道和 Bouman 的病理解剖报道都具有里程碑意义,如 Bouman 发现,孤独症成人的大脑存在包括杏仁核在内的边缘系统形态异常。1986 年 Grandin 出版了《我,一个孤独症的降生》,书中表述了高功能 PDD 在认知方面的某些特征。自此,对孤独症的研究逐渐向高功能 PDD,尤其是高智商 PDD 群体方向进展。孤独症干预训练的理论和方法种类繁多,效果不一。2009 年,美国国家孤独症中心(National Autism Center,NAC)公布了包括示范(modeling)、关键反应训练(pivotal response treatment)等 11 种有效干预方法。2014 年,美国孤独症循证实践评审小组报告了包括认知行为干预(cognitive behavioral intervention)、同伴介入教学和干预(peer-mediated instruction and intervention)、社会故事(social narratives)和社会技能训练(social skill training)等在内的 27 种符合循证标准的孤独症干预方法,而感觉统合、象征游戏、音乐治疗、心理训练等方法因研究证据不足尚未得到有效性证实。

目前,美国、英国和澳大利亚等国家已具有较高的孤独症学校教育质量。除具备完善的硬件设备进行教学和辅助学习外,良好的师资团队和专业的课程设计都保障了干预训练的质量和效果。调查显示,美国孤独症教育学校的师生比可达到 1:2,甚至 1:1。教师学历水平在大学本科以上,并具有孤独症专业知识及训练资质。而在美国、日本等国家,随班就读已被广泛接受。1975 年,美国颁布《所有残疾儿童教育法》(1990 年更名为《特殊教育法》),使每个孤独症患儿拥有权利进入适合的学校学习,这是孤独症史上重要的一页。而在日本,普通学校常设有特殊班级,允许孤独症儿童随班就读。2014 年 8 月,美国通过了首个孤独症立法授权,即《孤独症 CARES 法案》(the Autism CARES Act)。法案规定至 2019 年之前每年将有 2.6 亿美元用于孤独症研究、流行病学追踪、筛查及专业人员培训等举措。孤独症康复教育事业的发展正在如火如荼地进行。

即使欧美等发达国家对 ASD 患者的教育康复做得还算趋于完善,但总体预后仍令人忧虑。资料表明,20 岁及以上的 ASD 人士中约一半处于失业状态,而拥有高校学历的 ASD 人士约 1/3 失业。他们的大部分经济负担是由生产力损失所导致的。研究还发现,照顾 ASD 儿童的父母们收入平均下降 14%。因此,国外出现了很多 ASD 就业指导平台,不仅为全社会宣教普及 ASD 相关知识,同时在培训中提高 ASD 人士的职场适应性,以降低社会与雇主们的误解,提高 ASD 人士的就业率。

2. 我国孤独症教育发展的历史　在我国,自精神病学家陶国泰于 1982 年首次报道了孤独症病例后,对 ASD 的研究逐渐受到关注。2006 年《中国残疾人事业"十一五"发展纲要(2006 年—2010 年)》中首次将孤独症列为精神残疾,纳入相应的保障体系。2008 年重新修订的《中华人民共和国残疾人保障法》中表明,国家保障包括孤独症在内的广大残疾人士的康复、教育、就业与参与社会生活的权利。2015 年 9 月,中国残疾人康复协会孤独症康复专业委员会在北京成立。

20世纪末，尽管陆续有研究报道出现，但涉及的范围分散，且研究成果较少。进入21世纪以来，有关孤独症的报道日趋增多，结构化教育、分析行为疗法、关系型发展干预等训练方法相继被引进和介绍。国内各地相继出现了许多孤独症康复治疗机构，并逐渐形成了以民办机构为主、公立的残疾人康复机构和特殊教育学校为辅的形式。中国残疾人联合会统计数据显示，2012年我国共有孤独症康复训练机构933家，其中省级机构30家，约1.1万名孤独症儿童在各级机构接受康复训练。针对孤独症儿童康复训练的机构数量仍在不断增加。

总体来看，我国ASD研究和康复教育工作起步较晚。师资缺乏、康复训练设备和经费支持不足是ASD康复训练事业面临的主要困难。缺乏具有专业背景和相关孤独症康复训练资质的从业人员是孤独症干预训练的主要难题；康复效果不理想是我国乃至世界范围内孤独症康复事业面临的重大挑战。目前残联对0~6岁孤独症儿童的康复训练提供一定的资金支持，但更多的机构尤其是民办机构仍以高额的学费支持机构运营。此外，ASD儿童的融合教育问题亦非常严峻。儿童家长与学校矛盾的报道层出不穷。社会大众对孤独症的认知错误、接纳度低、相关知识普及不足、师资缺乏（尤其是特教老师）等是主要原因。虽然2011年修订的《残疾人随班就读工作管理办法》中已明确将孤独症儿童纳入其中，但实施孤独症儿童的融合教育仍然任重道远。

三、孤独症成因与早期干预

（一）医学生物学成因

ASD并非独立因素所致的疾病，而是症状谱系变化的集合体，至今的研究尚无法识别出有生物学意义的亚群，限制了对其病因的分层深化研究，目前普遍认为是遗传和环境共同作用的结果。

1. 遗传因素 20世纪90年代英国一项研究发现，典型孤独症同卵双生子同病率＞60%，而异卵双生子同病率为30%，用谱系较宽的孤独症表型重新评估，同病率分别为92%和10%，遗传度＞90%，极难达到100%。新近研究显示ASD同胞患病率为18.7%，再发风险约为非ASD同胞儿童的7倍。此两类研究提示遗传因素在ASD发病中有重要作用，同时环境因素亦不可忽略。美国的一项双生子研究报道，ASD同卵双生子同病率（男性77%，女性50%）明显高于异卵双生子（男性31%，女性36%）。其中，共同环境因素可解释变异性的55%，估计遗传度为38%（95%CI：14%~67%）。两个不同时代双生子研究遗传度的差异可由多方面因素导致，上升的患病率和近年来新生突变的频率增多提示环境中可能存在某种或某些未知物质的"诱发畸形"作用，似乎环境因素对发病的影响逐渐增大。

近年来ASD相关的遗传学研究文献可谓浩如烟海，整合相关报道发现ASD发病相关的基因达300多个，主要分布于10多条染色体。文献分析表明，较具代表性的基因包括 *Reelin*（*RELN*）基因（7q22.1）、*NRP2*基因（2q34）、15号染色体多个基因（15q11-13）等，这些基因主要在5个方面显示出异常，较突出的是突触形成及功能相关的基因，还包括神经细胞内信号转导异常、神经递质紊乱以及神经细胞离子转运异常。位于2q34的*NRP2*基因可引导并控制神经细胞迁移，还可将皮质和纹状体的信息整合并传送到目的地，研究已证实其与ASD显著相关。一些经典的细胞内信号转导通路异常（如抑癌基因*PTEN*、*TSC1/2*、*NF1*激活的P13K/Akt/mTOR通路）与突触的异常增长速度相关，导致此类单基因遗传病患者伴有孤独症样症状。遗传学研究为ASD的病因探索提供了海量信息,一些研究者据此提出可能的前景,如采用临床基因芯片作为诊断ASD的基本标准,识别可作为治疗性干预目标的神经突触进行临床靶向治疗。ASD仍停留在症状定义和界定诊断阶段,其临床表现、病因的多样性和复杂性导致不同的研究对象缺乏同质性或一致性,研究结果的异质性很大,甚至相互矛盾。揭示ASD的致病原因尚需较长时日。

目前研究表明,增加ASD易感性的基因是那些控制蛋白合成中的神经元激活,导致其活性增加,影响黏附突触形成和重塑,以及影响兴奋性与抑制性神经递质的平衡。因此,尽管有多达1 000多个不同基因被认为与ASD发病关联,它们最终都以类同特征影响大脑发育异化,最终成为ASD行为表型的推手。

2. 环境因素 环境因素诱发ASD发病的观点也有多种推论,其中化学品中毒、重金属超标和病毒感染是较为重要的几个假说。美国国家科学院的一份报告称神经毒性物质和遗传因素的综合作用可能导致了近1/4的儿童发育障碍,其中多氯联苯(polychorinated biphenyl,PCB)和有机磷酸酯威胁性较大。系统性回顾研究显示,孕前、孕期和儿童早期环境有毒物的暴露会提高ASD的发病风险,这些物质包括农药、邻苯二甲酸盐、PCB、空气污染物和重金属等。PCB接触者表现出更差的面部识别能力、注意力集中困难和IQ值降低,其引起孤独症样症状的可能作用机制是加速和增加Ca^{2+}从线粒体内质网释放,过多的胞内Ca^{2+}通过调节谷氨酸/天冬氨酸转运体的活性,导致能量代谢异常,引起脑神经元发育异常。体内汞超标或中毒可诱发认知和社交缺损,包括语言丧失、睡眠困难、自伤行为、烦躁、呆望等与孤独症相似的症状。关于病毒感染与ASD发病的关系并无定论,有研究显示围产期风疹病毒和巨细胞病毒感染激发的自身免疫过程可引起母体的炎症反应,进而导致胎儿中枢神经系统损伤,为ASD发病的诱导因素。此外,荟萃分析结果显示,母亲肥胖或患糖尿病会增加子代患孤独症的风险。近年来,肠道微生物的研究受到了极大的关注。有研究发现,罗伊氏乳杆菌可以改善社交缺陷小鼠的社交行为,并提高其催产素水平。但需注意的是,小鼠和人类有本质区别,实验模型中的社交障碍小鼠是否存在与人类孤独症一样的致病机制仍不明确,从动物实验到人类研究仍有漫长的道路。

(二) 神经心理学成因

经过半个多世纪的研究,ASD的神经心理机制探索综合形成了几个较有影响力的假说,如心理推测能力缺陷、执行功能缺陷等。神经心理学研究认为ASD是一种广泛性发育障碍,其脑功能的异常导致了主要症状的发生,核心的缺陷为社会认知功能的缺陷,同时存在不同程度的信息加工通道异常,涉及社会信息的识别及加工、共享注意、执行功能调控的多个神经认知环路。社会动机理论的提出解释了具备基本社会认知功能的高功能ASD患者所表现出的社交障碍问题。

1. 社会认知功能 社会认知(social cognition)是指了解他人的心理状态、行为动机和意向等并作出推测和判断的过程。ASD的社会认知功能缺陷主要表现为表情识别异常、心理推测能力(theory of mind,TOM)和抑制控制(inhibitory control)异常等。

(1)表情情绪识别:面部表情是人们情绪情感的外在表现,对面部表情的准确识别并根据他人面部表情准确推测其情绪状态是建立有效社会互动的重要基础。正常发育的婴儿在出生6个月时就能注意母亲的面部表情,7个月时可辨别母亲的面部表情变化,1岁的婴儿表现出对几种基本面部表情的理解力。但ASD儿童存在明显的表情情绪识别异常。例如,

ASD 儿童存在对嫉妒、尴尬等复杂情绪的识别困难、情绪归因困难并存在着独特的表情情绪识别加工模式；孤独症儿童对他人面部表情的自主性注意较少，缺乏目光对视。婴儿出生后 6 个月对面孔注视的缺乏已成为 ASD 早期筛查的可疑指征之一。

（2）心理推测能力：心理推测能力（theory of mind, TOM）指个体对自己和他人心理状态的理解能力，是人维持正常社交的必要条件之一。1985 年，Baron-Cohen 提出 ASD 患者存在 TOM 缺陷：心理化功能低下导致 ASD 儿童无法理解他人的情绪、意图和想法，因此导致社会交往障碍。Leslie 认为 TOM 与生俱来，并且相对独立，智力正常者亦可能存在 TOM 缺陷。构建该理论的最著名的游戏测验为"虚假信念测试"（false belief test）。测试中，一玩偶（名为 Sally）将一个玻璃球藏在盒子里，之后走出房间；继而另一玩偶（名为 Ann）进来从盒子里拿出玻璃球放进另一盒子里。主试者向被试儿童询问有关记忆的几个问题以后，提问关键性的问题："Sally 返回来以后，先从哪里找玻璃球？"研究发现，3~5 岁是儿童虚假信念能力发展的关键期，5 岁儿童已基本能通过该测试，而 ASD 儿童存在明显困难。在 Baron-Cohen 的测试中，80% 的 ASD 儿童回答先从第二个盒子寻找。

但是 TOM 缺陷并不能完全解释 ASD 儿童的社交问题。部分高功能 ASD 儿童虽然可通过错误信念任务，但仍存在明显的社会交往障碍。对 ASD 儿童在实验室和日常生活中的 TOM 对比分析发现，通过实验室错误信念任务的 ASD 儿童在日常生活中仍存在较多的心智解读错误。ASD 成人虽然可以通过错误信念任务，但是缺乏自发地预测他人行为的能力，而正常发育的儿童在 2 岁时已具备该能力。推测这可能与 ASD 儿童的高级 TOM 缺陷或社交动机不足有关。

（3）共同注意 / 目光对视：共同注意（joint attention）是指为分享对事件或对象的知晓，调整交互式社交伙伴之间对事件或对象注意的能力。共同注意行为包括分享注意（如通过利用交互性的目光注视）、跟随他人的注意（如跟随目光注视或指向）和指引他人的注意。一般来说，12 月龄的婴儿已具备共同注意的能力，发育早者在 6 月龄时即显现。早先的研究显示，共同注意能力缺陷是孤独症早期出现的基本社会交流损害，到 1 岁时就会表现出来。共同注意缺陷是儿童罹患 ASD 的早期危险信号之一。

（4）抑制控制能力：抑制控制能力是指执行认知表征任务时抑制优势反应或无关反应的能力。ASD 儿童普遍存在抑制控制能力缺陷。Christ 及其同事采用斯特鲁普色词测验（Stroop Color-Word Test）、Flanker 任务和 go/no-go 任务评估了 ASD 儿童的抑制控制能力，结果显示 ASD 仅存在特定抑制控制功能缺陷。一项关于 ASD 抑制控制能力的荟萃分析发现，ASD 确实存在抑制控制能力异常，不同个体抑制控制能力的异质性可能与年龄、智力水平和疾病严重程度有关。此外，来自脑功能的研究表明 ASD 存在抑制控制能力缺陷的神经生物学基础。近红外光谱研究发现，ASD 存在右侧前额叶激活下降，该区域是抑制控制功能的核心脑区。Vara 等使用脑磁图技术研究显示，ASD 存在异常的抑制控制加工环路。Kana 等进行的功能磁共振成像（functional magnetic resonance imaging, fMRI）研究发现，高功能 ASD 成人的抑制控制加工环路激活异常，并且存在脑区间功能活动的同时性下降。苏艳丽的研究中，ASD 儿童抑制控制能力缺陷的程度与其症状的严重程度呈正相关。

2. 社会动机理论 社会动机理论（social motivation theory）认为 ASD 的核心缺陷是缺乏社会动机。生命早期的奖赏回路发育异常导致 ASD 儿童对社会性刺激的反应减少，影响相关神经网络的发育，进而导致社会认知障碍（TOM 和执行功能等）。

ASD 儿童在婴儿期就表现出了对面孔、目光对视等社会性刺激的注意下降，缺乏与母亲的共享注意。这提示 ASD 存在早期发育基础，并且此障碍会持续至成年。ASD 儿童在团体中的受接受程度较低，但他们并未因此感觉孤独，即 ASD 儿童缺乏融入团体的意识。ASD 儿童亦较少出现助人和合作行为。此外，社会动机缺乏还可能是高功能 ASD 儿童在现实情境下不能有效应用 TOM 的原因。ASD 奖赏回路的研究为社会动机缺陷理论提供了脑功能证据。近年来，以提高 ASD 儿童社会动机为目标的丹佛模式（Early Start Denver Model, ESDM）受到广泛关注。研究显示，接受 ESDM 训练后，ASD 儿童的语言、智力、适应性行为和社会行为均有明显改善。增加社会动机可使 ASD 儿童积极参与训练，促进训练效果。这些研究进一步证实了社会动机对 ASD 儿童的重要性，社会动机可能是高功能 ASD 儿童运用社会技能的主要驱动力。

社会动机理论为探索 ASD 的病因提供了一个全新的思路，但亦有研究对此提出疑问。Cannon 等发现 11 月龄的婴儿能够根据当下的行为结果预测他人后续的行为。Brandone 等的研究将这一能力的发展推进到 8 月龄。这表明儿童的 TOM 在出生后第 1 年即显现。Bedford 等的研究发现，7 月龄和 13 月龄的 ASD 高危婴儿的注视追随（gaze following）行为并无明显异常。因此，有学者认为 ASD 儿童发育早期的社会趋向（social orienting）（社会动机的一方面）可能是发育完好的。目前，尚缺乏直接的实验证据对社会动机理论予以验证。

3. 脑功能研究进展 影像学技术探究 ASD 儿童大脑皮层功能的研究均发现了 ASD 大脑活动水平异常。ASD 儿童的大脑功能连接异常是具有共识性的结论，认为 ASD 儿童大脑功能连接模式为局部功能连接是过度的、紊乱的、选择性不足的，而皮质间或功能网络间的连接是不同步的、反应微弱和信息贫乏的。长距离的功能连接意味着较远脑区间的相互交流作用，对于认知和信息加工过程具有更大的作用，而局部功能连接反映的是邻近不同神经元类型间的神经通信作用。个体正常发育进程中，大脑网络中局部连接会逐渐减弱，长程连接则随时间逐渐增强，称为"适应性修剪"过程。而 ASD 似不能遵循大脑的正常发育进程，导致局部连接过度，而长程连接减少。从细胞水平上看，一些解剖学的研究发现 ASD 儿童存在异常的细胞结构模式，被认为是不正常的局部功能连接的生理基础，而神经炎症反应、神经元迁移障碍和过多的大脑神经元生成和 / 或凋亡缺陷，则可能为这种异常结构模式的神经病理基础。

（1）社会脑功能：社会脑假说（social brain hypothesis）认为，人类大脑存在一个处理他人目的、信念、意图和推测等社会信息的功能区，该神经网络在人类的社会交往中起着重要的作用。社会脑网络包括腹内侧前额叶皮质（medial prefrontal cortex）、额下回（inferior frontal gyrus）、颞顶联合区（temporoparietal junction）、后颞上沟（the posterior superior temporal sulcus）、杏仁核和前脑岛（anterior insula）等。神经影像学研究显示，ASD 儿童存在多个社会脑脑区的功能异常。

颞上沟、杏仁核、背外侧前额叶皮层（dorsolateral prefrontal cortex, DLPFC）和腹内侧前额叶皮质等脑区在 TOM 中起作用。ASD 儿童在 TOM 任务中存在颞上回、颞上沟、杏仁核和腹内侧前额叶皮质的激活异常或不激活，并存在功能连接异常。正常儿童在观看直视（direct gaze）的面孔时出现 TOM 相关脑区的激活增强，而 AS 儿童在观看斜视（squint）的面孔时出现上述脑区的激活，提示 ASD 儿童通过目光提取意向性信息的能力存在异常。抑制控制能力涉及前扣带回皮质（anterior cingulate cortex, ACC）、侧前额皮质（the lateral prefrontal cortex)和纹状体等脑区。ASD 在认知控制任务中存在 ACC、基底节、额中回的异常激活。

(2)镜像神经元系统：20 世纪 90 年代，意大利帕尔马大学 Rizzolatti 等在研究猴子运动前区中的单神经元放电活动时发现，当猴子进行有目的的动作和观察其他人进行同样的动作时均会出现腹侧运动前皮质区(F5 区)神经元的激活。这些神经元即为镜像神经元(mirror neuron)。人类的镜像神经元系统位于大脑额叶腹侧，被认为是语言学习、模仿、共情、动作观察和意图理解的神经基础。研究显示，ASD 患者的镜像神经元系统在模仿动作时激活水平非常低下，由此推断镜像神经元系统的功能障碍阻止或干扰 ASD 的模仿或更为基础的社会认知功能的形成和发展，从而导致对他人心理的认识解读能力缺乏。而在表情识别任务中，ASD 儿童的镜像神经元激活部位及范围均异于正常儿童，并且神经激活范围与 ASD 儿童的社会功能受损程度存在一定的关联。该理论较好地解释了孤独症儿童的交流障碍、共情能力低下和言语障碍等表现。

(3)奖赏回路：奖赏回路(reward circuit)是个体动机行为发育的核心功能区，在社会性行为决策中起重要作用。腹侧被盖区(ventral tegmental area)及其神经投射靶区，前扣带回皮质(anterior cingulate cortex，ACC)、眶额叶(the orbital prefrontal cortex)、纹状体(corpus striatum)和腹正中前额皮质形成了中脑多巴胺能奖赏回路，而背侧前额叶皮质(the dorsal prefrontal cortex)、杏仁核(amygdala)、海马(hippocampus)和丘脑(thalamus)等脑区与奖赏回路存在广泛的神经连接，调控奖赏回路的功能。ASD 儿童存在奖赏加工异常已经证实。社会性奖赏学习研究发现，ASD 儿童存在右侧 DLPFC、右侧眶额叶、右侧顶叶和枕叶的激活减弱，并伴随右侧海马旁回和颞上回的激活增强。Delmonte 等的静息态 fMRI 研究显示，ASD 存在前额叶 - 纹状体环路的功能连接增强，受累脑区包括 ACC、眶额叶和纹状体等。ASD 儿童对社会性奖赏的加工缺陷已基本得到公认，但他们对非社会性刺激(金钱等)的加工功能是否存在异常仍存在争议。一些学者认为 ASD 存在奖赏回路的广泛性损伤。但亦有研究显示，ASD 仅存在对社会性奖赏的奖赏学习(reward learning)功能缺陷。来自神经电生理的研究发现，ASD 儿童的冲突监测和奖赏期待(reward anticipation)功能存在异常，他们对错误信息 / 反应的监控能力下降，对社会性刺激的脑电反应异于正常儿童。

(三)脑 - 肠轴研究

多达 70% 的 ASD 患者有胃肠道相关问题，如胃酸反流、腹泻、便秘、胃肠炎和食物过敏。胃肠道症状的严重程度与其临床严重程度呈正比。研究发现，ASD 患者肠道菌群构成与典型个体的组成不同。由此提出，肠道细菌通过诱导炎症状态而对 ASD 发育产生影响。这方面的主要发现有以下几点。

1. 对啮齿动物的研究表明，肠道菌群会影响大脑的情绪功能和神经递质平衡，这两种现象同样发生于 ASD 患者，并引发相同症状。

2. 免疫系统被认为是调节肠道细菌对大脑影响的中介。一些 ASD 个体的免疫系统功能失调明显，与其中某些类型的免疫细胞、化学信使和调节细胞，以及自身免疫抗体的数量更高有关。炎性生物标志物增加与 ASD 症状严重程度相关。

3. 在肠道菌群异常的 ASD 患者中发现，他们对细菌具有更明显的炎症反应，IgA 抗体水平更高。据称这些抗体中的部分也可能攻击支持大脑髓鞘形成的蛋白质。这一过程对许多神经传导中的迅速传递神经信号极为重要。

4. 孕妇免疫系统的激活和母亲体内的肠道细菌均会诱导促炎性免疫细胞 Th17 的水平升高,这与 ASD 高发风险极为相关。一些穿过胎盘为胎儿提供被动免疫动力的母体 IgG 抗体也会攻击胎儿的大脑。研究发现,有 12% 的 ASD 儿童母亲中,IgG 在其孕期构成对胎儿大脑有活性影响。

5. 肠道内部炎症不会直接影响大脑发育,而有害肠道微生物组的炎症反应会促发大脑内的炎症,从而影响大脑的发育。

6. 在 ASD 动物模型实验发现,促炎性细胞因子 IFN-γ、IFN-α、TNF-α、IL-6 和 IL-17 可导致实验动物出现孤独症样行为。给予抗 IL-6、抗 IL-17、IL-6 和 IL-17 可有效减轻动物模型的症状。

7. 一些肠道蛋白质和微生物代谢产物可穿过血脑屏障并激活大脑中的肥大细胞。肥大细胞释放促炎性细胞因子和组胺,进一步增强了血脑屏障的通透性,并促成慢性炎症周期。

(静 进)

第二节 BTR 干预策略概论

ASD 作为儿童神经发育障碍性疾病,其致残率高居各种发育障碍性疾病之首,仅有 10% 的儿童成年后可正常上班,还有 40% 需要在指导下工作,有 50% 需要养护照看。尽管目前有"早发现、早诊断、早干预"的积极思想指导干预,各种报道的"治愈"率也只有 3%~25%。ASD 已经成为一种需要长期医疗、教育和社会福利帮助与支持的一种慢性神经功能障碍。而随着社会的发展,ASD 的发病率又在逐年升高。因此改进干预方法、改善 ASD 预后已成为医学领域乃至全社会的重大课题。笔者团队在多年的临床实践中,针对 ASD 以神经发育障碍为基础,其表现以心理障碍、情绪障碍为内核,其障碍内容以社交障碍为核心,但具有多样异质性行为表现和多病共患等特点,制订了"问题导向、医教结合、心理引领、整体康复"的孤独症 BTR 整体干预策略。

一、定义

越来越多的学者取得了共识:孤独症是一种儿童早期的神经发育障碍性疾病。因此,对孤独症的干预必须全面地考虑到孤独症的生物学病因、心理学诱因和社会学成因,形成一个整体的干预体系。孤独症 BTR 整体策略是一种以生物学基础认识孤独症,以问题为导向解析孤独症,以"两指法"教育思想,从心理学角度去认识孤独症,进而指导训练孤独症,以整体观引导孤独症回归的系统思想。

二、BTR 策略的基本内容

孤独症 BTR 整体干预策略是以医教结合为理念的孤独症整体干预方法(图 1-1)。

1. B 代表三个状态(base)或原理 B1(biology):从生物学角度认识孤独症;B2(bit):

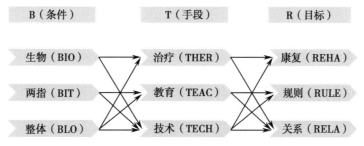

图 1-1　孤独症 BTR 整体干预示意图

用"两指法教育"思想和方法把握孤独症的心理学基础；B3（block）：从整体观考虑孤独症面临的全部问题，而不是片面地注意到孤独症的行为。

2. T 代表三个对应的手段（tool）或方法　T1（therapy）：医学干预下的有效治疗；T2（teach/train）："两指法教育"思想指导下的教学与训练；T3（technology）：对应孤独症所有问题的科学技术。

3. R 代表通过有效的手段实现的三个结果（result）或目标　R1（rehabilitation）：尽可能地康复；R2（rule）：使孤独症儿童建立社会规则；R3（relation）：使孤独症儿童实现与己、与人、与环境的关系正常化，从而实现真正意义上的融合。

该整体策略中，从生物学角度认识孤独症是基础，从而导出了系统的针对性的药物治疗方案；"两指法教育"是灵魂，从而提高了对孤独症患儿的心理认识和影响，进而极大地提高了孤独症的教学与训练效能和效果；关系正常化是目标，从而使得孤独症的融合有明确的方向和科学的评价，正确目标的确立反过来又为干预思想和干预方法的制订与实施提供了指导。

三、ASD 生物学干预的基础和措施

（一）生物学认识孤独症的证据

在孤独症发病过程中生物学改变的作用是不可置否的。相关研究显示，在全基因组范围内对单核苷酸突变（single nucleotide variant，SNV）、拷贝数变异（copy number variation，CNV）以及得失位（indel）等进行检测，在孤独症先证者中鉴定出 19% 的新生突变以及 31% 的伴 X 染色体或常染色体遗传变异。所鉴定出的纯系突变比例高于以往的研究报道，这表明全基因组测序更全面地覆盖到所有位点。

此外，在过去已知的与孤独症相关的基因、4 个新发现的孤独症基因以及 8 个候选孤独症风险基因上鉴定出有害的突变。比如与 *FMR1* 相配位参与脆性 X 染色体综合征的 *CAPRIN1* 和 *AFF2*；与社会认知缺陷相关的基因 *VIP*；能够造成与孤独症相关的 CHARGE 综合征的基因 *CHD7* 以及 *SCN2A*、*KCNQ2*、*NRXN1* 等。

孤独症全基因组测序的结果可能有助于孤独症的早期诊断。比如，携带如 *SCN2A* 和 *CAPRIN1* 等新生突变的先证者家族中，后代再次发病的风险和其他群体相似；而如果携带有一些罕见遗传变异，如 *CACNA1C*、*CHD7*、*KCNQ2*，则出现孤独症的风险较大。同时，伴 X 连锁基因发生突变也解释了为什么孤独症患者中男性居多。此外，所鉴定出的遗传突变也是很多药物设计的潜在分子靶点，如基因 *VIP*、*KCNQ2* 等，从而为孤独症的个性化治疗打开

大门。

在笔者团队的研究中发现,亲代中,父亲或母亲经过成人 ASD 测试,具有孤独症人格的一方,其全基因测试结果很大概率跟子代具有一致的多位点的基因突变;而测试正常的一方在这些位点则为野生型。这种现象已在十余个家族谱系中得到验证。这一研究结果提示 ASD 很大可能是由多基因遗传所决定的。

诚然,孤独症是一种复杂的神经发育障碍性疾病,临床表现及症状复杂且差异颇大,提示神经系统病变具有个体差异性,包括分子生物学、病理生理学、肠道微生物学及神经影像学,其表现复杂多样。尽管孤独症早期诊断的神经影像学研究已初见成果,但目前尚无可被广泛承认的孤独症特征性影像学标志,且由于研究样本量小,结论仍有局限性。目前公认对孤独症进行早期干预有助于改善预后,儿童早期神经可塑性是早期干预成效显著的理论基础。其相关研究是国内外学者关注的重要领域,神经影像学检查作为客观的检测手段为孤独症患者带来希望,但高灵敏度和特异度的影像学指标仍需进一步深入探讨。

(二) 药物干预的策略

对于中重度 ASD 儿童,药物干预不失为一个必要的措施。但在药物治疗方案的制订过程中,一定要有整体医学思想,仔细观察患者状态,系统分析不同状态下不同表型的内在机制,这样才能制订出正确的有针对性的治疗方案,才能取得应有的疗效。比如一个 ASD 儿童有重复刻板行为,伴有幼稚的表情,但其情绪稳定,不伴有精神异常,这时调节情绪、改变行为的药物可以首选利培酮;但如果患儿在做刻板动作的同时伴有明显的自嗨、精神异常,完全沉浸在另一世界的状态,这时就可能要选用氟伏沙明。

在药物的使用中要注意药物副作用的重叠,如果小剂量多种药物应用反而可以恰到好处地利用药物的副作用,这是临床的艺术。在制订治疗方案时还要考虑到从临床到病理生理,再到病理,最后到病因各个层级的障碍及其相关性。比如一个语言发育障碍的患儿在促进其语言康复的同时,还要注意到有无运动减少的运动障碍,有无髓鞘发育不良。神经递质调节促进运动发育能极大地促进语言的发育,促进髓鞘的发育和修复能从根本上提高语言功能。这就是立体的治疗方案。

四、ASD 康复训练的目标认识与 BTR 教育理念

很多情况下,在 ASD 患儿的康复过程中,康复人员、家长很容易被带入追逐患儿能力提升的漩涡中,辛勤工作、刻苦训练,最后患儿从一个不会说话的 ASD 儿童变成一个能说话的 ASD 儿童;从一个不会溜冰的 ASD 儿童变成一个会溜冰的 ASD 儿童。最后还是面临与人相处困难、融入社会困难、就业困难、成家困难等问题。殊不知,影响 ASD 患儿成长高度和丰度的不是其能力和技能,而是其社交障碍。所以,以个体训练为核心的能力训练在 ASD 患儿的康复中受到了很大挫折。康复师们、家长们在患儿的康复训练逐渐意识到社交的重要性,于是很多机构在强调对患儿社交能力的训练。比如患儿接到别人一个玩具,就教患儿说声"谢谢"。这样固然会让患儿习得一些常用的社交技能,但在现实社会应用的时候就会碰到很大的障碍,如社交压力、社交窘迫、社交技能失用、社交技能与社交场景分离等。

其实,恰当的社交行为是正常心理活动的外在展示。教会一个知识点,用一个玩具 / 教具、一句话、一个方程式就可以做到;而教会一个心理活动则很难用一个玩具 / 教具、一句

话、一个方程式等具象性的客体来实现。它需要耳濡目染、需要润物无声、需要同频共振,更需要激发主体(ASD 儿童)去用心感受、积极参与、主动体验和反复实践。这给 ASD 儿童的训练带来了一个极大的难题。

经过多年的临床实践和教育实践,笔者总结出了"两指法教育"——示指和拇指、严和宽、指示与接纳、批评和表扬科学结合;既有具象性,又有可行性。它既能武装 ASD 康复师、教育工作者及家长,使其面对 ASD 的各种问题能采取相应的正确的教学措施,给患儿明确清晰的指引,更能给患儿带来轻松、自由和爱。比如当老师给患儿一个玩具时,家长常常要患儿说"谢谢",这对一个有社交语言障碍的患儿来说产生了很大的压力。"两指法教育"的拇指精神就是在不给患儿产生社交压力的前提下引导患儿社交,这时家长可以说"哇,老师给了你这么好的玩具啊!""这玩具好漂亮啊!""老师对你真好!"这些语言没有给患儿以机械的命令,没有给患儿带来任何压力,但已经让患儿内心感受到玩具的好、世界的好、老师的好,内心自然会产生感激之情。家长也可以应用"示指法"指导帮助患儿完成一次社交:如果患儿不敢/不愿说"谢谢",可以指导患儿用躯体语言表达感谢,比如握握手、点点头、鞠鞠躬。从心理学讲,完成躯体语言要比口头语言容易得多。这样患儿可以在没有压力或没有太大压力的情况下完成了一次社交,进而逐步获得了社交动机,建立起社交自信。这就是"两指法教育"。

五、BTR 整体干预的内涵和意义

ASD 作为一个复杂的综合征需要具备整体干预的思想,至少在干预的客体和干预的方法上具备整体属性和需要具备整体干预的思想内涵。

(一) 干预内容

孤独症的成因复杂,表现多样,而且常常同时患有其他障碍。因此,在面对孤独症的时候,不单是面对一个孤独症患儿,还可能是面对一个家庭,甚至是一个特定条件下的社会背景。在诊断孤独症的临床思维中,还会面临是孤独症,还是多动症;是孤独症,还是智力低下;是孤独症,还是语言发育迟缓;或多种状态共患。在处理孤独症的临床过程中,更会碰到孤独症与癫痫共患、孤独症与脑瘫共患、孤独症与抽动障碍共患等问题。在孤独症的康复中,要认识孤独症的生物学的问题所在,同时要认识孤独症患儿的精神问题、心理问题、教育问题。面对这些复杂的问题,可能需要应用神经药物、精神药物、调节肠道药物,还需要物理治疗、音乐治疗;同时还需要具有心理感知的康复训练。这些问题,强烈要求我们对孤独症要有一个整体认识、整体思维、整体处理,这样才能使孤独症患儿的身体素质、能力、人格有一个整体的提升。

1. 共患癫痫　癫痫发作以及亚临床的痫样放电有可能影响孤独症患儿的认知,而孤独症患儿安全意识缺乏又加大了癫痫发作时的次生危险。因此,临床上必须同时对两种状态进行合理的处理。在处理孤独症时的一些物理治疗和药物有加重或引发癫痫的风险,临床处理时须予以注意。而有些抗癫痫药物有可能加重孤独症患儿的认知损伤,比如托吡酯会加重患儿的找词困难。

2. 共患智力低下　在临床处理孤独症时要认真评估患儿的智力状况,如果共患智力低下时,在用药时可以加上乙酰胆碱递质增强剂;但必须优先处理 ASD 患儿的相关问题,这样才能提高智力低下的干预效果。在训练时要多给患儿机会,可以多开展一些强化技能的内容,促进患儿能力的提高,多一些拇指法教育提高患儿的自信和学习的兴趣。

3. 共患运动障碍 临床上很多患儿的运动障碍是可以通过神经递质的调节和物理康复得到改善的。提高运动能力可以增强孤独症患儿的信心,当孤独症共患运动障碍时,可以多一些感统训练,同时要注意患儿的视觉和听觉状态。值得注意的是,孤独症除了表现语言方面的缄默外,有可能还会表现出运动方面的静默。这时候,如果能有效地对孤独症状态进行处理可明显提高患儿的运动能力。

(二)干预方法

ASD 干预除了应用药物治疗和教育训练外,还可能用到以下方法。

1. 物理因子治疗 孤独症的物理因子治疗在业界褒贬不一,有研究证据显示,有些物理因子治疗有助于孤独症儿童的康复,如经颅磁刺激治疗。这里所述的物理因子不包括广义的物理因子,仅指有关仪器。

2. 音乐疗法 由于儿童生理、心理行为与认知发展特征,音乐节奏与韵律对儿童的影响,恰当的音乐疗法有助于其康复。笔者指导的机构中奥尔夫音乐对孤独症的缄默行为有明显的改善作用,对患儿的感统失调也有改善作用。

3. 中医康复 中医学的神奇已经得到了社会各界的认可,尤其在一些特殊医学领域,在孤独症领域也不例外。尽管目前有一些负面的声音,但掩盖不了整体向好趋势。中医的辨证施治和整体观思想对孤独症的干预有积极的意义。"针灸""穴位"治疗等对孤独症的认知改善也可能有一定的作用。

(李平甘　罗向阳)

参考文献

[1] MINTZ M. Evolution in the understanding of autism spectrum disorder: historical perspective. Indian J Pediatr, 2017, 84 (1): 44-52.

[2] KEEN D, WARD S. Autistic spectrum disorder: a child population profile. Autism, 2016, 8 (1): 39-48.

[3] 曹漱芹, 高黎阳, 樊江琴. 当代孤独症学校教育质量特征与启示——基于 30 所国外孤独症学校的研究. 比较教育研究, 2015, 37 (9): 97-106.

[4] 静进. 孤独症谱系障碍诊疗现状与展望. 中山大学学报, 2015, 36 (4): 481-488.

[5] BUFFINGTO S, DI PRISCO G V, AUCHTUNG T A, et al. Microbial reconstitution reverses maternal diet-induced social and synaptic deficits in offspring. Cell, 2016, 165 (7): 1762-1775.

[6] LI Y M, OU J J, LIU L, et al. Association between maternal obesity and autism spectrum disorder in offspring: a meta-analysis. J Autism Dev Disord, 2016, 46 (1): 95-102.

[7] 刘步云. 正常儿童和 ASD 儿童利他行为特征及相关神经心理机制的研究. 广州: 中山大学, 2015.

[8] AZHARI A, AZIZAN F, ESPOSITO G. A systematic review of gut-immune-brain mecha-

nisms in Autism Spectrum Disorder. Dev Psychobiol, 2019, 61 (5): 752-771.

［9］樊代明. 整合医学——理论与实践. 西安: 世界图书出版西安有限公司, 2017.

［10］李晓捷. 儿童康复. 北京: 人民卫生出版社, 2020.

［11］李平甘, 吴若豪, 李栋方, 等. BTR 策略在孤独症谱系障碍儿童中的干预效果. 中国生育健康杂志, 2020, 31 (1): 42-45.

第二章

孤独症 BTR 策略之基础
——从生物学角度认识孤独症

第一节 遗 传 学

ASD 的致病原因仍有很多未知,多认为是遗传因素起了主要作用,同时也受环境因素影响,但环境与遗传因素如何相互作用影响 ASD 的发病仍有待研究。流行病学调查显示,同卵双生共患 ASD 的概率为 60%~80%,异卵双生的共患概率为 3%~10%,同胞患 ASD 概率为 3%~5%,是群体中 ASD 患病率的 50~100 倍。根据 ASD 家族聚集性、患者同胞再患的危险度以及同卵双生、异卵双生共患的差异推断,遗传因素在 ASD 发生中的作用超过 90%,这意味着遗传因素在 ASD 的发病中起到非常重要的作用。ASD 显著的遗传病因促使国内外的研究人员开展大量的遗传学研究,寻找 ASD 的易感或致病基因。从经典的细胞遗传学研究——核型分析,到全基因组连锁分析,再到近几年的大样本量的基因组学研究,ASD 的遗传病因学研究已经取得了很大的进展,鉴定了一批 ASD 的易感或致病基因。

由遗传因素导致的 ASD 病例约占总病例数的 35%,但是任何一种已知的致病突变不会有超过 1% 的 ASD 病例,所以 ASD 不存在主要的遗传基因,而是由众多相对罕见的基因突变造成。除交流障碍和重复刻板行为等核心症状外,ASD 患者的临床表型极为多样,如智力障碍、语言缺失、焦虑、抑郁、癫痫、胃肠功能紊乱和睡眠紊乱等。多样化的临床表型使部分研究者认为 ASD 是行为表型相似的一系列疾病。ASD 患者常有语言交流障碍,大约 30% 的 ASD 儿童到成年也没有语言能力,而 30% 的儿童尽管早期语言功能也有障碍,但逐渐也展示出相对正常的语言能力。ASD 的遗传因素存在高度的异质性。符合孟德尔遗传规律的单基因突变造成的综合征类 ASD 患者,如 *MECP2*、*FMR1* 和 *UBE3A*(ubiquitin protein ligase E3A)等,仅占总病例的 10%。影响基因质量的 CNV 和干扰基因功能的 SNV 约占 ASD 总数的 25%。同一基因的不同突变导致不同的疾病,如 *SHANK3* 基因的 p.R1117X 突变与精神分裂症相关,而 p.A1227fs 突变与 ASD 相关。16p11.2 位点的 CNV 可以造成包括 ASD 和精神分裂症等疾病,但该位点的 CNV 可以遗传自表型正常的家庭成员,即父亲或母亲虽然携带相应突变但不发病,并且在未受影响的大众群体中也有携带该 CNV 的个体。这种 ASD 相关遗传变异的表型和基因型不一致的原因,可能是基因与环境的相互作用导致。接下来笔者将从核型分析、全基因组连锁分析、全基因组 CNV 研究、全基因组关联研究、外显子组测序研究 5 个方面来对 ASD 的遗传病因研究进展进行阐述。

一、核型分析

已有的研究表明,极少数的 ASD 患者携带了疾病相关的异常核型,如重复、缺失、异位和倒位。这些罕见的携带异常核型的患者为鉴定 ASD 高外显率的致病基因提供了很好的样本。

AutDB（Autism database）是一个公益性的 ASD 研究数据库,收集了目前已发表的与 ASD 相关的遗传突变和动物模型。截至 2014 年 10 月,AutDB 收录了 667 个 ASD 相关基因、2 087 个 CNV 位点以及 625 个动物模型（主要是小鼠遗传模型）。值得注意的是,这些基因中多数仅是候选基因,它们与 ASD 的相关性并没有经过重复病例或功能研究证实。

在 AutDB 的人类基因模块中将 ASD 易感基因分为综合征类（syndromic）、非综合征罕见类（rare）、遗传关联分析发现的低风险类（association）和未经实验验证的功能候选类（functional）。一些综合征患者临床表现 ASD 症状,其致病基因已得到鉴定。如脆性 X 染色体综合征和雷特综合征,分别由 FMR1 和 MECP2 基因突变所致。在非综合征型 ASD 患者中最早发现的突变基因是 Neuroligin（NLGN3 和 NLGN4）。非综合征罕见类的突变包含单核苷酸变异、小片段的插入和缺失、染色体重排（如转座和倒置）、单基因的重复和缺失等。目前,普遍认为综合征类和非综合征罕见类与 ASD 关联最强。遗传关联分析发现的低风险类由于在不同研究之间缺乏重复性,因此被认为与 ASD 关联较弱。未经实验验证的功能候选类由于没有直接证据表明和 ASD 相关,因此关联最弱。

由于这些基因的 ASD 相关变异是通过异常核型的鉴定和突变筛查等验证发现,因此这些基因在疾病发生中的外显率很高;很多变异趋于单基因遗传效应,因此这些基因也成为构建 ASD 动物模型从而研究其发病机制的目标基因。近两年已有多篇文章报道了这些基因的 ASD 小鼠模型。目前认为核型异常在 ASD 患者中所占的比例大概为 1%~3%,笔者的前期研究中也对约 700 例 ASD 患者进行了核型筛查,发现 10 例患者携带核型异常,比率约为 1.4%。经典的细胞遗传学方法结合现代的基因组学技术使得趋于单基因遗传的 ASD 致病基因鉴定取得很大成功。2012 年,Talkowski 等通过对携带新发平衡异位或倒位异常核型的 ASD 患者进行全基因组测序,定位了这些平衡异位或倒位的断裂位点,这些断裂位点所累及的基因大多与神经发育相关,如 FOXP1、CDKL5、MBD5、CHD8、ZNF507、TCF4、ZNF804A、PDE10A、GRIN2B 以及 ANK3 等。

二、全基因组连锁分析

通过利用患者同胞或家系,可以对 ASD 进行连锁研究。第一篇 ASD 全基因组关联研究的文章发表于 1998 年,国际孤独症分子遗传学研究小组（International Molecular Genetic Study of Autism Consortium,IMGSAC）首次对 87 个含有孪生同胞和 12 个含有非孪生同胞的 99 个 ASD 家系进行连锁分析,在 4、7、10、16、19 和 22 号染色体上得到大于 1 的多点最大 LOD 值。紧接着多个研究利用 ASD 家系进行了全基因组连锁分析。至今,全基因组连锁研究已经在 1、2、3、4、5、6、7、10、11、13、16、17、19 号及 X 染色体这 14 条染色体上发现了与 ASD 连锁的位点。尽管很多 ASD 相关的连锁位点被发现，但这些位点中只有少数的几个能够在不同的研究中得到重复（如 5p、7q、17q），而且大多数连锁分析研究结果的 LOD 值并未达到完全连锁（LOD>3），这一方面说明这些位点中的相关变异外显率较低，另一方面也说明 ASD 具有高度的遗传异质性，每个遗传变异只能解释极少患者或家系的病因。

三、全基因组拷贝数变异研究

CNV 是指大于 1kb 的染色体结构变异，包括重复和缺失。CNV 是一种广泛存在于人类基因组中的结构性变异，并且与复杂的神经发育障碍有关。基于高通量技术的全基因组 CNV 研究被认为是目前 ASD 遗传学研究最为显著的进展。CNV 主要包括 DNA 的重复和缺失两种方式，来源于家族遗传或新生突变，有实例显示位于染色体 7q11、15q11.2-13.3 和 16p11.2 区域的 3 个基因座位与 ASD 相关性较高。

CNV 的鉴定开辟了人类遗传突变研究的新领域。越来越多新发 CNV 被认为是 ASD 的重要病因，有些出现频率高的 CNV 被定义为新的 ASD 相关综合征。染色体结构异常由大片段重复或缺失造成，可以用标准细胞遗传学方法鉴定，但 CNV 的鉴定需要更精准的检测手段。基于矩阵的比较基因组杂交和单核苷酸多态性分析，可以对染色体的基因拷贝数目进行高分辨率的分子检测。2007 年，Sebat 等通过分析 195 例 ASD 患者和 196 名对照组及他们的家系成员，首次报道了 ASD 与新发 CNV 显著相关，这一研究发现 ASD 患者和正常对照所携带罕见和新发拷贝数的变异存在显著差异，并且发现了几个潜在的 ASD 相关的 CNV。2008 年，Weiss 等发现染色体 16p11.2 约 500kb 的新发拷贝数缺失和重复与 ASD 相关，并且在多个独立的样本中得到验证。紧接着几个研究小组分别进行了大样本量的全基因组 CNV 研究，发现了多个频发的新发缺失 / 重复位点或基因，如 7q11.23、15q11.2-13.1、16p11.2、*NRXN1*、*CNTN4*、*NLGN1*、*ASTN2*、*UBE3A*、*PARK2*、*RFWD2*、*FBXO40*、*SHANK3*、*NLGN4-NRXN1*、*DPP6-DPP10-PCDH9*、*ANKRD11*、*DPYD*、*PTCHD1*、15q24、*SHANK2*、*SYNGAP1*、*DLGAP2* 以及 *DDX53-PTCHD1* 等。到目前为止，7%~20% 的 ASD 患者存在疾病相关罕见或新发 CNV，这些 CNV 几乎遍及所有染色体。

上述 3 个基因座位区域的部分 CNV 是可以遗传的。染色体区域 7q11.23 的缺失与一种罕见的神经发育障碍疾病威廉姆斯综合征（Williams syndrome，WS）有关，而该区域的重复突变与 ASD 及癫痫等疾病有关。Vander 等的研究发现，缺失突变现象主要是新生的，而 2/3 的重复突变现象是遗传的。染色体区域 15q11.1-13.3，含有 5 个低拷贝重复序列 BP1~BP5，若父本的缺失突变发生在 BP1 与 BP3 之间（Ⅰ型）和 BP2 与 BP3 之间（Ⅱ型），那么 15 000~30 000 个新生儿之中会有 1 例患有普拉德 - 威利综合征（Prader-Willi syndrome，PWS），而如果母本在该区域也发生缺失突变，则每 12 000~20 000 个新生儿中会有 1 例患有天使综合征（angelman syndrome，AS），而同时患有这两种综合征的患儿可以诊断为 ASD。若母本在 15q11.1-13.3 区域发生重复突变，则有 1% 儿童患有 ASD，这使得其成为产生 ASD 的主要遗传因素之一。染色体区域 16p11.2 中，数个片段的重复突变增加了基因重组的风险，而在该段出现缺失突变现象的个体，超过 80% 患有包括 ASD 在内的精神紊乱类疾病。

根据目前关于新生 CNV 对 ASD 影响的研究结果，发现患有 ASD 的个体所携带的这种变异密集程度要高于未受影响的兄弟姐妹或对照组人员，而且对于个体而言，其中受影响的基因也更多,但这种密集的变异并不是由其亲本带来的,因为其未患病的兄弟姐妹出现的频率与对照组类似。现今,已有超过 3 800 个 ASD 患者参与了研究,至少有一个罕见新生 CNV 的个体数目占散发性 ASD 整体数目的 6.6%,相较而言,4.1% 有一级亲属患有 ASD 的患病个体含有这种变异,这种差异表明,在研究新生 CNV 在 ASD 中的普遍性时,应该考虑家庭结构。两个研究关于起源于亲本的新生 CNV 的结果显示,来源于母本变异(54.5%)的倾向性很大。值得注意的是,相较于男性患者,女性患者拥有更多的新生 CNV,并且基因组失衡现象范围更广,影响的基因更多。考虑到新生突变在 ASD 个体中只占有较小的一部分(<15%),那么可遗传的变异在遗传易感的 ASD 群体中可能占主要的地位。有 2 312 名携带有与智力残疾和先天畸形有关的 CNV 的 ASD 儿童参与的一个大规模研究显示,10% 的患者还携带有除去主要遗传损伤的第二个大的 CNV。在这些受到影响的患儿中,可遗传的 CNV 倾向于与第二个大的 CNV 同时出现。这说明 ASD 患者体内可能同时存在多个位点的 CNV。Girirajan 等报道,携带有 16p11.2 微缺失的 42 个患者中有 10 个还另外存在一个大的 CNV,而且拥有两个变异个体临床症状要比只含有一个变异个体的症状明显和严重。CNV 可以是遗传而得,也可以是新生突变所致。与普通大众相比,ASD 群体中有显著增加的罕见遗传和新发 CNV,在 ASD 群体中新发 CNV 的概率大约为 5%~10%,而普通大众 1%。如果某一 CNV 跨越了多个基因并且仅在患者中观察到,证明有统计相关性,但仍需后续研究以确定是否为致病因素。大片段的重复和缺失一般包括 50 个或更多基因,具体哪个基因对应患者表型还需在模式生物中进行详细分析。

四、全基因组关联研究

基因分型技术的发展使得复杂疾病的全基因组关联研究(genome wide association study,GWAS)成为可能。至今已有 3 个研究小组报道了 ASD 相关的 GWAS 结果,这 3 项研究的样本主要来自美国两个最大 ASD 遗传资源样本库:孤独症遗传资源交流(Autism Genetic Resource Exchange,AGRE)、孤独症基因组计划(Autism Genome Project,AGP)。2009 年,Wang 等通过对来自 AGRE 的 780 个家系(3 101 个样本)和孤独症病例对照队列(autism case control cohort,ACC cohort)的 1 204 例散发患者和 6 491 名正常对照者分别进行家系传递不平衡(pedigree disequilibrium tcst,PDT)和病例对照关联分析,发现神经黏附因子 CDH9 和 CDH10 之间的 6 个 SNP 与 ASD 显著相关(最小 P 值为 3.43×10^{-8},rs4307059),并且在其他 2 组独立的样本中得到验证(最小 P 值为 2.1×10^{-10})。与此同时,Weiss 等通过对来自 AGRE 的 1 031 个家系和来自美国国立精神卫生研究所(NIMH,National Institute of Mental Health)的 341 个家系(共 1 553 例患者)进行传递不平衡检验(transmission disequilibrium test,TDT),发现位于基因 SEMA5A 和 TAS2R1 之间的一个 SNP(rs10513025)与 ASD 显著相关($P=2 \times 10^{-7}$),并且发现 SEMA5A 在 ASD 患者脑中表达水平下降。2010 年,Anney 等通过利用来自 AGP 的样本,通过 GWAS 发现 MACROD2 与 ASD 显著相关($P<5 \times 10^{-8}$,rs4141463),他们的研究同时提示了另外几个可能相关的基因,即 KIAA0564、PLD5、POU6F2、ST8SIA2 和 TAF1C。与其他复杂疾病相比,ASD 全基因组关联研究发现的变异似乎较少,因此有些研究人员认为常见变异在 ASD 的遗传病因中的贡献度较低,新发或罕见变异似乎对疾病的病因贡献度更大。但目前的 GWAS 研究都是基于单点的关联分析,而且没有考虑环境与基因以及基因与基因的交互作用,这可能会低估了常见变异在 ASD 发病中

的作用。最近有研究表明,利用复杂的多位点关联研究统计模型发现,多个常见变异的累积增大了 ASD 的发病风险。

五、外显子组测序研究

近年来全外显子组测序研究被广泛应用到单基因病和复杂疾病的研究中。2011 年,O'Roak 等首次通过对 20 例 ASD 散发患者及其父母进行外显子组测序,在 4 例患者中发现可能与 ASD 相关的新发突变,鉴定了几个 ASD 候选易感基因 *FOXP1*、*GRIN2B*、*SCN1A* 和 *LAMC3*。2012 年,4 个独立的研究小组利用外显子组测序技术对一共 900 多个 ASD 家系进行外显子组测序发现了类似的结果,即新发变异与 ASD 发病风险显著相关,并且与患者父亲的生育年龄呈正相关。这几项研究同时鉴定了除 *FOXP1*、*GRIN2B*、*SCN1A* 和 *LAMC3* 以外的另外几个比较可信的频发新发变异和基因,如 *CHD8*、*SCA2A*、*KATNAL2* 和 *NTNG1*。随后,其中一个研究小组对其前期发现的 44 个候选基因在 2 446 例 ASD 患者中进行突变筛查,验证了 6 个频发的新发变异基因 *CHD8*、*DYRK1A*、*GRIN2B*、*TBR1*、*PTEN* 和 *TBL1XR1*,并且发现这 6 个基因大概能够解释约 1% 的 ASD 患者。另外,利用这批外显子组测序的数据,Lim 等发现 ASD 患者携带纯合或复合杂合的功能缺失突变是正常对照者的 2 倍,这些变异对发病风险的贡献度约为 3%,并且这一结果在另外一批独立的样本中得到验证。与此同时,利用近亲结婚的特殊家系,Yu 等利用外显子组测序鉴定了几个隐性遗传的 ASD 致病基因(*AMT*、*PEX7*、*SYNE1*、*VPS13B*、*PAH* 和 *POMGNT1*)作用。这两项研究结果说明隐性突变在 ASD 的遗传病因中也起到重要作用,部分患者由于某些基因的隐性突变致病或增加了患病风险。

尽管外显子组测序研究发现了多个 ASD 候选易感基因,但这些变异能够解释的患者非常少,新发致病或易感变异累加起来也只能解释约 1% 的患者。因此这几项研究的结果提示新发单核苷酸变异在 ASD 患者中所占的比例非常小。尽管如此,这些新发变异的外显率很高,某些变异可能趋于单基因遗传效应,因此这些研究发现的基因可以成为研究 ASD 致病机制和构建动物模型很好的候选基因。

随着发现参与 ASD 的突触基因越来越多,多种水平上的突触功能紊乱对于 ASD 发病的重要性也逐渐清晰。突触是由突触前、后两部分构成的,其中包含突触细胞黏附分子、离子通道、神经递质受体、支架蛋白等组分,它们一同实现了突触的功能及结构完整性。近年来,研究人员通过连锁分析、CNV 研究及全基因组关联研究等方法,对 ASD 相关的基因进行了筛选。

(一) 与 ASD 相关的跨膜蛋白

神经连接蛋白(neurexin)是突出后膜细胞黏附因子,其含有一个大的细胞外胆碱酯酶类结构域和一个小的有 PDZ 结合基序的细胞内结构域。已经证明在 ASD 患者体内发现的 *NLGN3* 和 *NLGN4* 的突变与该病相关,这些突变还被应用到小鼠等其他动物模型进行研究,敲除 *NLGN3R451C* 的小鼠出现社会交往困难、抑制突触转移能力及空间学习能力减退等现象。轴突蛋白(NRXNs,Neurexins)是重要的突触前细胞黏附因子。在 ASD 患者个体体内发现 NRXN1 出现重叠的新生缺失后,其被作为一个有力的候选基因受到关注,而且这一变异还被认为与精神分裂有关。接触蛋白(contactin)是由糖基磷脂酰肌醇(glycosylphosphatidyl inositol,GPI)锚定的免疫球蛋白超家族蛋白。在各类 ASD 患者都发

现 *CNTN4* 有 CNV,*CNTN3* 附近有小的缺失突变,而 *CNTN3* 与 *CNTN4* 的表达和定位与大脑发育中的突触产生有关,因此,这两个基因的突变可能通过影响患者突触形成和功能来致病。钙黏素(cadherin,CDH)和原钙黏蛋白(protocadherin,PCDH)参与突触的形成与作用。有研究发现 ASD 患者的 CDH18 有新生易位缺失,PCDH9 存在 CNV,其他的 CDH 和 PCDH 的变异与智力障碍和智力残疾有关。

1. *NLGNs* 基因　Jamain 等最先报道 *NLGNs* 基因变异与 ASD 相关。他们在瑞典 2 个 ASD 家庭中分别发现 X 染色体上 *NLGN3* 基因的错义突变 p.R451C(这一突变将酯酶区域 EF 手型模体内一个高度保守的精氨酸残基转变成半胱氨酸)和 *NLGN4* 基因的移码突变 c.1186insT(突变提前产生了终止密码子,导致蛋白合成在跨膜区域之前终止)。每个家庭有 2 例患病兄弟,患病兄弟携带相同的突变,突变均遗传于未患病的母亲,其中 *NLGN4* 的突变在母亲中首次出现,属于新生突变,健康对照者中未发现上述突变。两个错义突变都导致蛋白质重要结构的改变。

随后,Laumonnier 等在法国 1 个大家系中发现 *NLGN4* 基因存在 2bp 的缺失突变 c.1253delAG,这一突变导致 *NLGN4* 基因序列提早出现终止密码子,致使蛋白的跨膜区域和二聚化发生序列不能正常表达,而二聚化形式是与轴突蛋白结合进行细胞间相互作用的必要结构。在这个家系中共 13 例患者,均为男性,其中有 10 例非特异性 X 染色体连锁精神发育迟滞患者,2 例 ASD 患者以及 1 例广泛性发育障碍患者,这些患者均具有上述移码突变。家系中其他男性成员并不携带此缺失突变,女性携带者为杂合突变。在 200 名健康对照者中也未发现上述突变。这种 NLGN4 蛋白的缺失可能导致突触结构及功能异常,进而影响语言交流及认知功能的发展。

Yan 等对 148 例 ASD 患者和 336 名健康对照者进行 *NLGN4* 基因突变筛查,在 4 例无亲缘关系的 ASD 患者中发现 4 个错义突变(p.G99S、p.K378R、p.V403M 和 p.R704C)。Bemben 等研究发现 *NLGN4* 在蛋白激酶 C(protein kinase C,PKC)的刺激下 T707 位点磷酸化,这种磷酸化作用可以显著增强兴奋性突触的传递。但是,错义突变 R704C 完全消除了 T707 的磷酸化作用,兴奋性突触的传递受到严重影响。*NLGN4* 基因突变导致翻译后修饰的改变,进而影响突触功能,这种突触兴奋性/抑制性神经传递的失衡,也许正是 ASD 发生的病理生理基础。

Xu 等通过直接测序,在 318 例中国汉族 ASD 患者中发现 4 个罕见的错义突变 p.G426S(*NLGN3*)、p.G84R(*NLGN4*)、p.Q162K(*NLGN4*)和 p.A283T(*NLGN4*),4 个错义突变均位于 NLGN 乙酰胆碱酯酶同源区域,这一区域是与轴突蛋白结合触发突触活动的关键结构。突变分别来自 4 例无亲缘关系的 ASD 患者,p.G426S 和 p.Q162K 存在于 2 例女性患者中,为新生突变;p.G84R 和 p.A283T 存在于 2 例男性患者中,遗传来自未患病母亲。这 4 个错义突变在 453 名健康对照中没有发现,千人基因组计划也未报道过。进一步的生物信息学分析显示,p.G84R 和 p.A283T 是潜在的有害突变,这些突变导致突触稳态失衡,使携带者更容易发生 ASD。

Yan 等对 290 例 ASD 及 45 例精神发育迟滞患者进行 *NLGN4Y* 基因测序,在 1 例 ASD 患者中发现错义突变 p.I679V(c.2035A>G),进一步研究发现其父亲(存在学习障碍)也携带这一突变,研究者对来自不同种族的 2 986 名健康对照者进行分析并未发现这一突变。目前已知 *NLGN4Y* 上异亮氨酸残基 I679 是一个高度保守的位点。I679 的高度保守性以及健康对照中不存在这一突变都支持 p.I679V 可能为孤独症的罕见致病原因。

2. *NLGNs* 基因区域的 CNV   *NLGNs* 基因区域的 CNV 在 ASD 研究中也有发现。Glessner 等在欧洲人群中对 859 例孤独症患者和 1 409 名健康对照者进行全基因组 CNV 研究,并在 1 336 例 ASD 患者和 1 110 名健康对照者中进行验证,发现 114 例 ASD 患者的 *NLGN1* 基因区域 CNV 富集(P=0.009 5),但没有对该区域具体的 CNV 情况进行研究。Levy 等在 ASD 家系研究中发现 1 例患者的 *NLGN3* 基因有 33kb 的缺失。

Lawson-Yuen 等对 1 个有多种神经精神疾病的家庭进行研究,发现 3 例患者 *NLGN4* 基因外显子 4、5、6 缺失。其中 1 例 ASD 男孩伴抽动障碍;其兄长患有抽动秽语综合征(Gilles de la Tourette syndrome)及注意缺陷多动障碍;母亲为杂合子携带者,有学习能力障碍、焦虑及抑郁症状。该研究表明 *NLGN4* 基因突变可能和多种神经精神疾病相关;兄弟 2 人具有相同的基因变异但表型不同,说明表观遗传在疾病表型中也起到一定作用;母亲为杂合子携带者,具有相对较轻的症状。

关于 *NLGN4Y* 基因的 CNV,Hedges 等在 1 例男性 ASD 患者及其未患病父亲和兄弟中发现整个 *NLGN4Y* 基因缺失,而在另外 2 例非亲缘 ASD 患者中发现 *NLGN4Y* 基因的重复。男性性染色体疾病 XYY 综合征(核型为 47,XYY)患者具有较高的 ASD 患病风险。Ross 等假设 Y 染色体上基因的拷贝数增加导致基因过量表达可能与 ASD 的发生有关。因此,他们对 26 例 XYY 综合征患者及 11 名男性正常对照进行行为量表评估和外周血 NLGN4Y 表达水平检测。结果发现,XYY 综合征患者外周血 NLGN4Y 表达水平是正常对照的 2 倍,而且 XYY 综合征患者 NLGN4Y 表达水平升高与 ASD 样行为显著相关。因此,研究者认为 *NLGN4Y* 是 ASD 的易感基因。但这只是一种相关性,NLGN4Y 蛋白在脑内神经突触发育中的作用及 NLGN4Y 与 ASD 发生的因果关系仍有待进一步研究。

3. *NLGNs* 基因多态性   有研究对 *NLGNs* 基因家族的常见变异进行了分析,如 Ylisaukko 等,对芬兰的 100 个孤独症家系 *NLGN1*、*NLGN3*、*NLGN4* 和 *NLNG4Y* 基因进行分析,发现有 3 个常见变异: *NLGN1*(rs1488545)、*NLGN3*(DXS7132)和 *NLGN4*(DXS996),在 ASD 家庭中存在传递不平衡。Yu 等在中国汉族人群中对 229 例 ASD 患者和 184 名健康对照者进行 *NLGN3* 及 *NLGN4* 基因的单核苷酸多态性(single nucleotide polymorphism,SNP)关联分析,发现 *NLGN3* 基因的 3 个 SNP 位点(rs11795613、rs4844285、rs5981079)与 ASD 相关。考虑到 ASD 患病率的性别差异,研究者又进行性别分层分析,发现只有 *NLGN3* 基因的 1 个 SNP(rs4844285)及单体型(rs11795613-rs4844285-rs4844286)与男性 ASD 存在统计学相关。Xu 等对 318 例 ASD 儿童进行 *NLGN3* 和 *NLGN4* 基因关联分析,发现 *NLGN4* 基因的 2 个常见连锁 SNP 位点 rs3747333 和 rs3747334 与中国汉族人群孤独症相关。

虽然有不少研究显示 *NLGNs* 基因和 ASD 相关,但是也有多项研究均未能发现罕见突变或常见变异与 ASD 之间存在关联。在目前研究已发现与 ASD 相关的 NLGNs 家族基因变异中,*NLGN3* 和 *NLGN4* 的报道最多,而 *NLGN3* 和 *NLGN4* 都位于 X 染色体,这也许可以部分解释 ASD 患病率的性别差异现象。

4. *NLGNs* 动物模型   动物模型有助于解释基因变异在疾病发生中的作用,目前已经建立多个 *NLGNs* 突变小鼠模型以阐明 *NLGNs* 基因家族在 ASD 发生中的作用。目前发现啮齿动物中有 4 种 *NLGNs* 基因(*NLGN1*、*NLGN2*、*NLGN3*、*NLGN4*)。

Blundell 等发现 *NLGN1* 基因敲除小鼠表现出 ASD 样症状,如社交行为减少、空间学习记忆力下降、重复刻板地梳理毛发行为等。电生理研究显示小鼠大脑海马区长时程增强（long-term potentiation，LTP）受损，而 LTP 与学习记忆的形成密切相关；另外研究者发现，*NLGN1* 基因敲除小鼠皮质纹状体区域突触天冬氨酸受体与氨基羟甲基异噁唑丙酸受体（N-methyl-D-aspartatereceptor/α-amino-3-hydroxy-5-methyl-4-isoxazolepropionicacidreceptor，NMDAR/AMPAR 比值）下降，这可能与重复刻板的理毛行为相关，因为给予 NMDA 受体激动剂后小鼠的重复理毛行为减少。

对 *NLGN1* 转基因小鼠行为学的研究发现，小鼠学习能力受损，记忆力形成困难，社会互动能力下降。同时，小鼠海马区突触数目明显增加，突触长度、突触联系和树突棘密度也增加，兴奋性突触增多。电生理研究发现，兴奋性突触后电位（excitatory post synaptic potential，EPSP）和抑制性突触后电位（inhibitory post synaptic potential，IPSP）比值（E/I）显著增加，LTP 作用受损。这些突触形态和可塑性的损伤都可能导致小鼠学习和记忆能力下降。

Blundell 等发现 *NLGN2* 基因敲除小鼠有易焦虑、痛觉敏感度下降，以及轻微的运动不协调等行为表现。Wöhr 等也在 *NLGN2* 基因双敲除小鼠中观察到探索性行为减少，幼年小鼠与母鼠和同伴分离时超声发声减少，同时小鼠还存在发育延迟。Hines 等研究发现 *NLGN2* 转基因小鼠出现刻板的蹦跳行为、焦虑及社会交往障碍，并且行为异常的严重程度和 *NLGN2* 表达水平相关。以上小鼠模型也都存在脑神经突触形态及电生理方面的异常。

NLGN3 基因敲除小鼠超声发声交流减少，对新奇事物的偏好降低。考虑到嗅觉在小鼠社会行为中发挥重要作用，研究人员进一步对小鼠进行嗅觉功能的检测，发现小鼠嗅觉功能明显受损。嗅觉的异常可能与小鼠对新鲜事物的兴趣下降有关，而恰恰在一些 ASD 患者中也存在嗅觉的缺陷。

根据在 ASD 患者中发现的 *NLGN3* 基因 R451C 点突变，Tabuchi 等构建 R451C 突变小鼠模型，发现模型小鼠社会交往功能受损，而空间学习能力增强，并发现小鼠前脑 NLGN-3 含量下降 90%，躯体感觉皮层抑制性突触传递功能增强，而兴奋性突触传递变化则不明显。但 Chadman 等在 R451C 突变小鼠中并未能观察到明显的孤独症样表现，小鼠仅表现出轻微行为异常和刺激敏感度降低。

Jamain 等对 *NLGN4* 基因敲除小鼠进行研究也发现明显类似于 ASD 的社会互动和交流方面缺陷，成年小鼠超声发声减少，脑体积也有所减少。Ju 等专门针对 *NLGN4* 基因敲除幼鼠进行研究，幼鼠超声发声交流显著减少，第一声发声时间延迟，并存在性别差异，雌性小鼠表现更加明显。

NLGNs 基因小鼠模型有利于帮助理解 *NLGNs* 在 ASD 发生中的机制，虽然目前的研究结果不一致，但几乎所有小鼠模型中都发现兴奋性或抑制性突触神经递质传递异常，也有一些研究发现突触密度和形态改变。*NLGN1* 基因可能主要与记忆力的形成有关，而 *NLGN2*、*NLGN3*、*NLGN4* 主要涉及社会行为方面功能。*NLGNs* 基因突变小鼠的异常行为表现与孤独症典型症状类似，但是仍需要更细致的行为分析以评估突变小鼠模型的行为和认知表型与 ASD 的具体关联。

5. *NRXN1* 基因 轴突蛋白（NRXNs，Neurexins）是一类高度多态性的神经元表面蛋白，参与突触形成、信号转导等重要生理过程。人类基因中存在三种轴突蛋白基因（*NRXN1*、*NRXN2*、*NRXN3*），每一种都有两个独立的启动子，分别形成 α 和 β 轴突蛋白，并通过可变剪接方式产生上千种 mRNA 转录本和蛋白亚型。研究认为，它们的正常表达可在时空上对发育过程进行精确调节。

NRXN1-α 结构包括一个氮端信号肽,紧跟着的是三个重复结构域,该结构域由两个层粘连蛋白 - 轴突蛋白 - 性激素结合球蛋白[层粘连蛋白(laminin)、轴突蛋白(Neurexins)、性激素结合球蛋白(sex hormone-binding globulin,LNS)]和其中间的表皮生长因子(epidermal growth factor,EGF)共同组成 LNS(A)-EGF-LNS(B)样结构。随后是 O- 糖基化序列,以上肽段形成的结构域在膜外侧,然后是跨膜结构域(transmembrane region,TMR)和短的保守性较高的羧基端胞质尾区。β-NRXN1 本质上是 α-NRXN1 的截短体,与 NRXN1-α 相比,NRXN1-β 胞外区由一个非典型信号肽、一个 LNS 结构域和 O- 糖基化序列组成,胞内区部分与 NRXN1-α 的相同。NRXN 在哺乳动物各物种间超过 95% 的序列具有一致性,充分说明了其高度保守性。神经连接蛋白在线虫简单神经系统中的基本功能,也证实了自然选择倾向于确保至关重要的 DNA 序列不积累干扰其功能的突变。相反,一旦在这么保守的序列中出现了突变,将对其蛋白功能的表达、神经系统的发育产生深远影响。

尽管 ASD 患儿基因变异重复率不高,但仍然能发现一小部分患儿的基因突变发生在 NRXN-NLG 这一突触黏附分子复合物通路上,包括 *NRXN*、*NLG*、*CASK*、*PSD95*、*SHANK3* 等,相对下游信号转导级联反应,在突触连接上发生的这些稀有突变,对异常信号转导起重要作用,可能是 ASD 神经系统发育异常的一个重要通路。这是由于 *NLG* 的表达可诱导轴突突触前末端的形成,同时,NRXN-β 的表达也可以诱导树突突触后末端的形成,相互促进突触前后的特异性分化,免疫荧光实验证实神经配蛋白(neuroligin,NL)的过表达能增加突触的数量,并且 NLG-1/3/4 和 NLG-2 分别局限于兴奋性和抑制性突触的突触后部位,与突触前膜的 NRXN-β 相互作用介导兴奋性谷氨酸能突触中谷氨酸和抑制性 γ- 氨基丁酸(γ aminobutyric acid,GABA)这两种神经递质的传递。在胚胎发育及围生期,正常的神经细胞连接能促使 GABA 作用于靶细胞发生去极化,触发钙离子流入神经元,调节细胞发育过程中的一系列活动,包括细胞增殖、迁移、分化、突触成熟和细胞凋亡等。据猜测,至少某些类型的 ASD 是由于局部感觉、记忆、社会和情感处理环路的兴奋、抑制不平衡形成的,比如轴突末端 NRXN-NLG 复合物的作用强度发生变化使依赖 GABA 能中间神经元的钙结合蛋白、钙网膜蛋白和小清蛋白过度表达,引起细胞结构异常并导致超兴奋性皮层网络处于一个不稳定的状态,进而严重影响婴幼儿期大脑皮层细胞的定位和发育。可见,NRXN-NLG 复合物作用异常是神经系统发育障碍的一个方面,但 ASD 患儿中这一异常的比率尚需大样本的关联分析确定。

NRXN1 基因与 ASD 的相关性研究源于对一个家系的研究。在该家系中,母亲患有阿斯伯格综合征,有焦虑、抑郁情绪,五个子女中的四个有 ASD 样表现。筛选出发育性疾病相关的候选基因,对母亲的 DNA 进行比较(基因组杂交技术、非放射性原位杂交技术及二代测序技术),发现在 *NRXN1-β* 外显子 2~4(*NRXN1-α* 外显子 19~22)区有一缺失,并且其患病子女都从母亲遗传到了这个 380kb 的缺失,而无 ASD 样表现的儿童无此基因异常。这似乎提示 *NRXN1* 的异常与 ASD 样表现之间存在某种程度的关联,并且异常基因所对应的蛋白是 *NRXN1-β* 的膜外 LNS 功能域,该功能域是与 NLG 蛋白结合的核心部分,或许这一信号转导的中断是引起 ASD 的部分原因。另外,Hgkim 等对两个 ASD 患儿 *NRXN1* 基因研究显示,其中一个染色体组为 46,XX,ins(16; 2)(q22.1; p16.1p16.3),*NRXN1* 基因在内含子 5 处中断,其父亲也有此种异常,却没有 ASD 症状;另一染色体组型为 46,XY,t(1; 2)(q31.3;

p16.3),在距 *NRXN15* 750kb 处发现一 2.6Mb 的至今无注明的基因片段,相对于对照组来说,对包括这两个 ASD 患儿在内的一组样本进行 *NRXN1* 基因扫描并未显示出神经连接蛋白 1 中较高的氨基酸错义突变率(包括两个错义突变),这也说明在编码区数量罕见的序列变异,哪怕是细微的变化都可能有助于形成 ASD。Frzahir 等团队报道了一个具有轻度智力障碍、认知功能损害、ASD 临床特征、多重脊柱畸形和特殊面部表情的男性患儿,其 *NRXN1-α* 基因中启动子区和最初几个外显子编码区有 320kb 的序列缺失,而下游更靠近 NRXN1-β 部分的序列却完好无损,这是患儿只出现 *NRXN1-α* 异常的首次报道,表明 *NRXN1-α* 的正常功能对中枢神经系统的发育是必不可少的。该变异直接影响到启动子区对编码序列的调控及 *NRXN1-α* 的氮端信号肽端。2009 年 MBucan 等研究组对 1 771 个有孤独症患者的家庭进行全体成员 NRXN1 测序,发现 9 个家庭中的 ASD 患者或健康者存在 *NRXN1* 的部分缺失,然而这种现象在 2 539 个对照组家庭中却不曾出现,进一步体现了基因的罕见异常往往是 ASD 发生的关键因素。以上研究表明 *NRXN1* 的异常并不能完全解释 ASD 的产生,其必须通过与其他因素相互作用而共同产生 ASD。

Feng 等对 203 位白色人种和 61 位美国黑色人种 ASD 患者 *NRXN1-β* 基因测序显示,四个白色人种患者 *NRXN1-β* 基因中存在已被公认的错义突变,且不存在于 535 名健康白色人种中。两年后,Yan 等在 116 例白种人 ASD 患儿 *NRXN1-α* 基因研究中也发现 5 个超罕见的错义突变,包括预测的剪接突变。然而,同期的类似实验并没有发现结构性 *NRXN2* 基因和 *NRXN3* 基因变异。分析所有可用的数据,得出结论,*NRXN1* 基因的突变和基因结构异常可能会增加 ASD 易感性。并且在不同的人种中,这种突变和结构异常发生的频率不同。在一个大样本的全基因组单核苷酸多态性的关联分析研究中也已发现 *NRXN1* 与 ASD 相关。

(二) 与 ASD 相关的支架蛋白

支架蛋白是突触结构的基本元件,大量存在于突触后致密区,其通过转运和锚定突触蛋白以及富集膜相关蛋白来发挥功能。SHANK 蛋白家族是包含 SHANK1、SHANK2、SHANK3 在内的一个突触支架蛋白家族。其含有大量的蛋白相互作用结构域,还称为富含脯氨酸的突触相关蛋白。*SHANK2* 基因突变引起某些大脑区域中谷氨酸盐受体的表达上调,还会表现出与 ASD 一致的行为表现。SHANK3 在脊柱形态形成和突触可塑性中发挥着重要的作用,而且敲除 *SHANK3* 基因的小鼠实验表明,其参与了谷氨酸性突触大小、形态及结构的调节。近期一项关于中国 ASD 患者的研究表明,*SHANK3* 的 rs9616915 的多态性变异直接影响突触的功能,大大增加了患 ASD 的风险,进一步证实 SHANK3 与 ASD 有着很密切的联系。

(三) 与 ASD 相关的离子通道

离子通道对于调节神经系统,轴突传导的电位变化,以及保持兴奋处于适宜水平上起到至关重要的作用。关于 ASD 患者中神经元兴奋程度变化的研究发现,钙离子、钠离子及钾离子通道的突变可能加强了患者神经元的兴奋性。ASD 相关的离子通道蛋白基因的突变包括 *SCN1A*、*CACNA1C* 和 *KCNMA1* 等。

ASD 的候选基因中,还有一些是编码非突触类蛋白的基因。染色体 15q13.3 位置是发生 CNV 的敏感区域,而 *FAN1* 就是位于该区域的编码一种 DNA 修复酶的基因,它还是所在区域与精神病和神经发育相关的关键因子,研究表明其编码的蛋白与 ASD 出现的 DNA 修复异常有关。总而言之,与 ASD 相关的基因数目众多,并参与了多种细胞功能,包括染色体修复、新陈代谢、mRNA 翻译以及传递神经冲动等。这些基因突变后，可能损害神经或突触的正常功能，进而造成 ASD 的一些病理表型。

(四) *PTEN* 基因突变

PTEN 是 PI3K 信号通路重要的负调控因子。PI3K 信号通路在细胞增殖、分化、凋亡、代谢及葡萄糖转运等生命活动中发挥着重要作用。PI3K 能够接受来自酪氨酸激酶受体、G 蛋白耦联受体、整联蛋白受体等的胞外信号，被募集到细胞膜附近并活化。活化的 PI3K 催化 4,5- 二磷酸磷脂酰肌醇 (phosphatidylinositol 4,5-bisphosphate，PIP2) 磷酸化生成第二信使 3,4,5- 三磷酸磷脂酰肌醇 (phosphatidylinositol 3,4,5-trisphosphate，PIP3)。PIP3 通过 PDK1 磷酸化激活丝氨酸 / 苏氨酸蛋白激酶，进而影响下游多种酶、激酶和转录因子等效应分子的活性状态。PI3K 通路的过度激活，引发细胞生长、增殖和凋亡异常，可能造成包括卵巢癌、乳腺癌、前列腺癌、胶质细胞瘤、非小细胞肺癌在内的多种肿瘤形成。

由于在多种肿瘤中发现 *PTEN* 基因突变的存在，*PTEN* 被认为是一个抑癌基因。*PTEN* 基因定位于染色体 10q23.3，属于蛋白酪氨酸磷酸酶 (protein tyrosine phosphatases，PTP) 基因家族，在全身各组织均有广泛表达。*PTEN* 基因产物为 PIP3- 磷酸酶，包含两个主要结构域：磷酸酶结构域和 C2 结构域。磷酸酶结构域是 PTEN 的活性区域，包含催化位点，可将 PIP3 去磷酸化成 PIP2，从而与 PI3K 的激酶作用相拮抗，起到负调控 PI3K 通路的作用。C2 结构域则负责与细胞膜相连，帮助 PTEN 在细胞膜内侧行使催化功能。*PTEN* 功能减弱或丧失引起 PI3K 过度激活在多种癌症中均有发现。近年来，越来越多的研究表明，*PTEN* 胚系突变会引发巨头畸形、癫痫、精神发育迟缓和 ASD 等神经系统病变。

通常认为，*PTEN* 胚系突变与一种常染色体显性遗传病 PTEN 错构瘤综合征 (PTEN-hamartoma tumor syndrome，PHTS) 相关。PHTS 患者的各胚层分化组织，包括皮肤、乳腺、甲状腺、中枢神经系统等，均可发生错构瘤，并同时伴有巨头畸形。少数 PHTS 患者表现 ASD 症状。研究发现，10%~20% 的 ASD 患儿伴有巨头畸形。这些现象促使人们去探寻 *PTEN* 基因突变与 ASD 发病之间的关联。

研究发现，在 18 位 ASD 和巨头畸形患者中，17% 的患者携带 *PTEN* 胚系突变。更多的临床研究显示 1%~5% 的 ASD 患者携带 *PTEN* 胚系突变。在这些突变中，少数突变在其他 PTEN 相关疾病中也有发现。如 R130X 在 ASD 和 PHTS 中均有发现，其突变的氨基酸残基位于磷酸酶催化的核心模体，因而造成 PTEN 的催化活性降低。大多数 ASD 相关的 *PTEN* 突变则是特异性的点突变，包括 *G44D*、*H39R*、*H118P*、*H123Q*、*M134T*、*E157GR173H*、*Y176C*、*T202I*、*F241S*、*D252G*、*W274L*、*N276S*、*D326N* 等。在 PHTS 或肿瘤中的 *PTEN* 突变，其磷酸酶活性通常全部或部分丧失；而 ASD 相关的 *PTEN* 突变对其磷酸酶活性的影响不大。例如 *H39R* 突变后，PTEN 的磷酸酶活性变化不大，仅是其与细胞膜的结合受到影响，从而降低磷酸酶发挥的效率。ASD 相关的 *PTEN* 突变大多弱于 PHTS 相关的 *PTEN* 突变，更加弱于肿瘤相关的 *PTEN* 突变，这恰好解释了 ASD 中的 *PTEN* 胚系突变仅仅造成了神经元过度生长，而并没有导致多发性错构瘤或癌症的发生。

PTEN 基因突变与 ASD 的关联为研究 ASD 的发病机制提供了很好的切入点。早在 ASD 相关 *PTEN* 突变发现之前，细胞和动物实验显示，*PTEN* 在神经干 / 前体细胞 (neural stem/progenitor cell，NSPC) 中缺失会造成细胞过度增殖，并倾向于分化为胶质细胞；而在已分化神经细胞中 *PTEN* 的缺失则造成细胞肥大，胞体、轴突的过度生长，树突分枝和树突

棘异常增多,在体内还会导致神经元异位和错误的轴突投射。无论是细胞过度增殖还是细胞肥大,都可能导致 *PTEN* 突变 ASD 患者中的巨头畸形。

研究发现在出生后小鼠大脑皮层和海马神经元中特异性敲除 *PTEN*,引发了小鼠与人类 ASD 类似的症状:小鼠巨头畸形、社交活动异常、焦虑、癫痫、对感官刺激的反应过度及学习能力降低。*PTEN* 基因突变激活了 PI3K/Akt/mTor/p70S6K 通路,并磷酸化抑制糖原合成激酶 3(glycogen synthase kinase 3,GSK3)和结节性硬化复合体 2(tuberous sclerosis complex 2,TSC2)。神经病理特征显示,已分化的神经元持续生长、树突肥大且异位、树突棘增厚、轴突束的突触数目增多,神经突极性和可塑性遭到破坏。有学者向小鼠侧脑室注射 PTEN shRNA,在齿状回颗粒细胞中敲除 *PTEN* 发现会引起神经元肥大,导致脑功能的紊乱。*PTEN* 缺失的齿状回颗粒细胞中自发产生的兴奋性突触后电流频率增高,而抑制性突触后电流则没有变化,说明 *PTEN* 敲除造成的神经元结构失常直接导致了突触兴奋性与抑制性的失衡。这些研究均表明,*PTEN* 突变造成的 PI3K/AKT 信号通路过度激活,引发神经元过度增殖或胞体肥大,神经元形态及突触的可塑性被破坏,突触正常生理功能发生紊乱,是造成 *PTEN* 相关 ASD 的主要致病机制。

除 *PTEN* 外,PI3K 通路其他基因突变,如结节性硬化症(tuberous sclerosis,TSC)基因 *TSC1* 和 *TSC2*,脆性 X 综合征蛋白(fragile X mental retardation protein)基因 *FMRP*,神经纤维瘤蛋白基因 *NF1*,均可能造成小鼠类似 ASD 表型。另外,胚胎期大鼠暴露于致畸剂量的丙戊酸(GSK-3 抑制剂)也会导致大鼠出现类似人类 ASD 的症状。进一步提示 PI3K 通路的过度激活可能是引发 ASD 的主要原因之一。

第二节　表观遗传学

大量的资料显示,ASD 的发病病因除了遗传和变异以外还与表观遗传机制的异常调控有很大的关系。表观遗传机制在个体生长发育中调控细胞、组织及器官正常有序地分化和生长发育,并维持已分化细胞、组织的表型。表观遗传现象主要包括 DNA 甲基化、组蛋白修饰、染色质重塑、遗传印记、X 染色体失活及 RNA 调控等。目前对 DNA 甲基化机制和组蛋白修饰研究较多,特别是启动子区的 DNA 甲基化是重要的基因修饰过程,是基因对外界环境因素发生应答的重要机制,也是调控内部生理功能的重要手段。一般甲基化会抑制基因的表达,去甲基化则会使基因更好地表达。

多个研究小组通过细胞遗传学研究重复报道 15q11-13、7q 等基因组印记区域与 ASD 相关。其他研究提示与 ASD 相关的转录因子或修饰蛋白有 BDNF、DLX5、EGR2、MECP2 和 JARID1C 等。其中在 ASD 病因学中最受关注,研究最多的就是 MECP2。*MECP2* 基因编码的核蛋白在神经元中大量表达,特异性结合于甲基化的 DNA,招募组蛋白去乙酰化酶阻碍转录因子与靶基因启动子区结合来抑制基因转录。*MECP2* 表达的改变导致 *GABRB3*、*UBE3A*、*BDNF*、*RELN* 和 *DLX5* 等与神经发育相关基因的表达发生改变。此外由于表观遗传调控异常而导致的功能紊乱的基因还有 *UBE3A*、GABA 受体相关基因和 *RELN* 等。这些研究数据说明在没有 DNA 序列改变的情况下,表观遗传机制调控异常也可能参与 ASD 的发病。表观遗传异常的发生可以是 ASD 的病因,也可以是其他因素如外界环境风险因素导致的表观遗传异常,从而参与 ASD 的发生。

对于遗传易感基因来说,外部环境因素通过诱导基因甲基化,使相关的基因沉默,从而影响某些特定基因的表达,增加了 ASD 的患病风险。研究者通过建立大鼠模型,使外部环境因素通过表观遗传效应诱导脑组织 Wnt/β-catenin 通路相关基因甲基化修饰改变,使脑内 Wnt 信号增强,引起神经元过快生长,患者脑组织体积增加,影响神经元正常发育和联系,阻碍正常的神经网络形成,从而引起社会交往、情绪和语言等行为方面的异常,最终导致 ASD 的发病。此外,最近的研究很巧妙地对 ASD 表型不一致的同卵双胞胎进行全基因组测序,虽然同卵双胞胎具有相同的基因组,但是测序结果却有很大的差别,同卵双胞胎中与表型有关的基因甲基化程度明显不同,说明基因甲基化对患 ASD 有很大的影响。

第三节　环境病因学

除了遗传病因外,环境因素也被认为参与 ASD 的发生。近年来不断上升的发病率使得研究人员更加重视环境因素的作用。多种环境因素,如母亲孕期和围产期压力和各种生物学因素;有毒化学物质和污染物;感染、免疫和代谢等都被报道与 ASD 发病相关。

母亲孕期和围产期来自内外界的压力被多次报道与 ASD 的发病风险有关。Ward 比较了 59 例 ASD 患者和 59 名健康儿童的家庭,发现在怀孕期间,有 19 例 ASD 患者的家庭不和睦,而对照组家庭只有 2 例出现类似现象($P<0.05$)。Beversdorf 等发现,ASD 患者的母亲在怀孕期间承受失业或丈夫死亡(44.7%)等的压力明显高于对照组(25.9%)。Kinney 等研究发现,母亲在怀孕期间经历飓风和热带风暴等自然外界压力与 ASD 的发生有关,随着经历次数的增加 ASD 患病率升高,而且经受同样飓风压力后,处于孕中期或晚期的孕妇生的儿童患 ASD 的风险是孕早期的 3.83 倍($P<0.001$)。Volk 等研究发现,ASD 患病风险与母亲孕期及生产时所住地段相关,如果孕期住在高速公路附近或儿童是在高速公路附近的房屋里出生,这些儿童患 ASD 的风险将是其他儿童的 2 倍;如果孕晚期居住在高速公路 305m 以内,则其所生患儿患 ASD 的风险是其他儿童的 2.2 倍。

多个研究小组也报道感染、免疫与代谢与 ASD 发病相关。早在 20 世纪 70 年代末就有流行病学调查发现,孕妇病毒感染后子代患 ASD 的概率增大,提示孕期感染可能与 ASD 发生相关。另外,有研究发现 ASD 患者大脑及边缘系统中 $CD4^+$、$TCRβ^+$、$Foxp3^+$、$CD25^+$ 等调节性 T 细胞、辅助 T 细胞和辅助 B 细胞数目减少;CD4/CD8 比值下降;$CD4^+$ T 淋巴细胞对分裂原刺激反应增强;$Gr-1^+$ 水平增高以及 HSC 分化异常。通过对 ASD 患者做免疫检查,发现患者全血中 IFN-γ、IL-6、IL-17、IL-1RA、TNF-α 水平较对照组显著升高;脑脊液中 IFN-γ、IL-6、IL-8、MCP-1、MIP-1β 等炎症因子、细胞调节因子和细胞激素水平较对照组显著升高;脑部组织小胶质细胞和星形胶质细胞的免疫反应增强,其中小脑最为激烈。这些数据提示 ASD 的发生可能与免疫系统相关,免疫功能障碍在 ASD 的发生中起到某种重要作用,病原体产生的抗体可能通过胎盘进入胎儿体内,与胎儿正常发育的神经系统发生交叉免疫反应,扰乱了神经系统正常发育而参与了 ASD 的发生。另外有流行病学调查发现患有先天性免疫系统疾病的父母生育 ASD 儿童的风险增加,也有研究报道免疫缺陷的小鼠会表现出多个 ASD 表型。多项证据也支持代谢异常能够增加 ASD 发病的风险。最近,有研究表明患有代谢性疾病,如肥胖和糖尿病的母亲生育 ASD 儿童的风险增高约 1.61 倍,而且多种代谢性疾病患者表现出 ASD 的表型,如苯丙酮尿症等。还有研究认为 ASD 的发生与患者体内金属元素吸收及排泄障碍有关。通过对 ASD 患者头发进行金属元素测定发现,患者头发中汞、镉、铅等金属元素的含量与对照组有显著差异,特别是汞含量异常增高,而且汞浓度与疾病轻重程度呈正比。铅、汞含量过高会引起神经毒性作用,扰乱神经递质的正常代谢,出现大脑皮层异常放电,导致脑损伤,从而可能参与 ASD 的发生。

多项研究报道暴露在有毒化学物质和污染物的环境中会增加 ASD 发病风险。有机杀虫剂、增塑剂以及其他空气污染物如二氯甲烷、喹啉和苯乙烯等都被发现可能与 ASD 发病风险相关。其他环境因素,如母孕期长期用药史、先兆流产、分娩过程、抽搐史及新生儿缺血缺氧性脑病、新生儿黄疸等也被发现可能是 ASD 发生的高危因素。

环境风险因素与 ASD 的关系随着 ASD 发病率的上升也越来越受到重视。虽然目前已经发现一些环境因素与 ASD 的发病相关,但这些环境因素还要在更多的独立研究中验证。相对于遗传病因学研究,环境风险因素研究的挑战更大,这需要对流行病学研究的精心设计以及政府、患者家属的通力配合,才能得出准确的数据和结果。笔者认为环境风险因素作为病因参与或导致 ASD 的发生可能通过以下 3 种假设的途径:①环境风险因素单独导致ASD 表型的发生;②环境风险因素与 ASD 易感遗传背景交互共同导致表型的发生;③环境风险因素导致表观遗传紊乱,进而导致疾病的发生。因此 ASD 的遗传和环境病因并不完全独立,除了单独研究遗传和环境病因,遗传与环境的交互作用也是未来 ASD 病因学研究的一个重要方向。针对遗传与环境的交互作用研究可以从 2 个方面出发,一种是病例对照研究,这一方法比较快速,但结果往往不能让人完全信服,需要多个独立样本的验证;另外一种是队列研究,这需要对某一特定人群的长期跟踪观察,记录其所接触的环境因素,然后通过环境因素和基因型的交互作用分析,鉴定易感环境风险因素和易感变异或基因。这一研究结果比较可信,但耗时很长,需要长期的跟踪观察和数据收集。

第四节　脑神经机制

除了探讨基因基础之外,越来越多的研究考察了 ASD 个体的脑机制,包括障碍源于大脑不同区域活动异常的研究和障碍源于脑功能连接异常两方面的证据。

一、区域性脑发育异常

ASD 患者存在时间和空间进程上的脑发育异常。相比于正常儿童,25%~30% 的 ASD儿童在 1~2 岁时大脑体积过度增加,并因此罹患巨头症。在随后的 1~2 年内,他们出现ASD 的核心症状,并持续加重。跟踪调查发现,ASD 患者的大脑在青春期发育不完全。同时,神经影像学的研究表明患者大脑的额叶、颞叶过度发育,主要集中在皮质、白质和边缘结构。而这些区域在社会交往、运动等方面发挥着重要作用。同时,患者的皮质微柱体、梭状回面孔区和颞上沟也发现了明显的异常,这使得他们在面孔的感知与识别上存在缺陷,另外一个过度发育的则是杏仁核,而杏仁核对社交威胁信息的识别与处理十分关键。还有研究证实尾状核的体积与患者的刻板行为有关。研究亦发现 ASD 患者小脑半球过度发育以及胼胝体萎缩。小脑的发育异常还包括小脑蚓体浦肯野细胞(小脑皮层中唯一的传出神经元)活动数量与规模减小。近年来形态测量学研究者还检测了 ASD 患者大脑皮层的厚度、表面积和曲率,以探索其与 ASD 的关系。有研究报告了相对于正常儿童而言,ASD 儿童的大脑顶叶皮层过度折叠,并且厚度增加,但是,目前并没有太多研究证实大脑皮层体积和形态的异常与 ASD 患者的临床症状有关。

　　研究者们发现了 ASD 患者存在一系列的大脑发育异常,但无论是神经影像研究、形态研究或解剖研究,笔者依然无法了解到大脑神经胶质细胞的大小与规模,髓鞘的含量,神经元树突、轴突的发育程度,以及神经炎症反应等更为细微的变化。这使得笔者在进一步定论相关区域的发育异常对 ASD 的影响时需要更加谨慎。以下是 ASD 源于大脑不同区域活动异常的研究证据。

(一) 杏仁核

　　杏仁核主要参与的活动包括面孔加工、情绪识别、观点采择、社会判断、移情和威胁检测。杏仁核的损伤会减少社会交互过程中目光对视的时间,而且会损伤对基本情绪和社会性情绪的识别。杏仁核的这些功能具有发育敏感性,因为在生命早期杏仁核的损伤会削弱人类心理理论推理能力和动物的社会性游戏行为,而生命晚期杏仁核的损伤则不会出现上述结果。

　　有影响力的模型都假设杏仁核在 ASD 中具有核心地位。杏仁核发育的早期异常可能导致大脑发育的一系列缺陷,这些缺陷导致 ASD 个体在社会交流上存在障碍,ASD 个体的杏仁核在结构和功能上都与对照组有所差异。ASD 个体杏仁核异常的证据来自 5 个方面:①尸检证据:尸检的神经解剖学研究发现 ASD 个体杏仁核细胞的密度增加,而体积是正常的; ASD 个体杏仁核的神经元数量减少,尤其是外侧神经核上的神经元。② ASD 的动物模型,灵长类动物的切除手术结果发现切除杏仁核会导致猴子不能发起社会互动,而且不能对社会性姿势做出正确的反应。③ ASD 个体与杏仁核切除患者临床表现的相似性,杏仁核切除患者表现出社会判断缺陷,从而导致他们具有和 ASD 类似的临床表现;ASD 个体和杏仁核损伤的患者也表现出相同的临床症状。④结构性神经影像:结构性 MRI 研究发现 ASD 的杏仁核体积有所减小;此外,MRI 形态测量表明尽管 ASD 的杏仁核体积是减小还是增大存在不一致,但是杏仁核的体积确实存在异常。⑤功能性神经影像:功能性影像研究发现 ASD 与杏仁核的功能有密切关系,但是这个障碍究竟是与杏仁核激活的减弱有关,还是与激活的增强有关仍是不清楚的;相对于对照组被试者来说,ASD 患者在对面孔反应和通过面孔判断心理状态时,杏仁核激活程度都有所减弱;在涉及仅从眼部和从整个面孔识别表情的任务中,相对于正常成人来说,ASD 成人杏仁核区域基本没有激活;ASD 个体在模仿过程中没有表现出左脑杏仁核活动的调节。然而,也有研究发现,ASD 个体比对照组表现出更强的杏仁核激活情况,这可能是因为在这个研究中 ASD 个体的注视时间与杏仁核激活程度之间存在相关,而对照组个体在这两者上却并不存在相关。Monk 等发现当对情绪面孔的注意偏好相等时,ASD 个体杏仁核的激活程度比正常个体强,这可能是因为在这个研究中,研究者额外考虑了不同群体在注意上存在的组间差异。为了建立 ASD 个体大脑功能的一致性模型,一个很重要的方面是需要考虑任务方面的因素,如认知因素和熟悉度等。

(二) 扣带回

ASD 个体扣带回的结构存在异常。神经影像学研究发现 ASD 个体前扣带回皮质(anterior cingulate cortex,ACC)的灰质、总体积和静息新陈代谢率都有所减少,而且左 ACC 区域的葡萄糖代谢预测了与社会交互以及语言和非语言交流相关的症状。

ASD 个体扣带回激活程度是增强还是减弱并不是很清楚。有研究发现 ASD 个体的扣带回激活程度有所增强。Schmitz 等使用功能 MRI 观察了 ASD 个体和对照组个体金钱奖赏的神经基础,结果发现当得到奖赏时,ASD 个体左 ACC 区域的激活程度比对照组更大,而这一区域的激活程度与 ASD 个体的社会交往能力呈负相关。Hall 等发现,在尝试将人类说话声音的情绪与面孔表情进行匹配的任务中,ASD 成人的 ACC 区域比对照组表现出更大的激活,但前者会表现出更多的错误,这样的激活情况可能说明 ASD 个体需要较大的与任务相关的注意资源,或是视觉和听觉信息之间可能存在竞争。

另有研究发现 ASD 个体的扣带回激活程度有所减弱。Kana 等使用 "go/no-go" 任务的两个变式探讨了 ASD 成人和对照组的反应抑制能力,结果发现 ASD 个体在包含 ACC 在内的与抑制有关的大脑区域的激活程度都较低。Kennedy 等发现,在社会判断任务中,ASD 成人的腹侧 ACC 区域比非 ASD 成人的激活要少。ASD 个体扣带回激活程度方面的研究结果之所以存在不一致,一个可能的原因是研究者所使用的实验任务有所不同,在更易伴随情绪体验的实验任务中,ASD 个体扣带回的激活可能会增强,而在较少引发情绪体验的认知判断任务中,ASD 个体扣带回的激活可能会减弱。

(三) 梭状回

对于正常成人来说,梭状回专门加工面孔信息,被称为 "梭状面孔区域" (fusiform face area,FFA),这一区域对社会知觉起着重要作用。ASD 个体的 FFA 在结构和功能上的变化都很明显。相对于对照组来说,ASD 个体 FFA 区域的灰质密度减少,灰质体积增加,而且神经元数量也减少,尤其是右脑的 FFA 区域。

神经影像学研究发现 ASD 个体梭状回的病灶性缺损可能会引起他们对面孔表现出选择性活动。Wang 等发现当面部表情匹配时,ASD 个体梭状回上的激活显著低于正常组个体。Piggot 等发现在从面孔判断心理状态的任务中,ASD 个体梭状回的激活程度也有所减弱。但也有研究发现 ASD 与正常个体在这一区域的激活程度上并不存在差异。

此外,研究发现面孔熟悉性可能会调节 ASD 个体梭状回的反应,熟悉的面孔会引发更多的典型反应。Grelotti 等发现 ASD 个体的 FFA 对不熟悉的面孔没有表现出激活,而对熟悉的面孔表现出了激活。Pierce 等发现 ASD 儿童的 FFA 对陌生成人的面孔表现出的激活相对弱,而对熟悉的成人、熟悉的儿童和不熟悉的儿童的面孔表现出更多的正常反应,这可能是由于熟悉的或儿童的面孔能够引发 ASD 个体更多的兴趣和注意力,从而导致个体的 FFA 对熟悉的成人面孔比不熟悉的成人面孔表现出更多的激活。

(四) 镜像神经元

镜像神经元系统(mirror neuron system,MNS)包括额下皮层(inferior frontal cortex,IFC,由腹侧运动前区皮层和后额下回组成)和一部分顶下小叶(inferior parietal lobule,IPL)。MNS 通常被认为是模仿能力的基础,MNS 对人类的动作进行反应,也参与包括心理理论和移情在内的社会认知加工过程。人类的镜像神经元与边缘系统和脑岛一起为人们理解并分享他人的情绪提供了神经基础。

MNS 活动的紊乱会阻碍对他人经验性的理解，从而导致 ASD 个体的社会性缺陷。有研究者认为功能性模仿器的发育性缺陷，尤其是 MNS，可能是 ASD 个体模仿、心理理论、移情和实用性语言等缺陷的基础。ASD 个体的 MNS 假设得到了各种研究技术和取向的证据支持。结构影像研究发现 ASD 个体 MNS 的皮层厚度比对照组个体更薄，而在童年期这一区域的皮层厚度与社会交往和语言交流缺陷的症状相关。更多的是，沟深度地图分析发现 ASD 儿童和青少年额下回的形状异常表现得更为严重。功能影像研究发现人类 MNS 的功能紊乱也可能导致了 ASD 个体的社会性障碍。Dapretto 等使用 fMRI 调查了 ASD 个体的 MNS 活动，要求被试对情绪性的面孔表情进行模仿和观察，结果发现正常发育个体的 MNS 被激活，而 ASD 个体并没有表现出这种模型，尤其是额下回没有表现出显著的激活，而且 ASD 个体 MNS 区域的激活情况与 ASD 儿童社会性缺陷呈负相关。在非模仿性动作执行过程中，对中性面孔加工及观察或模仿面部表情时，ASD 个体 MNS 区域的激活范围更小或是没有被激活，而这一区域的激活程度与社会功能相关联。Villalobos 等发现 ASD 个体前额叶 MNS 存在缺陷。这些结果说明镜像神经元功能紊乱可能是 ASD 的一个核心缺陷，而且镜像神经元的活动也能成为 ASD 个体缺陷程度的一个有效的生物学标记。

MNS 可能是 ASD 个体模仿缺陷的神经学基础。定量研究 MNS 活动的最初方法是通过脑电图对感觉运动皮层的 μ 节律进行记录。Altschuler 等的研究记录了一个 ASD 儿童的 μ 波抑制，结果发现在观察他人的动作时，ASD 儿童缺乏 μ 波抑制，这说明 MNS 可能存在缺陷。Oberman 等证实了这个结果，他们发现 ASD 个体对自己表演的手部运动表现出 μ 抑制，但却在观察手部运动时并没有表现出 μ 抑制；而对照组在两种条件下都表现出抑制，越少的抑制预示了越弱的模仿技能，这些结果说明缺陷不仅存在于低水平视觉加工过程中，而且也存在于前额叶区域的高级认知过程。

（五）大脑皮层的其他区域

颞上沟（superior temporal sulcus，STS）在社会知觉中发挥着重要作用。ASD 个体的 STS 在结构和功能都存在异常。ASD 儿童双侧 STS 上的灰质呈现减少的现象，右颞叶顶点部分的白质减少，STS 前部的白质增加，ASD 个体的 STS 表现出变薄的现象，这些异常与社会性和交流障碍有关。功能成像研究证实了 ASD 个体的 STS 的神经活动存在异常。Gervais 等发现在听语言时，非 ASD 成人的 STS 上部区域比听非语言性声音时出现更多的激活，而在 ASD 成人组中，在两种条件下观察到的 STS 激活都非常少。

ASD 个体前额叶皮层的结构、生理和功能都存在异常，这一区域也与社会功能密切相关。Uddin 等发现在对他人面孔信息加工过程中右脑前额叶区域活动的减弱可能是 ASD 儿童社交参与减少和理解减弱的一个神经标志。有研究发现正常发育个体在对自己和他人的心理状态进行反应的心理理论任务中会激活中部前额叶皮层，而 ASD 个体的这一区域在类似任务中的激活有所减少。ASD 个体在对面部表情的反应上会较少地激活腹侧前额叶皮层。Ohnishi 等使用单光子发射计算机断层成像技术发现 ASD 儿童的内侧前额叶皮层和前扣带回的静息脑血流量有所减少，而内侧前额叶皮层的血流量与社会性和交流障碍之间呈现负相关。

此外，前额叶皮层和执行功能之间也存在紧密联系。ASD 个体神经生物学研究发现引起执行功能缺陷的前额叶存在异常的神经生物学过程。功能成像研究也发现 ASD 个体前额叶众多区域的活动、灌注和葡萄糖代谢都存在不同的模式。Shafritz 等用 fMRI 调查了高功能 ASD 个体执行功能两个维度上的神经通路,结果发现,相对于对照组,ASD 个体在额叶区域的活动有所减弱。此外,在 ASD 组中,重复性行为的严重程度与前扣带回和后顶叶区域的活动呈负相关。

右脑颞顶联合区(right temporo-parietal junction,RTPJ)也是 ASD 个体心理理论缺失背后的一个神经区域。对照组个体的 RTPJ 在进行心理判断比进行物理刺激判断时的激活程度更大,但 ASD 个体并没有表现出对心理刺激的选择性反应,RTPJ 对心理刺激的选择化反应与 ASD 个体社会性损伤的程度是相关的。在模仿和动作观察的激活模型上,ASD 个体和对照组个体在右脑颞顶连接区域的差异最为明显。

ASD 语言缺陷的神经影像学研究主要关注颞平面和布洛卡区。形态测定的结果发现额叶和颞叶语言区域与 ASD 个体的语言障碍有关。额叶与语言相关的皮层(布洛卡区)出现不对称的逆转,左额下沟和双侧颞上沟的前部和上部的转换都出现异常,双侧颞上沟的灰质密度降低。这些研究结果说明 ASD 个体与语言相关区域的皮层发育轨迹是不同于正常个体的。

Tesink 等发现相对于 ASD 个体组,对照组个体在面对常识异常的句子比面对正常句子时左脑额下回(布洛卡区)表现出显著的激活,这个结果可能说明 ASD 个体的综合能力有所减弱。在面对常识异常的句子时,正常组个体比 ASD 个体在右脑额下回表现出更强的激活。右脑额下回的缺乏参与可能与 ASD 个体在处理异常情况上存在的困难有关。一项关于句子水平的语义加工过程的 fMRI 研究发现,相对于对照组被试者来说,ASD 成人在左脑额下回区域(布洛卡 45/47)的激活程度有所降低,而颞中回上部区域(布洛卡 21/22)的激活程度增强,在字词水平的语义加工过程中也发现了类似的结果。这些结果说明在语义加工过程中,ASD 个体的大脑更少参与综合的加工过程(左脑额下回区域参与这个过程),而更多地关注于较低水平的词汇加工。

二、脑功能连接异常

近期的研究更多关注大脑区域之间的功能性连接,而非某个特定的区域。研究发现,ASD 通常与大脑区域之间的异常联系比较密切,而非解剖学上的缺陷。如此,fMRI(依赖任务、非依赖任务和静息状态下的 fMRI)和弥散张量成像(diffusion tensor imaging,DTI)为研究大脑结构之间的功能性关联作出了巨大贡献。fMRI 关注解剖意义上完整大脑的功能性变化、区域性脑活动异常及各个异常活动区域之间的关联。DTI 则通过测定水分子沿轴突扩散的情况来评估某区域活动的完整性。DTI 和 fMRI 研究发现,与正常人相比,ASD 患者及其兄弟姐妹后额叶皮层、杏仁核等区域功能连接显示出激活与连通的异常,但笔者无法明确这些异常是如何与 ASD 临床症状相关联(例如社交困难、语言障碍和刻板行为到底对应哪个区域的连接异常)。神经生理学的研究使用脑电图和脑磁图发现 ASD 患者存在广域的功能整合障碍,主要表现在信号激活的不同步,但是这种非连通性的模型并不是总与 ASD 的严重程度相关联,这可能是因为这些研究的被试多来自高功能和 ASD 成人患者。研究者据此提出了 ASD 患者大脑功能性联结异常的广域链接模型(long-distance)和区域链接模型(local and short-range)。广域链接模型是指在整个大脑产生的联结异常,诸如信号活动不同步。区域连接模型是指在某一区域或针对某一活动产生的活动异常,诸如视觉控制区的活动异常。这种"非连通性"的模式导致 ASD 患者大脑各区域无法有效的整合,在接受刺激后无法有效的调节各区域间的功能性连接,并由此产生复杂而无效的神经活动。

因此,这种大脑各区域间功能整合(激活、定时、同步)异常被认为是 ASD 患者脑神经活动的主要缺陷。研究者认为细胞级的活动异常,诸如神经元连接异常,浦肯野细胞减少、突触功能受损以及神经胶质细胞活动的异常可能是 ASD 患者大脑皮层活动紊乱和信息整合加工能力受损的元凶。

用于解释 ASD 研究中神经影像学发现的一个主要的理论基础是连接不良假设,这个假设认为 ASD 个体的神经生物学异常与白质发育的变化、大范围神经网络的功能连接不良和小范围神经网络的功能过度连接有关。ASD 个体出现大范围功能连接的减弱。研究发现 ASD 个体的一些区域内(如额叶)连接过度,而一些区域之间(如额叶、枕叶和颞叶)连接不足。

ASD 个体异常的大脑发育轨迹可能导致大范围功能连接和结构连接的减弱,也可能导致 ASD 个体障碍的行为表现。ASD 儿童大脑两半球间功能连接的下降导致了 ASD 个体大范围功能连接的减弱。因为胼胝体中包含的纤维会促进额叶和顶叶之间两半球内的交流,所以这一区域的结构异化可能会对连接性产生广泛性的影响。

ASD 个体可能在对社会认知和社会行为重要的脑区之间的连接上存在异常。连接性改变的理论基于两个方面的研究,一个是童年期大脑发育轨迹的变化,另一个是局部和细节定向加工过程中整体的自上而下的加工存在损伤。Courchesne 等认为,ASD 个体大脑区域之间的长范围连接有所减少(如额叶和顶叶之间的连接),从而导致整合多感觉加工的可能性减弱,同时短范围连接提高,激发细节定向加工策略的高度特异化区域的可能性增强。考虑到社会性刺激的复杂性和多感觉本质,在任何区域的连接不足或是过度连接都将可能会损害社会功能。

与社会行为最为相关的是在社会定向任务中的功能连接。Castelli 等发现在要求被试者将心理状态归因到动画片中的几何图形的任务中时,ASD 个体枕叶皮层的纹状体区域与颞上沟之间的沟通减少。Kana 等发现 ASD 个体与心理理论相关的额叶区域和颞叶后部区域之间的连接不足。Monk 等发现 ASD 个体杏仁核和腹内侧前额叶皮层之间存在更强的连接(这个网络参与情绪调节),而杏仁核和颞叶皮层之间的连接较弱(这个通路参与面孔表情的识别)。这些连接上的改变与 ASD 个体在情绪和面孔加工上的失调情况是一致的。当观看面孔时,ASD 个体的右 FFA 与左杏仁核、双侧后扣带回、左楔片和丘脑之间的连接都减弱,而且右 FFA 和左杏仁核之间的连接越弱,症状严重程度越大。

三、生物化学因素

核磁共振波谱法研究发现 ASD 患者大脑中的 N- 乙酰天冬氨(N-acetylaspartate,NAA)含量低于正常人,而这被认为是神经元损伤严重程度的一项重要生化指标,脑组织 NAA 含量降低表明神经元代谢紊乱。近期研究还探索了促进脑细胞生长的谷氨酸(glutamate,Glu)和谷氨酰胺(glutamine,Gln),有学者报告 ASD 患者前扣带回(anterior cingular cortex,ACC)的 Glu 和 Gln 浓度以及左颞顶联结区(temporo parietal junction,TPJ)的肌醇(inositol)浓度均低于正常人。研究发现 ASD 患者前额叶、顶叶和小脑中 GABA 的含量显著低于正常人。这很好地解释了 ASD 儿童多伴有智力发育障碍和癫痫。不过,目前有关核磁共振波谱法的研究十分有限且不够深入,今后的研究可以进一步探讨 ASD 患者的脑生化机制。

第五节 其 他 因 素

一、营养素因素

(一) 谷蛋白和酪蛋白

研究发现,ASD 患者的尿液中存在未经分解的谷蛋白和酪蛋白。这提示了 ASD 患者可能存在分解谷蛋白和酪蛋白障碍。随后研究者们开始尝试给予 ASD 患者不含谷蛋白和酪蛋白的结构化饮食(gluten-free,casein-free diet,GFCFD),以明确谷蛋白和酪蛋白是否与 ASD 有关。Knivsberg 等将 20 名 ASD 儿童随机分为实验组和控制组,分别给予他们 GFCFD 和普通饮食,1 年后,实验组儿童的刻板行为减少,非言语认知水平及运动障碍明显改善。Niederhofer 研究发现,ASD 儿童口服盐酸美金刚(20mg/d)(一种代谢型氨基酸拮抗剂,可以促进谷蛋白和酪蛋白的分解,常被用来治疗阿尔茨海默病),应用 4 周后,患者应激水平显著降低,过度兴奋和不准确言语得到明显的改善。Whiteley 等以 55 名 ASD 儿童为研究对象,26 名儿童参与实验组给予为期 1 年的 GFCFD,29 名儿童参与对照组给予为期 1 年的普通饮食,结果发现实验组儿童在孤独症诊断观察量表、孤独症行为评定量表和注意缺陷综合征诊断标准第四版上的得分均显著降低。

研究表明 GFCFD 对 ASD 有一定治疗作用,这说明谷蛋白和酪蛋白未能正常分解与 ASD 关系密切。其背后的生理途径可能有以下两条:①谷蛋白和酪蛋白具有阿片活性,它们会通过消化道吸收进入血液,并穿过血脑屏障进入大脑,进而影响中枢神经功能;②谷蛋白和酪蛋白还能引起自身免疫反应,对大脑造成直接损伤。这两方面的作用导致 ASD 患者的大脑功能失调,并表现出对应的临床症状。但亦有研究未能发现 GFCFD 与 ASD 之间存在关联。Elder 等选取 15 名 ASD 儿童给予 GFCFD,没有发现这些儿童的临床症状在实验后有明显缓解。因此,有关这方面的研究尚不够完善,研究者们也没有提出明确的结论。今后的研究需要进一步确认谷蛋白和酪蛋白在 ASD 发病中的具体作用。

(二) 多聚不饱和脂肪酸

当前有关多聚不饱和脂肪酸(poly unsaturated fatty acid,PUFA)对 ASD 影响的研究主要集中在 ω-3。它是一组含有 3 个或 3 个以上双键的多聚不饱和脂肪酸。ω-3 的主要成分为 α- 亚麻酸(α-linolenic acid,ALA)、二十二碳六烯酸(docosahexaenoic acid,DHA)和二十碳五烯酸(eicosapentaenoic acid,EPA)。Amminger 等选取 13 名接受常规治疗的 ASD 儿童,并随机分为实验组(n=7)和对照组(n=6)。实验组每天口服 700mg DHA 和 840mg EPA,对照组每天口服安慰剂药片,持续 6 周后发现,随着时间的推移,实验组儿童的治疗效果显著好于对照组($P<0.05$)。

虽然暂时没有更多有关食物供给 ω-3 的干预研究,但上述结果提示了 ω-3 的摄入增加伴随着 ASD 患者临床症状的缓解。这种关系的生理机制可能与 ω-3 参与脑细胞的磷脂代谢有关。一般认为磷脂代谢与脑神经活动关系密切,异常的磷脂代谢会降低细胞膜的流动性,从而导致神经活动异常。ω-3 可以有效地参与并改善磷脂酰肌醇、花生四烯酸等物质的代谢,而它们是磷脂代谢的重要参与成分。如果个体缺乏足够的 PUFA 来参与磷脂代谢,那么脑细胞的磷脂代谢就会发生异常。当个体自身不能产生足够的 PUFA 来维持脑组织的磷脂代谢时,机体会增加食物中的必需脂肪酸(essential fatty acid,EFA)和 PUFA 来代替,诸如ω-3。这意味着可以通过食物供给 PUFA 维持脑细胞磷脂代谢平衡,进而改善神经细胞膜的流动性和信号传递,以缓解孤独症谱系障碍患者的临床症状。

二、其他生理途径

(一) 氧化还原反应异常和线粒体功能紊乱

研究者认为 ASD 患者可能存在氧化还原反应异常,并因此导致慢性氧化应激。研究发现,相比于正常人 ASD 儿童的活性氧族和抗氧化剂的活动并不稳定,主要体现在谷胱甘肽较正常人水平偏高,半胱氨酸、S- 腺苷甲硫氨酸和 S- 腺苷高半胱氨酸较正常人水平偏低。同时,研究发现 ASD 患者和其父母的甲硫氨酸和谷胱甘肽的代谢异常保持高度的一致性,这表明遗传因素可能在氧化还原反应异常中起重要作用。

大多数情况下,氧化还原反应异常与能量转化关系密切。在 ASD 患者身上发现乳酸酸性中毒、左旋肉碱缺乏和一系列 β- 氧化异常的迹象,这进一步证实了氧化还原反应的异常导致了个体有氧呼吸、脂肪吸收等生理活动难以正常进行。另外有关高半胱氨酸的酶代谢(这是维持细胞正常甲基化和体内氧化还原平衡的一个重要路径)研究发现,ASD 患者在抗氧化能力和甲基化作用均显著弱于正常儿童。与之一致的是,基因多态性的研究发现这种异常的代谢途径减弱了患者甲基化能力,而在其父母身上也发现了同样的异常。

线粒体是个体细胞内活性氧族电子传递链活动的主要能量来源,这提示线粒体功能紊乱可能与 ASD 患者氧化还原反应异常关系密切。研究发现众多 ASD 患者存在线粒体功能障碍,而线粒体功能障碍不仅与个体的细胞功能紊乱和神经衰弱有关,而且对突触发育、学习和记忆也有重要影响。研究发现,Ca^{2+} 浓度对线粒体的功能产生重要的作用。线粒体的谷氨酸转运蛋白受 Ca^{2+} 浓度的调控,而 ASD 患者脑组织的 AGC 和 Ca^{2+} 浓度均要高于正常人,这增加了细胞内的 Ca^{2+} 浓度,进一步导致异常的氧化还原反应并影响突触的功能和神经细胞间的连通性。但是,目前的研究尚不能明确线粒体功能紊乱与氧化还原反应异常是否存在因果关系,还需要研究者进一步探索。

(二) 免疫系统异常

一些研究发现 ASD 患者血液中部分免疫因子,如肿瘤坏死因子、干扰素和白细胞介素含量上升。脑脊髓液中的促炎细胞因子有所上涨。有研究者通过对死亡 ASD 患者的大脑进行蛋白质阵列分析发现,其存在过度促炎的现象。免疫物质的含量在各个组织不明原因地上涨,以及脑组织过度的炎症反应提示 ASD 患者免疫系统异常。流行病学的研究发现,多半 ASD 儿童和发育障碍儿童伴有自身免疫系统障碍。与正常儿童相比,ASD 儿童中枢神经系统存在过度的炎症反应,这一结果很好地解释了为何 ASD 儿童多伴有自身免疫系统障碍。研究发现小神经胶质细胞活动异常与类精神疾病性的临床症状关系密切。研究者认为小神经胶质细胞可能是免疫反应与 ASD 的中间枢纽。小神经胶质细胞是定居在脑组织的吞噬细胞,在炎症刺激下抗原性增强并杀死神经细胞,过度的炎症反应导致小神经胶质细胞异常活跃,大量正常脑细胞受到攻击和吞噬,进而影响到个体的神经活动。

（三）环境毒素

研究发现，孕期女性暴露在某些环境下会提升儿童患 ASD 的概率，如产前服用丙戊酸钠、沙利度胺等药物，以及早产和低龄生育。同时，研究发现，在怀孕早期的化学毒素暴露（沙利度胺、米索前列醇、丙戊酸）感染风疹、有机磷杀虫剂暴露、氯吡硫磷暴露和 ASD 都有特殊的联系。这些环境因素在非常有限的情况下解释了外部效应如何在产前和产后造成 ASD 的生理病理现象（有时在其他人身体上没有明显的异常）。

然而，难以明确这些化合物对 ASD 风险的具体作用。随着社会环境的日益复杂，大量化学物质、空气污染和其他有毒物质对人的暴露程度持续增强，这些物质会影响大脑发育。已知一些杀虫剂会对怀孕母体的甲状腺功能造成损害，还有一些会改变大脑平衡的兴奋 /抑制，另外一些会影响线粒体的功能，导致神经炎症或氧化应激压力。在发展的敏感时期，这些机制全部或部分触发都可能导致 ASD。然而，很少有人知道这些环境毒素的潜在阈值。而且，暴露的化学物质很容易与其他的因素相结合，这使得环境毒素对 ASD 影响过程更加复杂。因此，有关环境毒素的研究是非常困难的，需要大量的样本，并且目前的研究技术也不是很成熟。

（四）激素类物质

有关催产素的动物模型研究发现催产素和抗利尿激素与社交行为关系密切，这引发了人们对于 ASD 患者社交异常的思考。有研究显示催产素和抗利尿激素对大脑肽受体产生两种截然相反的影响，具体表现为注射催产素的田鼠活动频繁、社交活跃，而注射抗利尿激素的田鼠冷漠自闭。有关 ASD 患者的研究亦得出了同样的结果，这说明低水平的催产素可能是 ASD 发病的重要因素。而大样本的调查显示这与催产素受体基因的 SNP 有关。同时，一些临床研究发现，催产素可以提升心理治疗干预 ASD 患者的效果。这意味着激素类物质可能对孤独症谱系障碍的发病有一定作用，目前尚没有研究探讨直接供给催产素能否缓解 ASD，但上述边缘证据提示我们存在这一可能性。

目前，笔者从遗传、脑神经、营养素、环境毒素以及免疫反应、氧化还原反应等方面获得了大量有关 ASD 生物基础的证据，几乎包含了可以引起个体疾患的生物因素的各个方面。但当笔者进一步探讨其与临床症状的关系和作用于发病的机制时，却难以得出明确的结论。医学上对 ASD 的诊断，仍主要依赖表象观察和一些有限的检测手段。尤其是在中国，医生往往根据儿童的行为来判断儿童是否有 ASD 的倾向。在过去的 10 年间，由于 ASD 发病率不断地增加，发病机制很复杂，越来越多的研究者加入进来开展相关研究。

第一，ASD 的分子遗传学方向的研究受到了高度的关注，同时基于大样本高通量全基因组的测序技术的广泛应用，逐渐地从经典细胞遗传学、单核苷酸突变分析，转向全基因组连锁分析、候选基因重测序和关联分析、全基因组关联分析、全基因组 CNV 的研究。除了以上这些以外，还有一些不常见到的，如外显子组和全基因组测序等方面对 ASD 的遗传病因进行研究，使得这方面的研究取得了显著进展，发现了大批易感或致病基因。这些基因的变异在 ASD 患者中显现出相关联的临床表征，可进一步了解了这种复杂性疾病的发病机制。然而，这里还有很多问题等待解决，例如，尽管知道可遗传的变异对 ASD 易感性有很重要的影响，但是判断这些变异是否是发病的原因却是很难的，对大量的患者样本进行研究发现，其发病与很多基因有显著关联性，但是却不能确定患病的根本原因。此外，在患有 ASD 的人群中，男性患病率明显高于女性，对造成这一结果的原因至今没有明确的答案，有一种解释是女性似乎可以更有效地稀释 CNV 等突变带来的伤害(例如 X 染色体上相关基因的突变)。

除了确定与疾病相关的基因型以外,对于已知的各个基因相关的 ASD 表型的研究是一个难点,主要是因为 ASD 本身是一类症状繁多,诊断标准模糊的疾病,而且就目前已发现的基因特性而言,同一基因(例如 *NRXN1*、*SHANK3* 和 *CNTNAP2*)既与 ASD 有关还与其他精神分裂症等神经性疾病有关,这就很难断定何种 ASD 症状是由该基因引起的。然而,就目前发现的与 ASD 相关的基因种类而言,与信号通路有关的信号转导和相关激素的调控对 ASD 患者的影响是一个重要的研究方向。有报道指出,Wnt 信号通路对个体发育尤其是神经系统发育有重要的调控作用,Wnt 信号异常与神经发育及神经退行性疾病的发病有关。

第二,脑神经发育异常只是下游症状,不能解释 ASD 发病的机制。神经病理学的研究发现,ASD 患者的发病受脑发育异常、功能连通性异常、脑化学物质水平异常、浦肯野细胞数量减少和大脑皮层的活动异常等一系列脑神经相关的致病因素影响。但是,上述异常和 ASD 并没有特异性的联系。诸如,浦肯野细胞是小脑皮层中的唯一传出神经元,其对小脑功能的影响巨大;大脑皮层是人神经活动的主要集中区域。这两个重要脑结构的异常必然导致脑神经功能的紊乱,在其他精神疾病和神经发育障碍患者身上也是同样的情况。因此,这些发现只能作为 ASD 患者发病的下游症状,而不是最初的发病机制。

第三,有关营养素、环境毒素等与 ASD 发病的研究数量少而且观点不一致,结论难以推广。谷蛋白和酪蛋白过剩、不饱和脂肪酸和激素类物质的缺失均能提升 ASD 的患病概率,孕期摄入化学毒素也会增加罹患 ASD 的风险。这一系列生理过程均与 ASD 有关,但其背后的生理机制并不清楚。研究者们在报告这些异常与 ASD 有关时,只是简单说明了一种统计学意义上的联系,并不能解释因果关系及背后的生理原理。而且,这些关系并不稳固,其受到个体差异和环境交互的巨大影响。因此,无法证明某营养物质或毒素是导致 ASD 发病的罪魁祸首。

综上所述,研究发现了大量异常的存在,但没有一种是普遍性的。存在同样异常的个体,部分罹患了 ASD,而部分罹患了其他疾病,还有少部分个体没有观察到明显的病变。因此研究者们难以提出明确的结论与模型。相信随着研究不断地深入,对 ASD 有更加明确的临床分类和认识,这样有利于对 ASD 早期的诊断和筛查。对于个体而言导致 ASD 的病因是复杂多样的,需要在治疗上引入个体化治疗方案,对不同的患者采用合适的治疗方法。随着越来越多的患病机制被阐明,新的治疗方法也被不断地提出,也为 ASD 患者的个体化治疗提供很好的基础。

(李平甘　罗向阳)

参考文献

[1] MAHDAVI M, KHEIROLLAHI M, RIAHI R, et al. Meta-analysis of the association between GABA receptor polymorphisms and autism spectrum disorder (ASD)[J]. J Mol Neurosci, 2018, 65

(1): 1-9.

［2］ BALAAN C, CORLEY M J, EULALIO T, et al. Juvenile Shank3b deficient mice present with behavioral phenotype relevant to autism spectrum disorder [J]. Behav Brain Res, 2019, 356: 137-147.

［3］ PFAENDER S, SAUER A K, HAGMEYER S, et al. Zinc deficiency and low enterocyte zinc transporter expression in human patients with autism related mutations in SHANK3 [J]. Sci Rep, 2017, 7: 45190.

［4］ GABIS L V, BEN-HUR R, SHEFER S, et al. Improvement of language in children with autism with combined donepeziland choline treatment [J]. J Mol Neurosci, 2019, 69 (2): 224-234.

［5］ TILOT A K, BEBEK G, NIAZI F, et al. Neural transcriptome of constitutional Pten dysfunction in mice and its relevance to human idiopathic autism spectrum disorder [J]. Mol Psychiatry, 2016, 21: 118-125.

［6］ ZAMARBIDE M, OAKS A W, POND H L, et al. Loss of the intellectual disability and autism gene and its homolog differentially affect spatial memory, anxiety, and hyperactivity [J]. Front Genet, 2018, 9: 65.

［7］ MCDONALD C A, DONNELLY J P, FELDMAN-ALGUIRE A L, et al. Special education service use by children with autism spectrum disorder [J]. J Autism Dev Disord, 2019, 49: 2437-2446.

［8］ CARMASSI C, PALAGINI L, CARUSO D, et al. Systematic review of sleep disturbances and circadian sleep desynchronization in autism spectrum disorder: toward an integrative model of a self-reinforcing loop [J]. Front Psychiatry, 2019, 10: 366.

［9］ O'HAIRE M. Research on animal-assisted intervention and autism spectrum disorder, 2012-2015 [J]. Appl Dev Sci, 2017, 21 (3): 200-216.

［10］ MENG L, WARD A J, CHUN S, et al. Towards a therapy for Angelman syndrome by reduction of a long non-coding RNA [J]. Nature, 2015, 518 (7539): 409-412.

第三章
孤独症 BTR 策略之核心——两指法教育

第一节　两指法教育的心理学机制

教育是具有明确的目的性、影响人的身心发展的社会实践活动。德国著名哲学家雅斯贝尔斯在《什么是教育》中反复强调，"教育的本质意味着，一棵树摇动另一棵树、一朵云推动另一朵云、一个灵魂唤醒另一个灵魂"。两指法教育就回答了在教育过程中如何"推动"、如何"唤醒"的问题。两指法教育就是通过坚定的原则坚持、清晰的方向指引（同化）和广阔的空间给予、真诚的心灵鼓励（异化），为儿童建立良好的习惯、塑造健全的人格，进而提升儿童的能力、智力。具体来说有拇指法和示指法。拇指代表表扬，同时更体现于对患儿的鼓励、认同、接纳，甚至是容忍。拇指法是代表异化的力量，通过异化，给予儿童更大的空间，给儿童展示更多的美好、更多的吸引，赋予儿童更多的动力和热情。示指代表指示、命令、批评、禁止，甚至是惩罚。示指法促进同化的完成，使儿童形成规律、习惯和定式，建立规则和纪律。

一、恰当把握受教育者特征

实施教育首先要清楚受教育者的特征，包括年龄、健康状况、能力发展、成长经历、环境因素等。就如本书着重讨论的孤独症儿童，笔者无法按照中小学或大学的课程去教，而是要"因材施教"。掌握了受教育者的特征，才知道要达到什么目的，也就能由适合的教育者制订恰当的教育计划、设计教育课程。

在教育领域，特教就是因为有一群如听力障碍、视力障碍及孤独症等特殊人群需求而产生的。从中国的原始社会晚期、欧洲文艺复兴时期到现代，特教行业出现各种流派，如法国路易·布莱尔的点字盲文、法国谢根的智力落后儿童学校、意大利蒙特梭利的幼儿教育、美国托马斯·加劳德特的聋人教育与指导中心、美国洛瓦斯的应用行为分析，其中蒙特梭利的幼儿教育对此后整个特教行业产生巨大的影响。

对于听力障碍、视力障碍人士，由于其社交没有障碍，只要利用其替代的感知觉能感知到的介质（如盲文、哑语）教育，他们也可以正常接收外界信息并学习各种知识、技能等。但对于孤独症等特殊儿童情况就有所不同,问题的关键在于,孤独症儿童本身存在拒绝接受信息、不能被正常组织所感知及传递信息等问题。两指法教育就是抓住儿童的心理特征"因材施教"。

孤独症儿童的临床表现可以有静默、缄默、行为刻板、焦虑、暴躁、冲动暴力。这些行为的背后都有一个共同心理学基础,就是思维、行为的模式异常。这就是两指法教育的作用点,两指法通过刚柔相济的方法,极致性地放大同化和异化的力量,在科学分析孤独症儿童问题的特征后,使儿童清晰认知指令、接受指令、执行指令,从而建立自信心;同时在认知指令时感受到吸引、在接受指令时感觉到愉悦、在执行指令时触动其兴趣,从而产生融合的动力。通过两指间艺术性的结合,实行点线性、持续性的行为矫正和正向鼓励,从而逐步形成正常图式。

二、动态把握受教育者心理

孤独症儿童是一个发展的主体,必须应用发展心理学去认识和解析。皮亚杰把儿童的认知发展分成以下四个阶段。

1. 感知运算阶段(感觉 - 动作期,sensorimotor stage,0~2 岁) 这个阶段的儿童的主要认知结构是感知运动图式,儿童借助这种图式可以协调感知输入和动作反应,从而依靠动作去适应环境。通过这一阶段,儿童从一个仅仅具有反射行为的个体逐渐发展成为对其日常生活环境有初步了解的问题解决者。

2. 前运算阶段(前运算思维期,preoperational stage,>2~7 岁) 儿童将感知动作内化为表象,建立了符号功能,可凭借心理符号(主要是表象)进行思维,从而使思维有了质的飞跃。

3. 具体运算阶段(具体运算思维期,concrete operations stage,>7~11 岁) 在本阶段内,儿童的认知结构由前运算阶段的表象图式演化为运算图式。具体运算思维的特点:具有守恒性、脱自我中心性和可逆性。皮亚杰认为,该时期的心理操作着眼于抽象概念,属于运算性(逻辑性)的,但思维活动需要具体内容的支持。

4. 形式运算阶段(形式运算思维期,formal operational stage,11 岁开始一直发展)这个时期,儿童思维发展到抽象逻辑推理水平。其思维形式摆脱思维内容,形式运算阶段的儿童能够摆脱现实的影响,关注假设的命题,可以对假言命题作出有逻辑的和富有创造性的反应。同时儿童可以进行假设 - 演绎推理。

这四个连贯的阶段是不断上升的"同化"和"异化"的过程。结合儿童的心理发展和生理发育的过程,两指法教育将一个人从出生到 18 岁成人,分为先严后松的心理发展的三个阶段(图 3-1)。

第一阶段:从出生到 2~3 岁。

前阶段(出生到 1 岁左右):在皮亚杰分段的感知运算阶段,在这个阶段儿童的

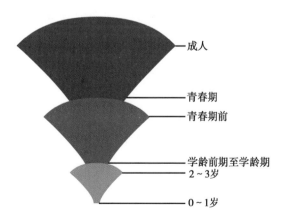

成人

青春期

青春期前

学龄前期至学龄期
2~3 岁

0~1 岁

图 3-1 儿童心理发展的三个阶段

心理形成可塑性最大,要严格制订作息时间,养成良好的饮食习惯和规律的作息习惯,这样有利于儿童的体格发育和免疫功能的稳定。总而言之,通过这一阶段的培养形成第一个"律"——规律。

后阶段(2~3岁):随着儿童能够行走,其自主活动范围扩大,对外界的好奇心明显增加、探索精神明显增强;儿童的语言能力有适度的发展,能表达自己的需求。这时候要适当放宽对儿童的约束,在保证安全的前提下,给予儿童更多的空间,鼓励儿童形成第一个探索——空间探索。这样有助于儿童对周围事物的认识从感知到内化的转换,从而有利于提升儿童的感知兴趣和认知能力。

第二阶段:从学龄前期到青春期前期。

前阶段(学龄前期~学龄期):儿童生活基本能自理,参与事件的主动性加强,对周围事物在观察的基础上逐渐具有一定的思维分析能力以及自主实践能力;同时在这阶段儿童容易接受新知识,容易服从新规则。因此,这时候在鼓励儿童自主精神的同时,要适当加强其行为约束,使其形成生活规矩、行为规范,也就是形成第二个"律"——纪律。

后阶段(青春期前期,12岁左右):按照皮亚杰理论,在这一阶段儿童思维发展到抽象逻辑推理水平,其思维形式有摆脱思维内容的动力。生理学上,这一阶段的儿童具有明显的叛逆心理,有摆脱父母束缚的冲动。青涩、稚嫩,而又有强烈的渴望人格独立的心理。此时,在此阶段要少约束、少教条式的说教,要放飞其思维、激发其激情,鼓励儿童形成第二个探索——知识探索。

第三阶段:从青春期到成人。

前阶段(青春期):青春期的到来让青少年在生理上和心理上都会发生明显的变化。青少年渴望独立但又畏惧未来的矛盾心理会导致其暴露心理脆弱、内向、腼腆、焦虑的一面。这时候不仅要给予适当的保护、指引,更要适时对其进行性教育和法治教育,从而规范其社会行为。用清晰的、严格的方式让其逐渐接受既定的社会规则,形成第三个"律"——法律。

后阶段(18岁成人):在这阶段生理、心理逐渐稳定,已经有较成熟的人生观和价值观,有实现自我价值的愿望。但可能对社会认识不足,世界观不清晰、不确定。这时教育者可以以兄长的身份与其平等交流、倾听他的心声,润物无声地做他的人生导师、人格的保健师,鼓励其为未来做高远的思想探索。

总而言之,两指法教育就是通过把握孤独症儿童的特征,应用发展心理学的"同化"和"异化"两个策略推动孤独症儿童的行为"图式"改变。以极宽的异化空间,使患儿形成社交主动性、产生社交动机;以极清楚的同化指引,帮助患儿克服社交不当,获得社交成功,从而形成社交兴趣、习得社交技能,促使其以合适的方式融合入正常人群。

第二节　两指法教育的动物实验研究

提高 ASD 患者的社会适应能力是行为学干预 ASD 的主要目标。一般认为社会适应能力包括个人生活自理能力、基本劳动能力、社会交往能力、用道德规范约束自己的能力 4 个方面。迄今为止,应用行为分析(applied behavior analysis, ABA)是对 ASD 最有效的行为学干预方法,已被多项随机对照研究证实在认知、语言、适应行为等方面有良好效果。ABA通过回合式干预来纠正患儿不当行为以提高其社会适应性,注重个人生活自理能力的培训和基本劳动能力的培养。然而ABA高度依赖结构化的教学环境,可能导致ASD儿童出现具体能力提高,但社交融合的动力还是很低;儿童在特定的环境下有一定的社交技能,但在实际社交场合下却不能真正参与交流;甚至可能出现儿童具有较好的社交能力,却由于自闭人格而使自己完全孤立于社会之外,结果导致针对性的行为学训练无法最终改善患儿的预后。因此,如何促进ASD患者将干预结果泛化至自然情境和人际交往中是行为学干预需要进一步探索的方向。近年来,以人际关系发展干预和"地板时光"疗法为代表的自然主义干预方兴未艾。此类干预方法以社会交往作为训练的主体,针对不同患者,通过与老师、家长的互动来激发患者的自发性沟通,具有干预周期短、见效快的优势。但是,自然主义干预要求干预者从ASD儿童的心理基础和儿童即时的心理状态去把握其心理活动,激发社交内驱力,消除融入社会的一切阻力;同时又能自然地、清晰地、明确地、又行之有效地给予指引,使其可力所能及地完成任务,给予其完成任务的乐趣,进而建立社交融合的信心,这对老师和家长均有较高要求。而且以上的任务指引常常要求因时而异、因地制宜,对每个儿童和儿童的不同状态制订灵活的、个性化的干预方案,因而被认为不易实施和普及,甚至被认为是难以复制的。因此,基于ABA的可模块化和普适性,如何结合应用心理学和教育心理学成果,进一步在群体中普及和提高ASD的干预效果,才是ASD行为学干预发展的重中之重。传统的ABA方法以正性因素强化塑造行为,即通过奖励和鼓励来促进记忆的长期保留,但忽略了负性强化的作用;单纯的正性刺激可能无法有效强化行为学纠正的成果,从而影响了泛化的效力。然而,由于伦理的限制,既往ASD相关的临床行为学研究往往会避免惩罚性刺激,导致惩罚性刺激对行为学的影响无法论证。为克服上述困境,笔者认为建立以动物为对象的奖惩结合训练模式是探索两指法改善ASD相关机制的必要手段。

为了证实笔者的猜想,笔者应用教育学中经典的"延时满足"理论设计了小鼠"延时回馈范式"动物实验(图3-2)。笔者将小鼠禁食后放置于Y形迷宫装置中觅食(食物为奖励刺激);Y形迷宫双臂末端均有食物,其中左臂中放置小鼠喜爱的特殊食物,但设有明显障碍物,定义为"延时回馈路径";右臂中放置普通食物,但无障碍物,定义为"即时回馈路径"。小鼠经Y形迷宫装置尾端进入,自由选择觅食路径,每天训练4次,笔者通过分析小鼠当天内选择"延时回馈路径"和"即时回馈路径"的概率评估小鼠的行为模式。实验结果显示小鼠选择"即时回馈路径"的概率显著高于选择"延时回馈路径"的概率。这一结果提示单纯的正性强化并不足以有效改变小鼠的行为。基于两指法的理论,我们在"即时回馈路径"上添加了隐藏的电刺激,即惩罚刺激。我们首先设置的是间歇、规律的电刺激。在实验初期,小鼠依然以选择"即时回馈路径"为主,但随着训练次数的增加,小鼠选择"延时回馈路径"的概率逐渐增加,并最终出现"延时回馈路径"为主的行为学改变。有趣的是,当笔者最终撤去电击后,小鼠依然保持以"延时回馈路径"为主的习惯。为了进一步探索惩罚刺激与行为学改变的关系,笔者设置了连续的电刺激。实验结果显示连续的电刺激不仅无法增加小鼠选择"延时回馈路径"的概率,更会直接导致小鼠拒绝觅食行为。这一结果提示规律性的惩罚刺激可以有效改变小鼠的行为,而过度的惩罚刺激会导致小鼠产生其他行为学障碍。这些结果与笔者两指法中"宽到无边,严到无缝"的核心思想相吻合,即既要奖惩结合,又要有规律性。

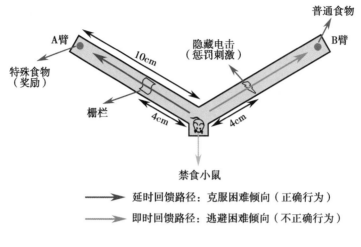

图 3-2 "延时回馈范式"示意图

为了进一步研究"延时回馈范式"对小鼠对行为改变的影响机制,笔者对小鼠大脑展开了组织学实验。笔者利用 c-fos 染色评估了不同脑区神经元激活的情况。有趣的是,"延时回馈范式"显著改变了感觉皮层神经元的激活模式,这可能是小鼠行为改变得以维持的神经活动基础。这一结果证实"延时回馈范式"在动物实验中的有效性,更进一步的机制研究尚在进行当中。

总之,笔者的动物实验既填补了当前"奖惩结合 - 行为学改变"理论的空白,又对进一步研究两指法的作用机制探索有重要的指导意义。通过两指法系统的视角来理解 ASD,既有可能提高对 ASD 异常行为成因的理解,也有可能提出新的诊断和干预方法。

（王迪龙　罗向阳）

第三节　儿童心理行为与认识发展、教育基础及应用

一、儿童心理行为与认识发展

根据不同年龄阶段的特点来划分,现代儿童心理发展可以分为四个阶段。

第一,婴儿期与幼儿前期。动作与感知是婴儿时期与幼儿前期儿童心理发展的关键内容。动作发展的规律主要呈现从整体到分化,从不随意到随意,并且具有方向性与顺序性。儿童感觉的成熟是一个从低级到高级的发展过程,与儿童生理成熟、器官完善以及客观环境都有着密切的关系。

第二,幼儿期。这一时期是儿童口头语言发展的重要时期,父母应该在这一时期给儿童提供健康的语言环境,以便其口头语言与思维活动的健康有序发展。

第三,学龄期。学龄期的儿童心理发展特点主要表现在认知能力与社会发展上。从幼儿时期的以游戏为主导转变为以学习为主导,儿童的认知能力开始得到全面的发展,思维方

式开始从形象思维过渡到逻辑思维。社会适应性主要体现在开始可以逐渐摆脱对父母的依赖,更加重视伙伴关系,并且会将同伴的评价作为自我约束的依据。

第四次,青春期。青春期儿童心理处于持续的矛盾当中,主要表现为身心发展不平衡所形成的自我成熟与半成熟之间的矛盾、独立性与依赖性之间的矛盾等。在这一时期,儿童的抽象思维、逻辑思维都在不断成熟,个性逐渐稳定。青春期是儿童心理发展最关键的时期,是儿童期朝着成年期过渡的重要阶段。

现代儿童心理发展特点主要表现在以下三个方面。

第一,幼儿主要利用感知与表象来认识事物。事物的形象直接影响着幼儿的认识过程与结果,甚至儿童的思维意识也常常受到直觉印象的影响。例如,两排数量相同的小木棒,如果将它们等距离排开,儿童都知道是一样多,但是如果其中一排聚拢排列,就会有很多儿童认为小木棒密集的一排数量比另外一排要少,这是因为他们认为这一排要比另外一排短。由此可见,幼儿对数量的辨别会直接受到排列方式的影响。

第二,心理活动与行为的无意性。儿童控制与管理自身心理活动与行为的能力还不完善,容易受到外界事物或状态的影响,所以儿童的行动常常表现出很明显的不稳定性。但是,在正确的教育环境下,伴随着时间的推移与儿童年龄的增长,这种状况会逐渐改善。

第三,开始形成最初的个性倾向。儿童个性展现的范围比较广,无论是在兴趣爱好还是行为习惯、待人接物等方面都会展现出自己独特的倾向,有的儿童甚至在 3 岁以前就已经开始表现出不稳定的、局限性的个性特征,如在集体活动中显现出积极或消极、情绪稳定或冲动、好奇心强或弱等。

对现代儿童心理发展特点进行研究,可以使家长及医生、教师掌握不同年龄阶段儿童的心理发展特点,进而引导其儿童走向正确、健康的道路,优化教育方式、提高教育效果。

二、儿童心理行为与教育基础

(一) 儿童的心理特征

1. 成长阶段的儿童心理存在矛盾和变化,心理和生理在不断成长过程中也渴望独自开展活动与学习,但初级成长阶段能力和阅历有限不能独自完成自己想完成的活动,这也就形成了儿童主要矛盾的地方。

随着儿童初步的成长,他们开始接触外部环境,并对外部环境产生好奇,因此内心渴望参与外界活动的意愿越来越强。由于儿童在幼儿时期有了很大的生理和心理的发育成长改变,成人对于他们的要求也越来越高,希望他们学会独立吃饭、穿衣、整理玩具的基本生活技能,也鼓励和要求儿童积极参与一些外界社会活动。但是,儿童对于外界事物的认知还是相对有限的,许多活动还不能独立完成,无法控制自己的行为去完成一个有难度独立的事情。

2. 心理特征开始表现出随意性、随机性和不确定性。儿童在初步发育阶段,心理成长认知程度不足,生活阅历不够丰富,对外界的认知还处于表面印象、简单概括的阶段。他们对事物的认知相对浅表,比如花朵是漂亮的、叶子是绿色的这样简单认知。他们也能快速记忆和理解一个概念,但还是需要不断地引导和多次地强化记忆,否则在他们的世界很快就会被其他新鲜的事物所吸引。另外,他们很难控制自己的情绪和行为,表现出随机性和不确定性的心理行为特征。容易被外界新鲜感兴趣的事物所吸引,改变他们内心的想法从而影响自己的行为模式。在他们还没有完全能够独立思考能力之前,思想的不成熟会让他们做出一些他人不理解的行为活动,所以儿童的成长还是需要成人的引导和外部环境的积极影响,促使儿童健康全面地发展。

3. 儿童的成长容易受外界事物的影响。儿童在成长过程中会受到来自外界直接接触事物的影响,这也是教育的位点和契机。如果外界环境不能起到正确的引导和示范的作用,那么儿童的发展就会停滞不前。即使回到人类初期最自然的发展状态,儿童的成长也伴随着对外界的模仿和学习,他们通过模仿成人的一些行为和语言来激发自身的生理潜能,使自己获得成长的目标,并促使自身快速进步。

(二) 环境对儿童成长的影响

1. 社会环境 儿童成长在社会环境之下,他们的行为心理特征随着年龄的增长发生着巨大的变化,有着一定的发展规律与特点。环境对儿童行为心理的发展产生着潜移默化的影响。社会环境与儿童行为心理之间是相辅相成、互相联系,两者之间是不可割裂的。对于设计出真正适用于儿童行为心理的教育内容,首先应该对儿童成长发育的各个方面充分了解,如儿童的独特情感变化、认知水平和行为心理发展等方面的作用关系等。

在儿童行为心理学相关科学理论知识在 ASD 教育中的应用方面,儿童与成人在行动模式与心理活动方面有着相似的地方,但由于儿童特殊的成长阶段,也会有很多不同的地方。在日常生活中儿童的心理活动传递到大脑,大脑通过对一些心理活动的处理,形成条件反射支配身体完成一系列的行为活动。在外界因素中,社会环境不断影响着儿童行为心理的发展与变化,同时社会无时无刻不在变化,因而也对儿童不断产生新的要求,这就需要儿童不停调整自我来逐步应对新的挑战,从而达到更深一步的发展,这就促进了儿童身心发展的过程;显而易见,儿童自身特点与成人不同也是社会环境的一部分,从儿童的身心实际条件出发、从儿童的认知水平与当下的自身状态为出发点来考虑问题,才能体现社会环境对其的深远影响。儿童的行为心理发展是儿童自身内在因素和外部环境因素相互影响、相互作用的结果。为 ASD 儿童创造一个优良的促进其正能量发展的健康社会环境即外在因素,这对促进他们的健康茁壮快乐成长有着至关重要的影响。

2. 教育环境 教育环境及教育条件对于儿童行为心理发展起着主导作用,在儿童行为心理学的基本规律中指出,儿童行为心理的发展虽然不是线性、固定按照同一方向发展的,但具有普遍规律,优良的教育水平、条件、环境可以引导儿童在相对健康积极的环境中成长发育,这对儿童的健康发展,以至在其成年后成为社会可用人才有着重要的影响。

儿童行为心理学作为儿童教育工作的基本理论指导学科,引领并指导着很多幼儿教育工作者进行工作,除了家庭教育环境,在儿童成长的初级阶段,幼儿园作为其接受教育的另一个重要教育环境对儿童成长产生深远影响。中国有句老话"三岁知老",儿童在这一时期智力水平的逐步积累和道德意识的初步建立处于快速发展阶段,由于对外界事物的好奇心理,促使其尽力模仿成人的相关行为,从而形成相应心理意识。同时教育环境影响着儿童个性、性格的形成,相对开放的教育空间会对儿童产生积极正面的影响,而相对狭小的学习环境则难以满足儿童的天性,想象力、创造力的提升,进而限制了儿童成长发育的上限。随着中国经济社会的稳步发展、文化自信的逐步建立,儿童接触的文化环境的类型变得多样化和深度化,促使他们成长发育的速度不断提高。优良的教育环境正向促进儿童对于美学等其他认知的发展,并催动其出现多元化的审美意识。

百年大计、教育为本,教育环境因素作为影响儿童成长发育的主导因素,不仅仅是要求儿童的学习能力或学习成绩单方面的提升,更多的是儿童对于自身品格及道德意识的正面建立及稳固。

3. 家庭环境 影响患儿的因素分为内在因素和外部因素。每个生命个体都有着固有的遗传基因和独特的天赋。遗传基因虽然奠定儿童发展的基本素质,但是并不决定儿童发展的方向。左右儿童发展方向的是外部环境的引导和影响。

教育家蔡元培先生曾在《中国人的修养》里提到"家庭者,人生最初之学校也"。在成长过程中,儿童不断接触外界环境,学习模仿家长的行为,获得成长的方法,认识成长的结果,从而提升自己的能力水平,因此家庭教育示范对儿童的成长是十分重要的。

(三) 儿童成长环境面临的问题

1. 对于儿童行为心理的关注不足 随着当今社会的进步和发展以及人们知识水平和素质的逐步提高,儿童成长的空间环境问题也越来越引起人们的重视。成人们根据自己成长的经验,以主观思想引导儿童的发展,希望通过自身成熟的经验和丰富的阅历来提高儿童的各项认知水平;因而,在儿童成长阶段,他们被不断安排各种学习兴趣班、培养书面理论知识,导致儿童缺失课外学习的乐趣和接触大自然的机会。当今科学技术的发展导致儿童接触电子科技的机会日益提升,儿童更喜欢宅在家里上网、玩电子游戏,继而缺少跟大自然的接触以及对大自然的认识。社会交流活动的缺失,也使儿童缺乏接触同龄人的机会;交流和教育的体验感缺失,使他们难以自觉参与合作,从而导致以自我为中心观念的出现。儿童需要一个适合他们自己成长娱乐的环境,来尝试新鲜的事物、激发自己的潜能,自由而然地发挥先天优势。由于儿童在成长阶段过多地接受成人的安排和指导,而忽视了行为心理方面的关注,就很容易失去儿童独特的先天优势和激发天赋发挥的可能性。儿童是人类发展的未来希望,不能用上一辈旧的思想和观念去遏制新的可能性。人类是不断进步和成长的,只有尊重才会有进步,儿童也需要一个可以自然成长发展的空间环境。

2. 儿童活动空间的模式化 随着社会经济不断发展、科学技术日益强大,人民的素质也在逐渐提高,儿童是未来的希望,应该重视儿童的发展,培养好下一代,通过了解儿童的行为心理需求,为儿童的成长发展创设一个积极的空间环境是社会的责任和义务。当今的生活物质丰富,儿童在成长过程中的选择也变得丰富多彩。既要重视他们普通的心理需求,也要尊重个性化的分化差异。为满足儿童自由发展,创设一个自然、非成人化的空间环境是必要的。

3. 与自然环境接触的机会较少 在科技发展的新时代下,生活在都市里的患儿接触外界自然环境的机会越来越少。在高楼大厦、繁华街道中长大的患儿很难看到草木鱼虫,很多患儿只能在父母少之又少的假期才能出去认识观察自然。环境的变化、家长的忙碌、经济的受限,造成患儿闲暇时间只能与电脑手机为伴。

儿童接触大自然的过程也是认识外界事物、体验生存环境的过程,在认识的过程中增加知识储备和生活阅历是儿童成长最重要的环节。大自然是人类赖以生存的家园,儿童在认识自然的过程中,不仅提高了观察能力,还增加了大脑知识的储备,为他们日后的创作增加灵感,从而提高儿童的感知、创造、想象能力,促使儿童全面发展。

4. 家庭教育的不确定性 随着社会经济的发展、人民生活的富足,儿童的教育问题反而日益凸显。为人父母第一是希望子女健康,第二是不希望他们输在起跑线。所以在儿童时期,他们被迫接受过多的书本知识,却被忽略了真正的行为心理需求。另外,当下父母还存在攀比的心理,会背诵更多的唐诗、认识更多的汉字,会跳舞、会乐器,就觉得自己的患儿比别人有优势,从而获得一种心理上的优越感。为了让自己的患儿比别人家患儿优秀,他们投入更多的时间和金钱在一些不符合儿童童年发展规律的事情上,导致很多儿童,学习无法真正投入、游戏无法真正尽情,最终家长和儿童都筋疲力尽,最终让新一代的童年没有童真。

三、儿童心理行为与应用

(一) 儿童的心理行为特征

不同年龄段的儿童发育特点不同,应该尊重儿童在每个年龄段的自然成长和天赋发展。如果儿童在成长过程中,需要的良好成长因素没有具备充足,他们原本先天表现出来的天赋和优势也就不能很好地保留下来并发挥最佳优势。要充分重视不同年龄段的心理需求,为儿童创造一个既满足发展阶段需求、提供学习娱乐,又能促使自身健康发展的空间环境。

随着儿童自身不断的成长,他们逐渐学习到新的知识和理论,不断丰富自己的阅历和技能。儿童在 1 岁时逐渐学会扶走、独走,开始尝试直立跑步、攀爬,这对于锻炼他们的平衡能力十分重要;在 3~4 岁时喜欢抛接玩具、骑小车、攀爬楼梯;到了 5~6 岁时可以轻松地奔跑、跳跃,学习能力逐步增强。儿童需要根据自身特点,在不同年龄段强化自身的各项技能。

(二) 儿童心理行为在发育行为中的应用实践

很多西方国家在儿童心理学领域已经有了一定的研究成果和知识体系,尤其是一些发达国家,他们甚至有非常严谨科学的理论研究基础。他们在心理学领域逐渐关注到儿童行为心理学这个分支系统,通过科学、严谨的方法,运用多种试验手段对儿童行为心理学进行系统的研究,并尝试找到儿童行为心理学和其他学科之间的关系。其中有三个知识理论派别最为突出:以皮亚杰为代表的日内瓦学派、以弗洛伊德为代表的精神分析学派以及以华生为代表的行为主义心理学派。其中以儿童心理学家皮亚杰提出的发展心理学影响力最为显著。

1. 皮亚杰(J·Piaget) 是日内瓦学派的代表人物,认为儿童心理的发展也是认知的发展,他以科学严谨的研究方法,通过数据的采集与整理,总结出儿童心理行为的发展规律和影响因素。他将儿童的成长划分为四个不同的阶段:感知运动阶段(0~2 岁)、前运算阶段(>2~7 岁)、具体运算阶段(>7~11 岁)、形式运算阶段(11 岁后一直发展)。这个完整、科学的研究成果为当今研究儿童行为心理学奠定了坚实的基础和权威的参考价值。

2. 西格蒙德·弗洛伊德(Sigmund Freud) 是精神分析学派的代表人物,他认为儿童的成长也是人格的不断完善与成熟,以观察儿童长期不显性的内部变化为主要研究方向,强调周围环境对儿童内心的影响,这个观点在研究儿童行为心理学上开辟了新的研究思路和方向。

3. 约翰·华生(John B. Watson) 是行为主义心理学派的代表人物,他认为儿童的行为表现在不同阶段和环境下会受到不同程度的影响,研究方向主要是儿童的心理情绪变化和受到外界影响的行为的变化,他主张环境会影响儿童行为的变化和成长。

此外,Premack 和 Woodruff 于 1978 年对黑猩猩进行研究,最早提出了"心理理论"的概念,定义为理解他人心理状态的一种能力。主要包括两方面:一是能够理解他人的信念、目标、意图及情感等与自身有所区别;二是能够觉察和推测这些具体区别是什么,即认识他人是如何思想的。概括起来,心理理论就是指个体凭借一定的知识系统对他人心理状态进行推测,并据此对其行为做出因果性解释与预测的能力。心理理论被认为是人类社会交往过程中的一种关键能力,也常被称为社会智力(social intelligence)。心理理论研究的经典范式是错误信念(false-belief)理解任务。心理理论的研究最初以儿童为主要考察对象,随后的一些研究也涉及精神病患者及特定人群,如孤独症患者。

随着认知神经科学的兴起和逐步发展,伴生了许多认知神经科学的研究方法,如 fMRI、ERP、PET 等,而且这些技术也被应用于心理学的研究。近年来,研究者也开始使用认知神经科学来研究儿童心理理论,以期发现心理理论的相关脑区。如方卓等发现与心理理论相关的脑区主要是内侧前额区、颞顶联合区、颞上沟、颞极和杏仁核等。心理理论脑成像研究最多的心理状态是对他人错误信念的理解,不同的研究者采用不同的研究方式均能发现在错误信念条件下,成人和儿童右侧前额皮质背外侧、右侧额中回等都存在显著的激活。也有研究者如 Brunet 等利用 PET 技术对理解他人意图时的脑激活状况进行了研究,结果发现在推测人物意图时,左内侧前额区(BA9)、右侧前额下区(BA38)、右侧颞下回、左侧颞上回等区域都存在显著激活。这些研究对于进一步理解儿童心理的生理学基础具有重要作用。

心理理论发现,在教养压力与心理理论的关系上,父母的认知介入和情绪介入有不同的影响,父母认知介入与教养压力、儿童心理理论均有显著关联性,但情绪介入却未发现有相关性。这可能有两个方面的原因:①孤独症儿童父母的情绪介入程度均较低,区分度不高,故在其他变量的相关分析中未能达到显著性水平。同时很多孤独症儿童父母不具备与之匹配的教育知识和能力,无法有效接受自己子女与其他儿童存在显著差异的事实,因而无法更有效地在情感和情绪上介入,转而采取更为理性的认知介入来与自己的子女进行相应的沟通。②儿童心理理论水平与其认知水平有密切相关,心理理论水平本质体现了儿童社会认知能力;与情绪介入相比,父母认知介入可以有效提升儿童的理解能力,较快地提高孤独症儿童的认知水平,帮助儿童抓住情境故事中的关键信息,故而儿童在完成心理理论任务过程中的进步更加明显。

此外,认知介入在养育困扰和孤独症儿童心理理论水平之间起到完全中介作用,说明父母感受到的养育困扰会通过减少养育中的认知介入,从而对孤独症儿童心理理论水平产生消极影响。孤独症儿童父母往往为了照顾患儿,不得不放弃一些社交活动,夫妻双方可能出现冲突,产生消极情绪,导致孤独症儿童父母在养育患儿的过程中参与程度低,影响了孤独症儿童心理理论水平的发展。

综上,孤独症患儿的父母一方面通过家庭成员之间的团结、知心朋友的支持、专家组织的有效指导等外部力量,可以强化孤独症儿童父母的社会支持系统。已有研究发现,足够的外在资源会提升父母面对困境的能力和勇气。与普通儿童家长相比,孤独症儿童父母的社会支持需求更高。社会对该群体的支持模式要跳出如何面对困难儿童的预设,既要有具体针对亲子相处的策略指导,也要有提升家庭建设、提高家庭收入等具体措施,还需要跨学科、多角度加大孤独症儿童康复技术的开发和使用,这样才能标本兼治,减轻因孤独症儿童父母严重的养育困扰而产生的不当教养方式的消极影响。另一方面,孤独症儿童父母对自己子女是困难儿童的定位也会通过养育方式影响儿童的心理理论水平。孤独症儿童父母在面对家庭困境时,有必要改变对该现实的看法,减少自己的罪责感;另外也可以缓解面对患儿未来时的消极预期,从而抓住最宝贵时间做必要的康复和治疗。在面对客观困境时,对儿童状况有客观、积极认识的父母心理状态较好,他们具有更强的成功应对压力的心理弹性,能够自我调整到一个健康生活状态的能力,也能对孤独症儿童采取更健康的养育方式,这一良性循环的最终结果就是使孤独症儿童能在接纳的家庭氛围中获得及时有效的康复和健康快乐地成长。

通过对国内外孤独症儿童心理理论教学的实证研究进行分析,发现以往的研究集中于早期和基础阶段心理理论的教学,且教学内容多聚焦在情绪、信念等方面;教学策略存在单一性的缺点、缺乏不同策略的组合运用;在教学效果上,一些研究者进行了心理理论教学的维持和泛化效果的追踪,也有部分研究进行了自然情景的教学探讨,但效果并不明显。如何根据已有的研究成果,去选择适宜的教学内容和教学策略,帮助不同程度障碍的孤独症儿童习得不同发展阶段的心理理论技能,对研究者和教师来说无疑是充满挑战的,这也对我国孤独症儿童心理理论教学的开展具有重要的启示作用。第一,开发我国心理理论的教学体系,让教师可从现有的理论和实证研究中提炼并总结心理理论的教学目标、内容、策略等信息,明确教学目标、完善教学体系、选择适合的教学方式来开展孤独症儿童心理理论的教学。系统的心理理论教学内容包括早期、基础和高级阶段的教学,但目前关于心理理论教学的研究仅关注某一发展阶段或某一项能力,并未发展出系统的课程来指导教师进行完整、系统化的教学。另外,教学评价是教学过程中不可缺少的一环,大多数研究通过测验问题的通过与否来衡量孤独症儿童心理理论的习得情况。心理理论测验故事和测试题的版本众多,实验任务多样,并没有统一的标准,如果仅靠测试题的作答,评价心理理论的教学,则会显得过于单薄。目前,教学评价的多样化和动态化不断被加强,未来研究者和教师要采用多种评价方式去评价孤独症儿童心理理论的习得,比如结合测试题的作答和自然情境下的评估。教学的最终目的是使孤独症儿童在自然情境中习得心理理论技能。

此外,越来越多的孤独症儿童和普通儿童一起在融合环境中接受教育,随班就读的孤独症儿童在普通学校不仅面临着与老师、同伴的社交沟通问题,还面临着学业压力。高级心理理论的习得对提升孤独症儿童的学业有重要作用,尤其是在语文教学中,隐喻、反讽、讽刺的学习是写作和阅读教学的基础。研究者和教师应对孤独症学生(特别是小学高年级和中学阶段的孤独症学生)设计和开发有针对性的教学内容,帮助他们更好地应对学业和社交技能方面的发展需求。

(李平甘　罗向阳)

第四节　两指法教育的应用条件和方法

两指法教育是一个新的教育学理论思想,在传统的教育学基础上,结合了儿童心理行为与认知发展理论,丰富的实践进一步论证了其先进性、实用性及可操作性。它有别于现行的幼儿教育理论如"蒙特梭利"等,更适合孤独症儿童的教育。它通过清晰的原则和广阔的空间,促进儿童养成良好的习惯、培养健全的人格,形成和谐的人际关系,使儿童健康快乐全面地成长。

两指法强调拇指精神与示指原则：表扬、鼓励、包容以及正确的指引、适时的纠正。本篇具体介绍两指法的应用及技巧。

一、拇指法

拇指代表表扬，同时更体现于对患儿的鼓励、认同、接纳，甚至是容忍。归纳为两个方面，即宽广的爱与真诚的鼓励。拇指法的目的是"要学"。

1. 宽广的爱　患儿在快乐、喜悦、兴奋、愉悦、幸福的环境下其学习探索的兴趣增强、交流互动的意愿增强、记忆储存的容量时长增加；在压迫、焦躁、恐惧等不适环境中，就会产生抗拒、逆反心理，无法有效接受新的知识、接触新的伙伴。

北宋思想家、教育家张载说过"教之而不受，虽强告之无益"；苏霍姆林斯基曾提出"如果教师不想方设法使学生产生求知的欲望，而急于传授知识，这种形式只能使学生产生厌倦、冷漠的态度，容易产生逆反心理"。

因此，教师要从内心热爱学生，让学生感觉老师喜欢他、没有危险、不产生惧怕心理，不被任意指责或惩罚；创设良好的学习环境，能满足基本的心理需要，愿意甚至主动与老师或同伴一起交流互动，此时老师才可以借机"教好"学生。

2. 真诚的鼓励　苏霍姆林斯曾说过"成功的欢乐是一种巨大的情绪力量，它可以促进儿童好好学习的愿望。请注意无论如何不要使这种内在的力量消失，缺少这种力量，教育上的任何巧妙措施都是无济于事的。"

因此在教育的整个过程，教育者对学生的鼓励要贯穿始终。通过增强学生的自信心来使气氛得以活跃。当学生取得好成绩或完成度比较高的时候，要适时给予必要的鼓励。当然必须强调的是，是表扬或鼓励学生的"努力"，让学生明白"通过努力了才有收获"，通过这种正向促进作用来让学生更加主动努力。

3. 应用条件　对儿童做得好的一面要用拇指进行表扬；对其通过主观努力去做某件事情的时候需要用拇指去鼓励；对有些非原则性的行为需要用拇指精神去接纳，对非原则性的错误，特别是当下不能改变的状况需要用拇指精神去容忍。

不仅要在儿童做得好的时候表扬他，还要在其无原则错误的时候表扬他，强化他正确的行为，接纳他真诚的表达，包容他无意的过失。

4. 具体方法

(1)直接法：口头表扬、肢体语言、表情动作。

(2)亲昵法：拥抱、抚摸、亲吻。

(3)首肯法：肯定患儿的正面行为及积极品质。

(4)激励法：物质奖励或内在驱动力。

(5)粗犷法：抓大放小，不过分在意其所有细节。

(6)默许法：在整体行为正确的前提下，默许一些小的差错或瑕疵。

(7)冷却法：当儿童无理取闹或情绪激动时，采取故意忽视的冷却法。

5. 应用技巧　拇指法的应用要体现其柔性、宽广，要真情实意、感动于心，甚至热情夸张、形式多样。避免提到其问题行为，转而倾向于正向夸奖；同时，尽量少与聪明去挂钩，而是表扬或鼓励儿童积极的努力、坚定的性格、良好的意愿、热心的行为与忠诚的精神等。

二、示指法

示指代表指示、命令、批评、禁止、惩罚。包括两个方面：即正确的引导与适时的纠正。示指法的目的是"学好"。

众所周知，对儿童的教育要用其易于接受的方式。要找到这种恰当的方式，作为教育者就要走进他们的心里，从儿童的角度去看待事物、从儿童的利益去考虑事情。试想，当其犯错误的时候，家长、老师、自己和路人，谁最不希望其犯错误？很多回答都是说：家长；也有回答说是老师；极少想到最不想让儿童犯错误的是其本人。儿童并不一定认为自己的问题行为是错的，因此，不能等到儿童已经做错再来惩罚他，这样会增加孩子的压力和困惑；而是应该从提前正确引导与及时纠正其行为着手。

1. 正确的引导　教育是人类社会特有的活动，但人的教育初级阶段本质上和动物是一样的，就如龙生龙、凤生凤、老鼠儿子会打洞。没有人与生俱来便知道知识理论、是非曲直，都是从最初的模仿而逐渐达成的。动物出于生存需要的生命活动，是基本处于无意识状态下的一种既简单又僵硬的技能传递，而人类的教育是有意识地以影响人的身心发展为直接目标的社会活动。

很多时候都在讨论对患儿的错误该如何去禁止，其实在教育心理上讲，如何在儿童犯错误前，及时指引其走正确的路，科学制订并严格执行计划，改变其出现问题行为的条件或环境因素，尽可能杜绝犯错误的机会，这会让其获得更多的正能量和更大的进步空间。

正如教育家陶行知所说"教育中要防止两种不同的倾向：一种是将教与学的界限完全泯除，否定了教师主导作用的错误倾向；另一种是只管教，不问学生兴趣，不注重学生所提出问题的错误倾向。前一种倾向必然是无计划，随着生活打滚；后一种倾向必然把学生灌输成烧鸭。"

事实上，儿童看到别人的行为和动作时，往往会出现不恰当的理解和错误的模仿，继而不靠外界的评价和他人的想法而修正自己的行为，这就是以自我为中心来诠释这个世界。我们希望儿童正常地发展、客观地理解世界，并且与大众有相同的价值判断，就需要依靠我们来引导和塑造。在教学中，尽量建立一个能让儿童"跟我一起做"的场景，让他们充分参与到这个过程当中，把教育者自身的想法呈现出来让患儿感受到。当然，在整个过程中不能一味地去否决他们，也不能够给予"过多的指导"或"过多的"呈现程序、步骤等。

如果在其犯错误或出现问题行为的情况下给予批评甚至处罚，往往会导致其产生焦躁、恐惧、害怕或心有怨气，下次也许会采取回避甚至直接拒绝接受学习或指令的消极态度。因此，对于非主观性、没有违反重大原则的隐患，在即将出现错误之前及时给予正确的引导和示范，会起到事半功倍的效果。正确的引导是影响儿童成长与发展轨迹至关重要的方法。

2. 适时纠正　任何人在成长与发展过程中都会出现这样或那样的错误，一旦出现，除了正确引导外，就是及时纠正，包括必要时给予适当的批评与惩罚。批评与惩罚避免太过，从而产生"破罐破摔"的自暴自弃心理或恐惧心理。

日本柔道界领导者山下泰裕小学时候是尽干坏事的捣蛋鬼，后来父母送他去学柔道，穿上柔道服，依照规则训练，不管多顽皮也不予责骂，这样却成就了一代柔道大师。

在教育实践中，如何掌握分寸运用，则是教师的水平与技巧问题。任何问题行为出现时，切记不要把问题与矛盾隐藏或回避，但可以忽视它，同时用一种能让儿童更感兴趣的游戏、玩具、物品、音乐等去吸引他们,转移其注意,从而让其焦躁或激动的情绪在不经意中得到舒缓和控制。当然,如果该行为具有较大危害时,必须及时制止,必要时给予恰当的惩罚。

3. 应用条件 在指引儿童做某件肯定可以做到的事情的时候用,如儿童迷茫、轨迹偏差、即将出错以及出现错误但不能及时纠正时;在必须做到某件事情的时候用;在禁止做某件事情的时候用。

4. 具体方法

(1)指引法:当儿童出现问题行为时及时引导其正确行为。

(2)禁止法:当出现触及底线的问题行为时明令禁止,严肃、坚决地进行制止。

(3)命令法:直接命令儿童执行正确指令。

(4)斜坡法:给予一个缓冲地带,但最后将其引导至正轨上。

(5)隔离法:当出现攻击或自伤等严重的问题行为时,进行暂时隔离。

5. 应用技巧 示指法的应用要体现其刚性、严格,要态度鲜明、意志坚决,且清晰无误、言简意赅,并及时落实、体现于行。在实施前要有正确的分析判断,确定动用示指下达命令、指令的正确性、必要性和可执行性,继而坚决执行。当一个命令不具备正确性时不应该下;当命令具正确性,但没有必要性时无需下,因为滥下命令会影响受教者的主观能动性;当命令具有正确性、必要性、但没有可执行性时,还是不能下。这样几个原则就可以保证:命令、指令下达时,必须严格执行,从而做到"严到无缝"、令行禁止。

(刘忆瑛　罗向阳)

参考文献

[1] DAWSON G, WEBB S J, MCPARTLAND J. Understanding the nature of face processing impairment in autism: insights from behavioral and electrophysiological studies. Dev Neuropsychol, 2005, 27 (3): 403-424.

[2] SCHULTZ R T. Developmental deficits in social perception in autism: the role of the amygdala and fusiform face area. Int J Dev Neurosci, 2005, 23 (2/3): 125-141.

[3] DICHTER G S, DAMIANO C A, ALLEN J A. Reward circuitry dysfunction in psychiatric and neurodevelopmental disorders and genetic syndromes: animal models and clinical findings. J Neurodevelopmental Disord, 2012, 4 (1): 19.

[4] HAMEL R, CÔTÉ K, MATTE A, et al. Rewards interact with repetition-dependent learning to enhance long-term retention of motor memories. Ann N Y Acad Sci, 2019, 1452 (1): 34-51.

[5] CASCIO C J, FOSS-FEIG J H, HEACOCK J L, et al. Response of neural reward regions to food cues in autism spectrum disorders. J Neurodev Disord, 2012, 4 (1): 9.

[6] DAWSON G, BERNIER R, RING R H. Social attention: a possible early indicator of efficacy in autism clinical trials. J Neurodev Disord, 2012, 4 (1): 11.

[7] FARERI D S, MARTIN L N, DELGADO M R. Reward-related processing in the human brain: developmental considerations. Dev Psychopathol, 2008, 20 (4): 1191-1211.

［8］FEHR E, CAMERER C F. Social neuroeconomics: the neural circuitry of social preferences. Trends Cogn Sci, 2007, 11 (10): 419-427.

［9］DICHTER G, ADOLPHS R. Reward processing in autism: a thematic series. J Neurodev Disord, 2012, 4 (1): 20.

［10］TORELLI B. Grandparent caregiver well-being and identity development. Cambridge: Lesley University, 2020.

第四章

从整体认识孤独症

第一节　孤独症共患病的认识

一、焦虑障碍

焦虑障碍(anxiety disorder)指儿童无明显客观原因下出现发作性紧张和莫名的恐惧感,伴有明显的自主神经功能异常表现。许多研究报告孤独症患者共患焦虑障碍很高,在Simonoff 的样本中,共患焦虑障碍占 41.9%,社交焦虑最常见(29.2%),广泛性焦虑障碍占13.4%,惊恐障碍占 10.1%。

（一）病因

1. **心理社会因素**　早期母子分离和情感需求未满足儿童,易发展为分离性焦虑。焦虑和恐惧情绪可通过条件反射学习而获得。焦虑特质或神经质的母亲,易将不良情绪投射给儿童,使之出现焦虑倾向。刻板、严苛的教养及强制要求可使儿童产生持续性焦虑、矛盾与恐惧。焦虑儿童多来自父母过度关注和过度干涉的家庭。

2. **遗传因素**　双生子同病率高。约 20% 的焦虑儿童的一级亲属中有焦虑障碍,可能与父母焦虑情绪对儿童的长期投射有关。年长儿焦虑发生率较高,女童高于男童。

（二）临床表现

1. **焦虑**　幼儿期表现烦躁、哭闹,难以安抚和照料。3 岁后表现害怕、恐惧,害怕发生什么可怕事情。入学后出现发作性紧张恐惧,担心发生不祥事情,焦躁不安、唉声叹气、对家庭不满、抱怨或发脾气,不愿上学,少与同学老师交往。上课注意力不集中,小动作多,学习成绩偏差或下降明显。

2. **行为**　胆小,纠缠母亲,与家长分离时惶恐不安、哭泣,甚至以死相胁;易与同学发生矛盾和冲突而遭排斥,时有旷课、逃学发生。常伴有恐怖、强迫症状,可演化为学校恐惧症。

3. **躯体症状**　可伴有食欲缺乏、胃肠功能紊乱,时有呕吐、腹泻,致营养不良;入睡困难、睡眠不宁、易惊醒、多噩梦等。自主神经系统功能紊乱,如呼吸急促、胸闷、心慌、头晕、头昏、头痛、出汗、恶心、呕吐、腹痛、口干、四肢发冷、腹泻、便秘、尿急、尿频等。

（三）诊断

1. 过度焦虑或担忧,持续超过 6 个月。

2. 难以控制的焦虑。

3. 焦虑或担忧并伴不少于 3 种症状,如:①坐立不安或感觉紧张;②易疲劳;③注意力不易集中;④易兴奋;⑤躯体肌肉紧张;⑥可伴有睡眠问题。

（四）治疗

1. **行为治疗** 有目的性咨询交谈,通过认知疗法将焦虑思维调整至正确结构,形成适应行为方式。

2. **家庭辅导治疗** 为父母提供咨询,提高对疾病的认识,取得父母配合,消除家庭环境或家庭教育中的不良因素,克服父母自身弱点或神经质的倾向。

3. **生物反馈疗法(松弛疗法)** 年幼儿配合游戏或音乐疗法进行练习,亦可取得疗效。

4. **药物治疗** 以抗精神病药治疗为主,如地西泮 1~2.5mg,分次服用;氯氮平 0.5mg/kg,分次服用。严重的焦虑症用小剂量地西泮或多塞平或阿普唑仑服用均可有效。

二、强迫症

强迫症(obsessive-compulsive disorder,OCD)又称强迫障碍,指以强迫观念和强迫动作为主要症状,伴有焦虑情绪和适应困难的心理障碍,强迫观念和强迫动作可单独表现,亦可合并出现,患病率为 2%~3%,儿童时男性较多(男女比例为 3.2∶1)。发病平均年龄为 9~12 岁,起病早的儿童多有家族史。2/3 患强迫症儿童的症状可持续 2~14 年。青少年患强迫症无明显性别差异。共病多为焦虑障碍、抑郁障碍和破坏性行为障碍(disruptive behavior disorder);其次为物质滥用、学习障碍和进食障碍等,少数儿童可合并抽动障碍。

Simonoff 报道 ASD 中有 8.2% 患强迫障碍,Leyfer 报道 ASD 中高达 37.2%,Green 报道为 25%。OCD 和强迫型人格障碍(obsessive-compulsive personality disorder,OCPD)的强迫症状与孤独症和阿斯伯格综合征的仪式动作和重复行为有许多相似之处,DSM-IV 所描述的 OCPD 的症状与 Asperger 描述的临床表现十分相似。研究显示阿斯伯格综合征与强迫型人格障碍症状重叠非常明显。

（一）发病机制

尚不清楚,与下列因素有关。

1. **基底神经节功能异常** 研究发现与抽动秽语综合征机制类似,强迫症状与额叶 - 基底神经节环路功能异常有关;部分强迫症儿童脑功能成像结果显示额叶、扣带回、尾状核通道功能异常。

2. **神经递质异常** 有学者认为强迫症与儿童脑内 5- 羟色胺(5-hydroxytryptamin,5-HT)功能不足或水平下降有关,临床上可采用选择性 5- 羟色胺再摄取抑制药(selective serotonin reuptake inhibitors,SSRI)达到治疗效果。

3. **应激与压力** 个性脆弱儿童遭遇强烈精神压力或刺激,亦可引发焦虑和恐惧,最终发展为强迫症。强迫症多是焦虑症、焦虑倾向或恐惧症的连续体。阿斯伯格综合征儿童出现适应困难时也会表现多种形式的强迫行为。

4. **父母性格特征** 多有个性方面的问题,如刻板、强迫,对儿童过分苛求等。刻板强迫的父母容易"养育"强迫行为的儿童,如母亲过分爱清洁、怕脏、严格限制儿童的活动等,也容易导致儿童洁癖行为。

（二）临床表现

1. 强迫观念 指非理性的不自主重复出现的思想、观念、表象、意念、冲动等。如强迫性怀疑（obsessive doubts），怀疑污染物、怀疑得绝症、怀疑自己刚说过的话或做过的事、怀疑遭袭击、怀疑坏人破门而入、怀疑自己遗忘（学龄儿童常怀疑没有记住老师布置的作业，没有带齐学习用品，因而反复检查书包）等。强迫性怀疑与强迫性动作常同时出现。强迫性回忆（obsessive reminiscence）则重复回忆一些经历，回忆考试题目，回忆听过的音乐、故事等。若回忆被干扰，则重新开始回忆，否则焦躁不安。强迫性对立观念（obsessive contradictory idea）是一种矛盾想法，如担心父母死亡，又因此想法而谴责自己，害怕自己伤人或被他人所伤。强迫性穷思竭虑（obsessive rumination）可使患儿持续地对某些荒唐事件反复思考，如"到底有无鬼神""人死后有无灵魂""地球为何绕太阳转"等。强迫性意向（obsessive idea）可使患儿产生莫名的冲动或内驱，并且马上要行动起来，但并不能转变为行动。

2. 强迫性动作（compulsion） 是重复的、有目的、有意图的行为动作或心理活动。最常见的强迫动作是洗涤，如对细菌病毒有强迫观念者常伴有强迫洗手行为，每天可多达几十遍。"洁癖"而影响进食，怕吃污染食品，常用微波炉烧烤食物或衣物。强迫性动作还包括反复触摸、计数、储藏、整理和排序行为。部分儿童要求父母重复某些动作或按某种方式回答他们的问题。

强迫行为导致耗时和过度注意自身症状，正常活动减少，社交、学习和家庭关系受影响。过度洗涤可致皮肤湿疹，长期刷牙而使牙龈受损，强迫思维又影响其注意力而妨碍听课和做作业，或强迫检查使其无法按时完成考卷题目；与睡眠有关的强迫行为可能会拒绝朋友借宿，或拒绝朋友的类似邀请；对污物的恐惧会影响儿童聚会、看电影、参加运动会等。

（三）诊断

一般根据强迫观念和 / 或强迫行为动作可作判断。①符合神经症诊断标准；②以强迫症状为主要临床特征，表现为强迫动作和强迫思维共存；③排除其他精神障碍继发的强迫症状。

（四）治疗

1. 药物治疗 氯米帕明为非选择性单胺再吸收抑制药，可治疗强迫性神经症及抑郁症。初始剂量为 10mg/d，在 10 天内，5~7 岁的儿童增至 20mg/d，8~14 岁儿童增至 20~50mg/d，14 岁以上儿童增至 50mg 或更多每日。5 岁以下儿童禁用。初期可有口干、多汗、震颤、眩晕等症状，停服或适应后自行消退。选择性 5- 羟色胺再摄取抑制药氟西汀有较佳疗效，7 岁以上儿童及青少年，起始剂量为 10mg/d。维持剂量：体重较轻的儿童为 20~30mg/d，青少年及体重较重儿童为 20~60mg/d。不足 18 岁不推荐使用氟西汀。

2. 心理治疗 主要采用支持疗法、行为疗法。根据不同症状可选择系统脱敏疗法、代币疗法、满灌疗法或厌恶疗法等行为疗法。青春期儿童选择森田疗法、生物反馈及音乐疗法亦能收到良好效果。

3. 家庭治疗 对父母进行咨询指导，纠正其不当养育方法，鼓励父母建立典范行为来影响儿童，配合医生进行心理治疗。

三、抑郁障碍

儿童抑郁（childhood depression）属于儿童情感性障碍，是心境障碍（mood disorder）的极端表现形式,以持久而显著的情绪高涨或低落为基本症状的病症,多为年长儿童,无明显性别差异,青春期后女性较多。儿童重性抑郁症较少,估计青少年重性抑郁症的终生患病率为15%~20%,提示儿童抑郁症可能与成年人抑郁症有关。

对情感性障碍与孤独症关系的关注已有数十年,Simonof 报道孤独症与抑郁障碍共患率为 1.4%,其中重度抑郁障碍(major depressive disorder,MDD)为 0.9%,心境恶劣障碍(dysthymic disorder,DD)为 0.5%。孤独症患者亲属中抑郁症很常见。患孤独症的儿童和青少年常见抑郁症状,在阿斯伯格综合征中极为常见,孤独症的抑郁症状随年龄增长而增加。

(一)发病机制

尚不清楚,可能与下列因素有关。

1. 遗传因素 抑郁症家族内发生率较正常人高 8~20 倍,且血缘关系越近,发生率越高。有研究显示异卵双生儿抑郁同病率为 19.7%,即使自幼分开抚养的单卵双生儿以后抑郁同病率达 66.7%。约 71% 的抑郁症儿童有精神病史或行为异常家族史,一级亲属抑郁症发病率为 20%~46%,提示抑郁发病有遗传因素作用。危险因素包括:①亲子分离或早期母婴联结剥夺;②父母患有精神病;③父母虐待或忽视;④家族中有抑郁症和自杀史;⑤某些慢性躯体病。

2. 生物化学因素 中枢去甲肾上腺素(norepinephrine,NE)和 / 或 5-HT 及受体功能减退,可能是导致抑郁症的生物原因。

部分抑郁症儿童血浆皮质醇水平增高,地塞米松抑制试验呈阳性,提示可能有下丘脑 - 垂体 - 肾上腺素轴(hypothalamic-pituitary-adrenal axis,HPA)功能障碍。

3. 社会心理因素 有研究发现儿童抑郁症发病与重大生活事件发生有密切关系。儿童经历创伤性体验可促发情感性障碍,如幼年母子情感剥夺、丧失父母、父母分离、早年亲子关系不良均可增加发生情感性障碍的危险性。多次严重挫败经历可致习得性无助感,产生绝望导致抑郁症。

(二)临床表现

1. 情绪 常常低沉不愉快、悲伤、哭泣、自我评估过低、不愿上学,对日常活动丧失兴趣,易激惹,产生自杀观念或自杀行为。

2. 行为 动作迟缓、活动减少、退缩,严重者可呈类木僵状态。思维迟钝、低声少语、语速缓慢、自责自卑、好发脾气、违拗。年长儿可有罪恶妄想。部分抑郁儿童可有反社会表现,如不听管教、对抗、冲动、攻击行为、无故离家出走或其他违纪不良行为等。

3. 躯体症状 头痛、头昏、疲乏无力、胸闷气促、食欲减退、出现睡眠问题等。

(三)诊断

心境低落为主要特征且持续 ≥2 周,伴下述症状中的四项:①对日常活动丧失兴趣,无愉快感;②精力明显减退,无原因的持续疲乏感;③精神运动性迟滞或激越;④自我评价过低,或自责,或有内疚感,可达妄想程度;⑤联想困难,或自觉思考能力显著下降;⑥反复出现自杀的观念,或有自杀行为;⑦失眠或早醒,或睡眠过多;⑧食欲减退或体重明显减轻。

(四)治疗

1. 药物治疗 选用三环抗抑郁药,如丙米嗪、阿米替林、多塞平、氯米帕明等。这类药物毒副作用大,用药应从小剂量开始。抗抑郁药无效者可改用 SSRI,如氟西汀,8 岁以上儿童及青少年,起始剂量为 10mg/d,1 周之后增至 20mg/d。

2. 行为治疗 主要以心理支持为主。给予关爱鼓励的同时,尽可能创造体验成功的机会,或指导儿童回想获得过成功的经历。儿童生活环境宜友好,增加儿童人际交往机会。

3. 其他治疗 季节性抑郁症儿童的治疗可采用光线疗法,以 2 500~10 000 勒克斯(Lx)的全光谱光线(10 岁以下 2 500Lx)照射,患儿距光源 45cm 左右,每 30 秒看一下光源(不宜凝视),每次照光 45 分钟,早晚各 1 次。平时鼓励儿童户外活动,增加自然光线照射强度与时间。

(五) 预后

儿童抑郁症易复发。因此,病情缓解后,药物维持和心理治疗宜同时进行,定期随访。

四、注意缺陷多动障碍

注意缺陷多动障碍(attention deficit and hyperactive disorder,ADHD)也称多动症,以注意力不集中、活动过度、情绪冲动和学习困难为特征的综合征,属于破坏性行为障碍。

ADHD 在 ASD 中常见,在 Simonoff 的样本中,共患 ADHD 者有 28.1%;Goldstein 报道,根据 DSM-Ⅳ中 ADHD 的诊断标准,在 PDD 中有 26% 符合混合型的诊断标准,33% 符合注意缺陷为主型诊断标准,国内报道孤独症患儿兴奋及多动占 33.3%~84.2%。逐渐增加的证据表明二者症状多有交叠,ADHD 症状出现在 ASD 和其他儿童青少年精神障碍中,ASD 症状也出现在很多 ADHD 个体身上。在 DSM-Ⅴ中,已经删除了 DSM-Ⅳ中 ADHD 的诊断标准必须排除 ASD 的标准。

(一) 流行病学资料

ADHD 是儿童青少年中最多见的精神行为问题之一。学龄期儿童中患病率为 3%~6%,男童明显高于女童,男女性别比为(4:1)~(9:1)。ADHD 症状出现于学龄前,至 9 岁时最为突出,可合并破坏性行为(23%~64%)、心境障碍(10%~75%)、焦虑障碍(25%)、学习障碍(70%)及抽动障碍(15%)。约 75% 的 ADHD 儿童存在一种以上的并发症,20% 的患儿需特殊教育治疗。

(二) 发病机制

1. 遗传因素 ADHD 发生率远高于非 ADHD 家系,男性高于女性。一级亲属中 ADHD 伴有反社会行为、情绪冲动,以及焦虑者明显高于正常儿童家庭。父母有酒精中毒、反社会人格、癔症或 ADHD 的后代出现 ADHD 和品行问题的比例较高,遗传率为 0.55%~0.92%;单卵双生子的 ADHD 同病率为 51%,双卵双生子为 33%。ADHD 为多基因遗传,多巴胺和 5-HT 等递质代谢通道的受体、转运体、代谢酶基因是易感基因。

2. 神经系统 大脑前额叶有制订计划、执行功能、维持注意、控制冲动、调节攻击等功能。影像学研究表明 ADHD 儿童前额叶皮层局部低血流量灌注,ADHD 大脑皮质运动启动区和上部前额区的葡萄糖代谢低下,提示 ADHD 的特征行为与额叶功能失调有关,表现为"执行功能缺陷"和"工作记忆障碍"。正电子发射体层成像(positron emission tomography,PET)显示 ADHD 儿童两侧额前叶、尾状核和基底神经节区血流减少,服用哌甲酯后可改善。

3. 神经递质因素 研究显示 ADHD 儿童脑内多巴胺输送因子 DAT 和多巴胺 D 受体出现较多变异,失去对多巴胺的感受性。

4. 神经电生理 部分 ADHD 儿童脑电图呈阵发性或弥散性 θ 波活动增加,提示具有儿童觉醒不足。觉醒不足为大脑皮质抑制功能减退,诱发皮质下中枢活动释放,表现多动行为。诱发电位多呈反应潜伏期延长和波幅降低亦属于觉醒不足的表现形式。

5. 家庭、社会因素 早期母子分离、早期情感剥夺；父母有精神或行为问题；父母离婚、亲人死亡、家庭气氛紧张、空间拥挤、处理儿童问题不当等，可诱发或加重症状。父母和 / 或教师粗暴处置儿童多动问题，可加重儿童行为和情绪问题。

6. 其他 体内高铅水平可致儿童神经功能损害，导致多动症样行为。人工食品添加剂（如防腐剂、人工色素等）和水杨酸盐可能诱发 ADHD 发生。

（三）临床表现

1. 过度活动 婴幼儿期极易兴奋、活动量大、多哭闹、睡眠差、进食困难；学龄儿童课堂纪律差、无法静心作业，做事唐突冒失。少数儿童课堂上睡觉或疲倦，属"觉醒不足型"。

2. 注意力不集中 是 ADHD 的核心症状。上课时注意力易被无关刺激吸引分散，学习成绩差。部分多动症儿童对感兴趣事物可产生较强动机，有意注意力延长。

3. 行为冲动 易兴奋和冲动、不顾及后果，甚至伤害他人；不遵守游戏规则；缺乏忍耐或等待；难于理解他人内心活动、表情，或朋友的玩笑而反应过激。

4. 学习困难 多伴有学习成绩不良，近一半多动症儿童有语言理解或表达问题，可伴手眼不协调、短时记忆困难等，出现类似学习障碍（learning disorder，LD）的表现。常伴神经系统软体征。

（四）诊断与鉴别诊断

1. 病史收集 记录养育者对儿童病史的叙述，重点询问父母有无类似病史；出生前后有无宫内窘迫、产伤、产程过长、出生窒息、早产或出生体重低等；家族内有无癫痫、品行障碍或其他精神疾病史者；现病史应描述儿童出生后气质特点、睡眠状况，言语、动作和智力发育情况如何等。

2. 体格检查 儿童生长发育情况，除外视听和运动发育方面问题，进行简单的神经系统软体征检测，如肢体肌张力是否对称、共济运动是否协调、指鼻试验、对指运动是否协调准确等。

3. 心理评估 ①智力测验：常用中国修订版韦氏儿童智力量表（Wechsler Intelligence Scale for Children Revised in China，WISC-CR）和韦氏学前儿童智力量表（Wechsler Preschool and Primary Scale of Intelligence Revised in China，WPPSI-CR）；ADHD 易表现临界智力水平或言语智商（verbal IQ，VIQ）与操作智商（performance IQ，PIQ）分值差异 ≥ 10 分；②注意力评定：多用连续操作测验（Continuous Performance Test，CPT），ADHD 可出现注意力持续短暂、转换困难、易分散等特征，但无特异性；③问卷量表：多用康氏儿童行为量表（父母用和教师用两种），亦用阿肯巴克儿童行为量表（Achenbach Child Behavior Checklist，CBCL）。

分类有混合型、以注意缺陷为主型和以多动 - 冲动为主型。诊断时应明确分类与程度（轻、中、重度）。与正常儿童的多动、阿斯伯格综合征、品行障碍、精神发育迟滞、抽动障碍等疾病鉴别。

（五）治疗

1. 药物治疗

（1）哌甲酯（methylphenidate）：≥6 岁儿童初次为 5mg，1 天 2 次，以后按需要每周递增 5~10mg，总量<40mg/d。6 岁以下儿童不宜使用。哌甲酯缓释片 18mg/d，有效血浓度可持续 8 小时以上。

（2）托莫西汀（atomoxetine）：为选择性去甲肾上腺素再摄取抑制剂，日剂量为 0.5~1.2mg/kg，初始剂量为 10m/d，最大剂量可增至 80mg/d，停药无需逐渐减量。

（3）三环类抗抑郁药：丙米嗪对伴有焦虑和抑郁的 ADHD 较适宜。初始每日早晚各 12.5mg，疗效不明显者早晚各加至 25mg，总量<50mg/d。6 岁以下儿童禁用。

2. 行为治疗与指导

（1）行为疗法：需家庭、医院及学校三方面配合。确定其"靶行为"，通过阳性强化法或消退法来强化或消除"靶行为"。如训练中奖励儿童正常行为，以求保持与进步；漠视不合适行为，或暂时取消儿童的一些要求，以示"惩罚"。可采用代币制、活动奖赏以及暂时隔离法等。药物结合行为矫治比单独用药物效果好。

（2）父母咨询指导：对父母进行心理咨询疏导，改正其对儿童的不正确认识，积极配合儿童的治疗；重视阳性强化教育，理解和鼓励为主，指导儿童参加有规则的活动，按时作息，保证充足睡眠和合理营养。学校和家庭训练要求保持一致。

（六）预后

约 50% 的 ADHD 儿童有发生伤害的倾向，经历伤害次数高于正常儿童 2 倍以上。30%~50% 的 ADHD 儿童伴有品行障碍（conduct disorder），如打架斗殴、欺诈、偷盗、纵火、破坏财物、性行为、吸毒等。近来报道 ADHD 儿童易网络成瘾且难于矫治；或伴有明显的睡眠问题，如入睡困难、睡眠时间紊乱、睡眠减少等。未经干预者易发展为青少年违法，但尚缺乏流行病学资料。

五、对立违抗性障碍及品行障碍

对立违抗性障碍（oppositional defiant disorder，ODD）是儿童期常见的心理行为障碍，主要表现为与发育水平不相符合的、明显的，对权威的消极抵抗、挑衅、不服从和敌意等行为特征。

（一）流行病学

患病率在 1%~11% 之间，平均为 3.3%。多数起病于 10 岁之前，男女比例约为 1.4∶1。虽然对立违抗性障碍有明显的家族聚集性，但是目前的遗传学研究还没有一致性的发现。与情绪调节相关的困难气质被认为与对立违抗性障碍相关，如高水平的情绪反应和挫折耐受性差等。父母养育方式过于严厉、不一致、忽视等在对立违抗性障碍的儿童青少年家庭中比较常见。

（二）临床特征

对立违抗性障碍的基本特征是频繁且持续的愤怒或易激惹情绪，好争辩或挑衅的行为模式以及怨恨。对立违抗性障碍的症状最初仅在一个场景下出现，通常是在家庭内，而严重者症状可在多种场景下出现。症状的广度是对立违抗性障碍严重程度的一个指标。

1. 对立、违抗行为与愤怒、敌意的情绪 对立违抗性障碍患者在童年早期其主要抚养人就经常会抱怨难、不好哄，特别容易出现不听话、烦躁不安、脾气大等行为。学龄前期儿童往往在稍不如意时就出现强烈的愤怒情绪和不服从行为。学龄期儿童还常以故意的、不服从的、令人厌烦的行为，频繁地表达对父母、兄弟姐妹及老师的反抗和挑衅，并常对他人怀恨在心。经常为了逃避批评和惩罚而把因自己的错误造成的不良后果归咎于旁人，甚至责备他人、过分强调客观理由。

2. 学业及社会功能受损 当对立违抗性行为出现在家庭内的时候,会严重干扰正常的家庭生活秩序,给家长带来痛苦。当对立违抗性行为出现在学校时,往往出现对学习无兴趣,经常故意拖延和浪费时间,找借口不做作业、遗漏作业或晚交作业,最终影响学业。同时由于患者常烦扰、怨恨、敌视他人,造成他们与家长、教师交流困难,与同伴相处困难,社会适应能力明显受损。

3. 伴发问题 对立违抗性障碍的患者常伴有其他精神心理疾病,如注意缺陷多动障碍、心境障碍、品行障碍等。在一项社区调查中显示,对立违抗性障碍儿童中有14%的共患注意缺陷多动障碍、14%的共患焦虑障碍和9%的共患抑郁障碍。

(三) 诊断与鉴别诊断

对立违抗性障碍的诊断要点包括:①存在持续的愤怒、易激惹情绪,以及好争论、违抗的行为或怨恨的行为模式至少6个月。②这些行为的频率和强度与个体的发展水平不吻合,小于5岁的儿童这些行在大部分时间都有发生;5岁及以上的儿童每周至少出现1次。对立违抗性障碍的基本特征是频繁且持续的愤怒或易激惹情绪,好争辩或挑衅的行为模式,以及怨恨。对立违抗性障碍的症状最初仅在一个场景下出现,通常是在家庭内,而严重者症状可在多种场景下出现。症状的广度是判断对立违抗性障碍严重程度的一个指标。③这些行为干扰了周围情境,给自己或他人带来痛苦,或对其自身的社交、教育等社会功能领域带来负面影响。

诊断对立违抗性障碍时要确认这些行为不是由物质依赖、破坏性情绪失调障碍、抑郁障碍或双相障碍等疾病所导致,同时要与注意缺陷多动障碍、品行障碍以及正常的青春期"逆反"等相鉴别。

(四) 治疗原则与方法

心理干预对对立违抗性障碍有效。家长培训是有效减少儿童破坏性行为的方法之一,其重点包括增加家长的正向管教行为、减少过度严厉的家庭教养方法。同时针对家长和儿童行为的培训疗效优于单独培训家长,包括多元系统干预、合作性问题解决干预等方法。辩证行为治疗也可用于对立违抗性障碍。

对立违抗性障碍本身无特殊治疗药物。治疗注意缺陷多动障碍的药物、如哌甲酯、托莫西汀及可乐定等可用于注意缺陷多动障碍共病对立违抗性障碍的治疗。这些药物在减少注意缺陷、多动冲动症状的同时也能减少对立违抗性障碍的症状。

针对对立违抗性障碍开展早期发现以及早期干预工作可以防止不良行为进展为更加严重的问题。一般说来对立违抗性障碍发病越早,预后越差,发展为品行障碍的可能性越大。约有30%的早发对立违抗性障碍会最终发展为品行障碍,约有10%的对立违抗性障碍患儿发展为反社会型人格障碍。因此,对立违抗性障碍的管理强调要根据患者的年龄、症状特点、家庭功能以及可用资源等制订个体化的综合干预方案,且对立违抗性障碍的患儿需长期随访观察。

六、品行障碍

品行障碍(conduct disorder,CD)是一种严重的外向性行为障碍,指儿童、青少年期出现反复的、持续性的攻击性和反社会性行为,这些行为违反了与其年龄相应的社会行为规范和道德准则,侵犯了他人或公共的利益,影响儿童青少年自身的学习和社会功能。2%~8%的儿童、青少年存在品行障碍,男性多见,男女性别比为(4:1)~(10:1)。

ASD 与对立违抗性障碍共患很常见,Simonoff 报道共患率为 28.1%,Green 报道为 25%;Simonoff 报道品行障碍为 3.2%。ASD 在青春期出现对立违抗性障碍和品行障碍是管理这些儿童的一大难题。

（一）病理、病因与发病机制

品行障碍是由遗传等生物学因素与环境因素经过复杂的交互作用所致。双生子和寄养子的研究表明品行障碍具有很高的家族遗传性,遗传度为 40%~47% 研究最多的候选基因是单胺氧化酶(monoamine oxidase,MAO)基因启动子的多态性。品行障碍患儿多存在语言表达困难、执行功能异常和社会认知相关的信息加工异常等神经发育相关的缺陷。神经影像学研究表明,品行障碍患者前额叶皮层的结构存在异常。神经生理学研究提示,品行障碍患者的电生理指标可能存在异常,如心率慢、唤醒度低等。常见的与品行障碍有关的环境因素包括低收入家庭、不良的依恋关系和养育方式,父母冲突、家庭内暴力、体罚、不良同伴等。

（二）临床特征

品行障碍主要包括两组临床特征:攻击性行为和反社会性行为。

1. 攻击性行为　表现为对他人的人身或财产的攻击。男性患者多表现为躯体性攻击,女性则以语言性攻击为主。例如,挑起或参与斗殴,采用打骂、折磨、骚扰及长期威胁等手段欺负他人;虐待弱小、残疾人和动物;故意破坏他人财物或公共财物;强迫他人与自己发生性关系等。当自己情绪不良时常以攻击性行为方式来发泄。

2. 反社会性行为　患者表现为不符合社会道德规范及行为规则的行为。例如,偷窃贵重物品、大量钱财勒索或抢劫他人钱财、入室抢劫;猥亵行为;对他人进行躯体虐待;持凶器故意伤害他人;故意纵火;经常逃学、夜不归家、擅自离家出走;参与社会上的犯罪团伙,从事犯罪活动等。

品行障碍患者常共患注意缺陷多动障碍、心境障碍、焦虑障碍和神经发育障碍等。在早发性品行障碍患者(8 岁以前)中,约有 50% 的问题会持续到成年期,而青少年期起病的品行障碍绝大多数(超过 85%)在 20 多岁时会停止反社会行为。

（三）诊断与鉴别诊断

诊断品行障碍时要注意,单一的反社会行为或犯罪行为本身并不是充分的诊断依据。品行障碍的诊断要点包括:①存在反复和持续的以侵犯他人的基本权利或违反与其年龄相符的社会规则为特征的行为模式,例如对人或动物的侵犯、破坏财产、欺诈或盗窃和严重违反规则;②这种行为模式的严重程度足以对个人、家庭、社会、教育、职业或其他重要功能领域造成重大损害;③这种行为模式必须持续 12 个月或更长时间。

同时,要与注意缺陷多动障碍、对立违抗性障碍、抑郁障碍或心境障碍相鉴别。

（四）治疗与干预

心理行为干预是品行障碍治疗的主要方法。有效的心理行为干预需要建立家庭、学校和社区共同参与的整合式的干预方案,同时治疗需要解决环境中的一些有害因素。有证据表明,多元系统干预、学校 - 家庭联合追踪干预等对品行障碍的干预有效。经典的行为治疗、认知治疗和家庭治疗等可以用于品行障碍的治疗。

尚无针对品行障碍的特殊治疗药物,多数为针对共患病的治疗。目前很少有设计良好的关于品行障碍药物治疗的随机对照研究,非典型抗精神病药物治疗有效的证据相对较多,丙戊酸钠或锂盐可作为第二线或第三线的治疗选择。当合并有注意缺陷多动障碍时应该考虑给予相应的药物治疗。

(五) 疾病管理

品行障碍一旦形成,治疗非常困难。只有实施积极、强化的综合性干预措施才能取得较好疗效,否则品行障碍的预后不良。除了关注危险因素,发现患者的保护性因素也是品行障碍管理中很重要的工作。研究证实,女性、高智商、正向的社会认知、心理复原力强、与至少一个成人存在温暖支持性的关系、家庭中正向的社会价值观、各种积极室外活动、社会支持、良好的社区环境和服务等都是品行障碍的保护性因素。

七、学习障碍

学习障碍是儿童在阅读、书写、拼字、表达、计算等基本心理过程存在一种或一种以上特殊性障碍。学习障碍(learning disorder,LD)儿童智力正常,无感觉器官、运动功能缺陷,学习困难非原发性情绪障碍或教育剥夺所致。

(一) 流行病学

国外儿童学习障碍发病率为 3%~5%,国内为 6.6%。男女比例为 4.3∶1。

(二) 发病机制

目前尚无明确结论。

1. 遗传因素　研究显示单卵双生子学习障碍同病率明显高于双卵双生子或正常儿童,其中阅读障碍遗传率高达 41%,具有家族高发特性。近年研究发现 1 号和 6 号染色体与音韵识别功能关联,15 号染色体则与语句认知关联。

2. 神经系统　研究发现阅读障碍者大脑半球多见异位(ectopia)性白质或对称性改变等微小异常,以左侧脑半球居多。有些阅读障碍可见两侧大脑外侧裂周围的损害和逆行性内侧膝状体病变,左右颞叶底部对称性异常明显,左前额叶发育不全等改变。LD 非特异性脑电图异常率较高,诱发电位多表现潜伏期延迟和振幅降低。

3. 母语和文字特性　有研究认为阅读障碍的发生与文字特性有关,依据是母语为表音文字(如英语)国家儿童的阅读障碍的发病率高于表意文字(如汉字)为母语的国家。因表意文字具有象形特征,文字形音义一体,易于解码识记。而表音文字音素或音节多,阅读时需要解码音素或音节,有时口语与书写不一致,增加儿童学习和阅读识记的辨认困难。

4. 环境因素　学校适应困难儿童易出现 LD,并受到父母、教师和同学的负面评价(如训斥、讥笑和打骂等),从而削弱学习动机,产生厌学和恐惧学习。父母不和睦或离异、打骂或过度干预、培养目标和期望过高、教师教学简单粗暴或教学法不当等均可导致和 / 或加重儿童的学习困难。有报道受虐待儿童中发生 LD 和 ADHD 频率较高。环境中铅水平过高可致儿童血铅增高,导致注意困难、易激惹、睡眠困难、记忆下降及学习困难。食品添加剂、防腐剂、色素等也可影响儿童神经系统功能,使学习能力受损。

(三) 表现特征

1. 早期表现　高危出生儿童高发 LD。婴儿时即表现好动、好哭闹,对外刺激敏感或易过激反应,喂养困难,缺乏母子依恋。可有不同程度的语言发育问题,伙伴交往不良。学龄前期表现明显的认知偏异,如视觉认知不良、协调运动困难、精细动作笨拙、沟通和书写困难等。左利手儿童可能更多表现语言问题,但若强制矫正易加重语言障碍。

2. 学校表现 ①语言理解障碍:语言理解困难、构音困难、缺乏节奏感,表现为"听而不闻",不理睬他人讲话,易被视为不懂礼貌;文章理解困难,用词或文字不当,似"鹦鹉学舌"。智力测验中言语智商(verbal IQ,VIQ)低于操作智商(performatnce IQ,PIQ)。②语言表达障碍:说话常省略辅音,缺少关系词。模仿说词组困难,语用学不流利,节律混乱,语调平淡,说话常伴身体摇晃,形体语言偏多等。③阅读障碍:阅读时往往遗漏或添字,容易出现"语塞";读同音异义字困难或相互混用,字词顺序混乱,阅读和书写时有"镜像"现象;不能逐字阅读,计算时位数混乱和颠倒等;默读时多用手指指字;因果顺序表达欠佳,命名困难,写字潦草难看,涂擦过多,不愿写字等;数学应用题理解困难,数学成绩不良,学习困难在小学三年级后尤显著。④视空间障碍:顺序和左右认知障碍,计算和书写障碍;符号镜像现象,如将 p 视为 q,b 为 d,m 为 w,was 为 saw,6 为 9,部为陪等;数字顺序颠倒,数字记忆不良;判断方位、距离、图形困难。

(四) 分类

按功能障碍分阅读障碍(reading disorder)、计算障碍(mathematics disorder)、书面表达障碍(disorder of written expression)、不能特定的学习障碍(learning disorder not otherwise specified)等。或分为言语型学习障碍(verbal learning disability,VID)和非言语型学习障碍(non-verbal learning disability,NLD)两大类。VLD 包括语言理解障碍、语言表达障碍、阅读障碍、书写障碍和计算障碍等。NLD 主要指社会认知障碍,又称"右脑综合征(the right hemisphere syndrome)"。

(五) 诊断标准

1. 学习技能损害 如学习成绩不良、发育先兆问题(如语言发育迟缓)、伴随行为问题(如冲动、注意力困难)等。

2. 特定性学习技能损害 学习困难并非因视听损害和环境不利因素所致,也不能用精神发育迟滞或智力受损来解释。

3. 发育性学习困难 即学前学习困难已存在,而非受教育过程中出现。

4. 无任何外在原因可解释其学习困难。

5. 鉴别测试 学业成绩测验、智力测验、神经心理测验。

(六) 治疗

根据儿童的年龄、类型、程度、临床表现以及心理测评结果结合教育心理学确定个体化治疗方案。教育训练应符合儿童实际程度,避免超负荷训练;应及时进行效果和/或心理评估,以调整后期训练。

矫治方法包括:①感觉统合疗法;②行为疗法;③游戏疗法;④社会技能训练;⑤结构化教育训练等。

目前尚无特殊药物。对症处理伴注意缺陷和多动的 LD 儿童。

八、抽动障碍

抽动障碍(tic disorder)是起病于儿童期或青少年期,以一个或多个部位运动抽动和/或发声抽动为主要特征的一组综合征。《国际疾病分类(第 10 版)》(International Classification of Diseases-10,ICD-10)、《精神障碍诊断与统计手册(第 5 版)》(The Diagnostic and Statistical Manual of Mental Disorders-Ⅴ,DSM-Ⅴ)及《中国精神障碍分类与诊断标准(第 3 版)》

（Chinese Classification and Diagnostic Standards for Mental Disorders-3，CCMD-3）均将抽动障碍分为三个主要类型：①短暂性抽动障碍（transient tic disorder）；②慢性运动或发声抽动障碍（chronic motor or cal disorder）；③发声和多种运动联合抽动障碍（又称 Tourette syndrome，TS）。

抽动障碍多发生在儿童期，平均起病年龄为 7 岁，多数患者在 14 岁以前起病，一般起病于 21 岁之前。起病初期多以简单运动抽动为主要临床表现。发声抽动晚于运动抽动出现，平均出现年龄为 11 岁。该障碍患病率报道不一，短暂性抽动障碍的患病率为 3%~15%，慢性抽动障碍的患病率为 2%~5%，发声和多种运动联合抽动障碍的患病率为 0.1%~1%。有报道儿童抽动障碍患病率是成人的 5~12 倍。抽动障碍更多见于男性。研究发现有 8% 的孤独症患者共患 TS；在某瑞典人群的研究中，20% 患阿斯伯格综合征的学龄儿童符合 TS 的诊断标准，80% 的患者有抽动障碍。对 TS 的研究发现 10% 的患儿符合阿斯伯格综合征的诊断标准。

（一）病因和发病机制

抽动障碍的病因及发病机制尚不明确。目前研究表明，抽动障碍的发生与多种因素有关，具体包括以下几种。

1. 遗传因素 各种遗传学研究均表明遗传因素在抽动障碍的发生中起着非常重要的作用，但遗传方式尚不明确。如 Price 等研究表明，TS 患儿同卵双生子同病率明显高于异卵双生子，前者为 53%，后者仅为 8%；如果将各种形式的抽动障碍都计算在内，前者为 77%，后者为 23%。同时，细胞遗传学研究也发现 TS 患儿存在多种染色体异常，包括 6 号和 8 号染色体的平衡易位、18q21.1 与 18q22.2 的倒置等。分子遗传学研究则提示 4q、8p、11q 等染色体区域为易感区域，但尚未能确定真正的致病基因。还有学者认为这种家族内的传递不仅局限于对 TS 的易感性，而是表现为对各种形式的抽动障碍及强迫症状的易感性。

2. 神经生物学因素 目前研究表明皮层 - 纹状体 - 丘脑 - 皮层通路的异常与 TS 和它伴随的神经精神症状有关，但具体的病理生理区域还需要进一步研究确定。在皮层 - 纹状体 - 丘脑 - 皮层通路上存在多个神经递质系统，包括多巴胺能、5- 羟色胺能、胆碱能、去甲肾上腺能及鸦片类系统，提示各种神经递质都有参与 TS 病理机制的可能。但是多项研究表明多巴胺系统可能在 TS 的发生中起到最重要的作用。目前，多项研究表明 TS 患儿存在纹状体部位的多巴胺异常，如多巴胺受体增加、多巴胺转运体聚集性增高、多巴胺释放增加等。但也有研究表明 TS 患儿存在其他神经递质系统的失调，包括苍白球等部位谷氨酸水平增高，去甲肾上腺素功能失调，5- 羟色胺水平降低，乙酰胆碱不足、活性降低，γ- 氨基丁酸抑制功能降低，基底节和下丘脑强啡肽功能障碍等。在这些递质失调中，最受关注的是兴奋性氨基酸，如谷氨酸和多巴胺系统间相互用的异常。

3. 神经免疫因素 目前，有研究报道抽动障碍可能与 β 溶血性链球菌感染引起的自身免疫有关。Swedo 将可能是免疫机制造成的 TS、强迫障碍、注意缺陷多动障碍、肌阵挛等统称为 "儿童链球菌感染相关性自身免疫性神经精神障碍（pediatric autoimmune neuropsychiatric disorders associated with streptococcal infections，PANDAS）"。但此方面还有待于进一步研究探讨。

4. 社会心理因素及其他因素 有研究表明应激可诱发有遗传易感性的个体发生抽动障碍。药物（中枢兴奋剂、抗精神病药）也可诱发该障碍。

（二）临床表现

1. 短暂性抽动障碍 大多起病于5~7岁,以简单运动抽动为主要表现,如挤眼、耸鼻、张嘴、摇头、耸肩等。症状常常局限于颜面及头颈部。少数患儿可出现简单发声抽动,如清嗓、哼哼声等。抽动症症状常常此起彼伏,频度不一。大多数患儿症状较轻,对日常学习和生活无明显影响。该障碍预后良好。治疗效果较好,部分病例症状自行缓解,病程持续1年以下。

2. 慢性抽动障碍 常发生于儿童少年时期,在成人中多见。抽动症状相对固定,或表现为简单或复杂运动抽动,或表现为简单或复杂发声抽动,运动抽动和发声抽动不同时存在。抽动频度不一,病程持续一年以上。虽然该障碍对患儿学习、生活影响较短暂性抽动障碍大,治疗反应较短暂性抽动障碍差,且不易完全控制。但总体讲,该障碍预后相对较好,虽症状迁延,但对患儿社会功能影响较小。

3. 发声和多种运动联合抽动障碍 该障碍由Gilles de la Tourette于1985年首次描述,又称TS或抽动秽语综合征。高发年龄为5~8岁。该障碍常常自头面部简单运动抽动开始,如眨眼、咧嘴,之后逐渐波及颈部、肩部、上肢、躯干和下肢。抽动形式也往往从简单逐渐变得复杂,如踢腿、下蹲、弯腰、走路旋转、触摸物体及他人等,严重者可有自伤行为,如咬唇、拔牙、戳眼等。并逐渐出现发声抽动,可为简单发声抽动或复杂发声抽动,10%~30%的患儿出现秽语。该类型患儿运动抽动和发声抽动同时存在。部分患儿症状持续加重,部分患儿症状起伏波动,9~11岁抽出动症状达高峰,多数患儿在少年期和少年期后症状有所减轻,但仅有8%的患儿症状完全缓解,部分患儿症状持续终身。该类型患儿尚存在多种共患病,20%~60%的患儿共患强迫障碍,50%的患儿共患注意缺陷多动障碍、部分患儿还伴有情绪障碍、睡眠障碍等。约50%~60%的患儿还存在脑电图异常,主要为慢波增加或棘波。该障碍预后较差,抽动症状持续时间长,涉及部位广,发生较频繁,共患病多,对患儿学习、生活和身心健康产生较大影响,停药后症状易加重或复发,因此积极治疗和干预非常重要。

（三）诊断与鉴别诊断

1. 诊断 抽动障碍的诊断依据详细而客观的病史、全面的精神检查、神经系统检查和必要的辅助检查,最后结合诊断标准进行诊断。ICD-10诊断标准如下。

（1）短暂性抽动障碍

1）起病于童年期或青少年早期,以4~5岁儿童最常见。

2）有复发性、不自主、重复、快速、无目的的单一或多部位运动抽动,或发声抽动,以眨眼、扮鬼脸或头部抽动较常见。

3）抽动能受意志克制短暂时间(数分钟至数小时),入睡后消失,检查未能发现神经系统障碍。

4）抽动症状一日内出现多次,几乎日日如此,至少持续2周,但持续不超过1年。

5）排除锥体外系神经疾病和其他原因所引起肌肉痉挛。

（2）慢性运动或发声抽动障碍

1）反复性、不自主、重复、快速、无目的抽动,任何一次抽动不超过三组肌肉。

2）在病程中,曾有运动抽动或发声抽动,但两者不同时存在。在数周或数月内,抽动的强度不改变。

3）能受意志克制抽动症状数分钟至数小时;病期至少持续1年。

4)21 岁以前起病。

5)排除慢性锥体外系神经系统病变、肌阵挛、面肌痉挛和精神病症状等。

（3）发声和多种运动联合抽动障碍

1)起病于 21 岁以前,大多数在 2~15 岁之间。

2)有复发性、不自主、重复的、快速的、无目的的抽动,影响多组肌肉。

3)多种运动抽动和一种或多种发声抽动同时出现于某些时候,但不一定必须同时存在。

4)能受意志克制数分钟至数小时。

5)症状的强度在数周或数月内有变化。

6)抽动一日发作多次,几乎日日如此。病程超过 1 年,且在同 1 年之中症状缓解不超过 2 个月以上。

7)排除小舞蹈症、肝豆状核变性、癫痫肌阵挛发作、药源性不自主运动及其他锥体外系病变。

2. 鉴别诊断

（1）小舞蹈症为风湿感染所致,以舞蹈样异常运动为特征,并有肌张力减低等其他体征,实验室检查提示链球菌感染,抗风湿治疗有效。

（2）亨廷顿病为常染色体显性遗传性疾病,多发生于 30~50 岁成人,偶见于儿童,以进行性不自主舞蹈样运动和痴呆症状为主,CT 检查可见尾状核萎缩。

（3）肝豆状核变性（又称威尔逊病）为常染色体隐性遗传性疾病,因铜代谢障碍而引起肝损害、锥体外系症状及体征,部分患者存在精神症状。可见角膜色素环(Kayser-Fleisher ring),血浆铜蓝蛋白减低。

（4）肌阵挛型癫痫为癫痫的一种发作形式,每次发作持续时间短暂,常伴有意识障碍,脑电图存在痫样放电,抗癫痫药物治疗可控制发作。

（5）迟发性运动障碍为长期大量服用抗精神病药物或突然停服时所发生的不自主运动障碍。根据服药情况、具体表现予以鉴别。

（四）治疗

抽动障碍的治疗包括药物治疗和非药物治疗,应根据患儿的具体情况选择适合于患儿的治疗。

1. 药物治疗　自 20 世纪 60 年代开始,药物即被用于抽动障碍的治疗,这些药物主要包括抗精神病药和 α- 肾上腺素能受体激动剂。对于症状较重的短暂性或慢性运动或发声抽动障碍患儿,应采用药物治疗,及时控制患儿的症状。对于发声和多种运动联合抽动障碍的患儿,应积极采用药物治疗,及时控制患儿的症状,并阻止患儿病情的发展。常用的药物如下。

（1）抗精神病药

1)硫必利(tiapride):该药疗效不如氟哌啶醇,但不良反应较小。对于症状较轻的患儿,可先于氟哌啶醇等使用。常用剂量为 50~100mg/ 次,每日 2~3 次。主要不良反应有头昏、无力、嗜睡等。

2)氟哌啶醇(haloperidol):该药治疗抽动效果较好,有效率为 60%~90%。起始剂量为 0.5mg/d,睡前服。如疗效不显,无明显不良反应,可逐渐加量,一般剂量为 0.5~6mg/d。一般来说,如剂量达到 4~6mg/d,症状改善不明显,再加大药量,症状也难以得到进一步缓解。服用期间应注意药物不良反应,如出现药物不良反应,应及时予以处理。

(2)非典型抗精神病药:目前,有开放性研究表明,除氯氮平外,其他各种非典型抗精神病药,包括利培酮、奥氮平、喹硫平、齐拉西酮、阿立哌唑,均能有效治疗抽动障碍。因该类药不良反应较传统抗精神病药少,因此,在抽动障碍的治疗中,使用日渐增多。该类药治疗抽动的剂量较抗精神病药物的剂量低。

(3)可乐定(clonidine):该药为 α-肾上腺素受体激动剂,可使约 30%~40% 的患儿的抽动症状得到明显改善。该药尚可治疗注意缺陷多动障碍,有效改善注意缺陷多动障碍的多动和冲动。因此,尤其适用于伴有注意缺陷多动障碍的抽动障碍患儿。该药起始剂量为0.05mg/d,如疗效不显,可逐渐加量,一般剂量为 0.05~0.3mg/d,分 3 次左右服用。该药不良反应较小,部分患儿出现过度镇静,少数患儿出现头昏、头痛、乏力、口干、易激惹,偶见直立性低血压、心动过缓。长期大量服用停用时宜逐渐停药,以免引起血压急剧增高。本药有透皮缓释贴片,较适宜儿童使用。

(4)其他药物对于难以控制的抽动症状,常常需要两种或两种以上药物联合使用。有报道氟哌啶醇合并丙戊酸钠治疗 TS 取得较好疗效。此外,还可合并氟西汀、氯硝西泮等进行治疗。

此外,对于抽动障碍患儿的共患病,应选用适当的方法予以治疗。如共患强迫症时,可选用选择性 5-羟色胺再摄取抑制剂或氯米帕明予以治疗。对于共患的注意缺陷多动障碍,可选用可乐定、托莫西汀予以治疗,国外报道也可使用氟哌啶醇合并哌甲酯进行治疗。

2. 非药物治疗 症状轻微者无需特殊药物治疗,但应注意调整环境及消除不利的心理因素对患儿的影响。

神经调控治疗是一种经由植入性和非植入性技术、电或化学手段等过程,以实现改善中枢、周围或自主神经系统功能的治疗方法。有研究提出相对于药物难治性抽动障碍患儿,可尝试使用神经调控的方法来进行治疗,比如脑电生物反馈、经颅微电流刺激、重复经颅磁刺激、深部脑刺激等。杨丽丽等使用经颅微电流刺激疗法治疗儿童 TD 结果显示耶鲁综合抽动严重程度量表(Yale Global Tie Severity Scale,YGTSS)总分下降,视听觉注意力持续操作测验(Integrated Visual And Auditory Continuous Performance Test,IVA-CPT)评测值升高,疗效显著。此外,有研究显示脑电生物反馈和经颅磁刺激具有无创和安全的优点,虽证实了其有效性,但目前仍缺乏大量随访观察和多中心双盲研究证据。在制订儿童抽动障碍的治疗方案时,有效性和安全性是需要同时且慎重考虑的,对于药物难治性抽动障碍患儿,经过权衡临床获益风险比,神经调控治疗不失为一种好的选择。此外,应加强健康教育,让家长和老师了解患儿的抽动是一种病,而并非患儿有意地"乱动"、出"怪样"或有意地出声扰乱课堂秩序。要对患儿既不歧视、也不过分关注。因过分关注或阻止患儿症状,或强行要求患儿控制自己,反而可能导致患儿紧张不安,从而加重抽动症状。同时,患儿本人、家长和老师也应了解本病的特点,合理安排患儿生活,避免过度兴奋、紧张、劳累、感冒发热等诱发或加重因素。除个别症状严重者或自伤者需要休息治疗外,一般无需休息治疗,但可依据病情轻重适当减轻学习负担,适当延长睡眠时间,避免过度紧张,避免剧烈运动。

同时加强支持性心理治疗、认知疗法、家庭治疗,帮助患儿和家长正确认识该障碍,正确看待和处理所遇到的问题(如同学的耻笑等),消除环境中对患儿症状产生不利影响的各种因素,改善患儿情绪,增强患儿自信。在行为治疗中,习惯逆转训练、放松训练等对治疗该障碍也有一定帮助。

九、进食障碍

进食障碍(eating disorder)是由青少年心理社会因素引起的一组非器质性进食问题、病变,如神经性厌食和神经性贪食症。

(一) 神经性厌食

主动性节食、畏食,进而缺乏食欲、消瘦、内分泌代谢紊乱。国外报道较多,如美国16~18 岁女性神经性厌食(anorexia nervosa)的患病率为 1%,女性多于男性(10∶1)。神经性厌食的死亡率约为 10%。

1. 高危因素 儿童常有情绪紊乱,如过分依赖、孤独,进而抑郁;家庭不和或父母教养方法不当使儿童敏感、任性自负、固执己见。

2. 临床表现 始为节食,继而畏食、呕吐、消瘦,后期导致主要脏器功能减退,甚至危及生命。严重电解质紊乱,如低钾低氯性碱中毒;心律失常;贫血,骨髓再生不良;内分泌紊乱,如女性闭经。

3. 诊断 ①病史:有意减少进食量导致短期体重明显降低;女性可出现闭经;②体格检查与实验室检查:体重不超过原体重的 75%;排除其他器质性疾病。

4. 治疗 主要是心理治疗、行为调节和营养康复。伴抑郁症者可服用抗抑郁药。

(二) 神经性贪食症

神经性贪食症(bulimia nervosa)为反复发作、无控制的多食以及暴食病症,多见女性儿童、少年。

1. 病因 尚无明确原因。可能与青春期下丘脑功能有关。

2. 临床表现 有暴食 - 呕吐反复发作典型表现,即强烈的进食冲动以至无法自己控制食量,继而担心暴食使体重增加,又采用催吐等方法控制,可伴发神经性厌食。

3. 诊断 ①病史:每周两次以上发作性暴食,同时恐惧体重增加,故常用引吐、导泻、增加运动量等方法,持续至少 3 个月;可伴有情绪烦躁、人际关系不良;②体格检查与实验室检查:排除器质性病变所致暴食。

4. 治疗 多数神经性贪食症需要住院进行心理治疗和药物治疗。Gillberg 和 Comings均报道神经性厌食症和孤独症在同一家族中发生。一项随访研究发现,在典型神经性厌食症病例中,18% 患孤独谱系疾病(孤独症占 4%,阿斯伯格综合征占 6%,非典型孤独症占8%)。其他进食问题如拒吃某种食物、偏好某种食物(喜欢软食、糊状物)、异食癖(吃纸、烟、花)、储藏食物、进食过多,或不同程度的厌食、拒食、强迫性摆放盘中食物,在孤独症患者中很常见。

十、精神分裂症

儿童少年精神分裂症(schizophrenia)是指一组病因未明,起病于 18 岁以前,以个性改变、特征性的思维、情感和行为等多方面异常,思维、情感、行为与环境不协调为主要表现的精神障碍。患者意识清晰,智能正常,部分患者可出现认知功能损害。自然病程迁延,多数呈复发、加重、慢性化和衰退的过程,少部分保持痊愈或基本痊愈状态。20 世纪初,Kraepelin 观察一组起病于儿童期的精神病,称为 "早发性痴呆",相当于目前所指的儿童少年精神分裂症。

Wing 和 Gillerg 报道部分孤独症患者在儿童晚期至成年早期发生紧张症;有证据提示,

某些儿童精神分裂症在早期常有孤独谱系障碍。在61例青少年期发生精神病性症状(幻觉、妄想、思维障碍、躁狂)的患者中,5%在以前诊断为孤独症或童年瓦解性障碍[黑勒综合征(Heller syndrome)]。近年来ASD共患双相障碍也引起了关注。

有学者认为孤独症谱系障碍患者伴有的其他症状和障碍,并非由孤独谱系疾病本身引起,而是脑不同部位发育受损的共存症状,或是精神分裂症、双相障碍以及各种人格障碍在童年早期的共同表现,有待进一步追踪研究。

(一)流行病学

儿童少年精神分裂症的患病率较成人低。国外报道15岁以下精神分裂症的患病率约0.14‰~0.34‰。国内文献报道儿童少年精神分裂症患病率为0.05‰~0.08‰,起病于12岁以前较为少见。国内外的报道中大部分提示发病有一定的性别差异,男性与女性的患病率比例约为2:1。

(二)病因及发病机制

儿童少年精神分裂症的病因迄今不清楚,尚处于探索阶段,现将各种观点归纳如下。

1. 家族中高发病率 Bender等报道精神分裂症患儿的双亲患精神病比例较高,母亲43%,父亲40%。Werry等报道美国11~12岁24例精神分裂症患儿中有精神分裂症家族史者占17%。国内统计的25例儿童精神分裂症者8例(占32%)有阳性家族史。

2. 双生子高同病率 在双生子研究中发现单卵性双生子比双卵双生子同病概率高。Kallman和Roth发现少年前期精神分裂症中双卵双生子同病率为17.1%,单卵双生子则高达70.6%;在成人精神分裂症中,双卵双生子同病率为14.7%,单卵双生子则为85.9%,也有显著性差异。

3. 寄养研究 Heston将精神分裂症患者的子女从小寄养出去,设立对照组。实验组47人,其生母均为精神分裂症患者,对照组50人其父母均无精神病病史。结果实验组在成年后有5人患精神分裂症,4例有智力低下,而对照组无1人患病。

(三)临床表现

儿童精神分裂症的基本临床症状与成人相同,即表现为思维、情感、行为等多方面障碍,以精神活动与环境不协调为特征。儿童的智力水平越高,发病年龄越晚,与成人患者的临床表现越相似。

1. 神经症性症状 表现为萎靡不振,注意力不集中,记忆力下降,头昏、头痛,夜间睡眠障碍,学习成绩下降。

2. 性格改变 多表现为性格执拗、任性、怪僻、自卑,生活懒散被动,不讲卫生,对事冷漠,粗枝大叶,有时突然大发脾气等。

3. 行为、情绪障碍 好惹是生非,恶作剧,调皮捣蛋,破坏伤人,说谎、逃学、外出游荡,常被家长误认为是品行问题被严加管教,收效甚微。有的表现焦虑、紧张、无故恐惧、哭泣,有的患儿情感淡漠、低沉抑郁、傻笑等。

4. 个性改变明显 天真活泼、待人热情的儿童变得冷淡不合群、生活懒散、学习偷懒、任性执拗、个性古怪、独自关在房间里不许外人或父母入内,对父母冷淡,变得孤僻、退缩。

5. 感知觉障碍 以听、视幻觉多见。以幻想性内容为主。视幻觉色彩鲜明,内容多为恐怖性。如一患儿每晚看见从窗外伸进一个鬼怪的头,张嘴瞪眼甚是可怕。另一患儿常双手捂眼喊叫,问其原因,说看见一条大花猪迎面向他跑来。听幻觉多是一些使患儿不愉快、恐吓性的内容。一患儿听到月亮上的姑姑呼唤他的名字,另一患儿听见周围邻居在咒骂他。常有错觉出现,如把许多小黑点看成蝴蝶,一会看成娃娃脸形。看到天花板贴的壁纸,说每个花格都是骷髅头像,坚决要揭掉。也可出现感知综合障碍,如看到自己头变长了,脸变大了,面孔丑了。

6. 思维和言语障碍 患儿常重复单调言语,含糊不清或自言自语,别人难以听懂。有的出现模仿言语,如问他"你几岁了",患儿回答"你几岁了",再问"你叫什么名字",患儿也答"你叫什么名字"。有的表现缄默不语,对他说什么均不回答。年龄稍大儿童可出现逻辑倒错、思维散漫、思维破裂等。如问患者叫什么名字,患者回答:"这边倒,那边倒,流水哗哗响,你是一个大坏蛋,春天的花儿多么好……"有患儿行为怪异,时有到厕所捞大便吃的行为,其理由是"大便为庄稼的肥料,能肥田,既然能肥田就能肥人,为加强营养所以要吃"。妄想是常见的精神症状,年龄较小患者,妄想内容简单,缺乏系统性。以被害妄想和关系妄想常见。如患儿姓"花",看花仙子电视后,以为电视暗示自己是花仙子,周围人羡慕、嫉妒自己,为此要防范他人,做事处处小心,行为诡秘。也有患者坚信自己不是人,而是别的某种动物,动作行为均模仿动物,称为"变兽妄想"。

(四) 诊断

目前,国内外都没有制订专门用于儿童少年的精神分裂症诊断标准,一般参照 ICD-10 中关于成人精神分裂症诊断标准。

症状标准如下,存在以下 1~4 项中至少 1 个症状,如症状不确切则需 2 个或多个症状,或存在 5~8 项中确切的 2 组以上症状群。

1. 思维鸣响、思维插入或思维被撤走,以及思维被广播。

2. 躯体、思维、行动、感觉被控制,受到影响;或其他被动妄想;妄想性知觉。

3. 对患儿的行为进行跟踪性评论,或彼此对患儿加以讨论的幻听,或来源于身体某一部分的其他类型的听幻觉。

4. 与文化不相称且不可能的其他类型的持续性妄想。例如,认为自己具有超人的力量和能力,能控制天气,或与另一世界的外来者进行交流。

5. 伴有转瞬即逝的或未充分形成的无明显情感内容的妄想,或伴有持久的超价观念,或连续数周至数月每日均出现的任何感官的幻觉。

6. 思维破裂,或无关的插入语,导致言语不连贯,或不中肯,或词语新作。

7. 紧张性行为,如兴奋、固定的姿势,或蜡样屈曲、违拗、缄默及木僵。

8. "阴性"症状,如显著的情感淡漠、言语贫乏、情感反应迟钝或不协调,常导致社会功能退缩及社会功能的下降。

9. 个人行为的某些方面发生显著的、持久的、总体性质的改变,表现为丧失兴趣、缺乏目的、懒散、自我专注及社会功能退缩。

患者的这些精神症状持续 1 个月以上,排除躯体疾病或物质滥用所致的精神障碍,则可做出精神分裂症的诊断。若病程不足 1 个月,应首先诊断为急性短暂性精神障碍。如果症状持续存在,达到 1 个月以后可改诊断为精神分裂症。

由于儿童少年的心理发育尚处于未成熟阶段以及其他的心理特点,如语言表达能力较差,词汇量较少,注意力不集中,记忆尚未发育成熟,对医生违拗或过分顺从,害怕住院而不愿说出症状等,都可能使诊断过程困难。因此,医生要从父母、教师等多方面采集病史,精神检查时应让患者感到舒服自在，耐心与患者交谈，仔细观察他们的行为、情感反应以及日常活动，再掌握好诊断标准，才能做出比较可靠的诊断。

（五）治疗

以根据每个患者的具体情况制订合适的治疗方案为治疗原则。治疗目的为不仅要减轻或消除精神症状，还要促进患者的心理发育。参与治疗者不仅是医师，还需要护士、家长、教师的积极配合。治疗方法以药物治疗为主，同时调动心理治疗等其他服务资源。治疗前要做好必要的准备，如治疗方法应获得患者和家长的同意，充分了解患者的生理和心理发育情况，与患者接触中使用的语言和术语都应适合患者的相应年龄，确认治疗方案未违背法律条款。

1. 药物治疗　儿童精神分裂症主要采用抗精神病药物。虽然儿童患者使用的药物与成人患者一样，但儿童患者与成人患者的药动学，如神经递质 - 受体的敏感性不完全相同，因此药物治疗的过程中要考虑到儿童的特点。不提倡大剂量用药，因为研究已经证实大剂量不比常规剂量效果好，药物不良反应却会明显增加。用药初期一般都会出现一些不良反应，这时要耐心倾听患者和家长的诉述，更重要的是告诉他们经过一定时间以后不良反应可缓解。但如果出现急性肌张力障碍、体位性低血压及过敏反应等不良反应则必须及时处理。若出现急性肌张力障碍，最好将药物剂量减小，或换用非经典抗精神病药，对儿童患者尽量少用或不使用抗胆碱药或 β 受体阻滞剂，以避免这两类药物的不良反应。

2. 心理治疗　心理治疗适用于精神分裂症巩固期维持治疗期的患儿。针对患者的支持性心理治疗主要解决患者因精神症状、学业问题、人际关系问题引起的抑郁和焦虑情绪。针对家长的支持性治疗主要解决家长面对一系列心理应激所产生的抑郁和焦虑情绪。这些心理应激有患者的病态表现对患者自身、家长、邻居和同伴造成的伤害和不良影响；让患者服从就诊和治疗等安排；处理药物的不良反应，疾病的不良预后；缓解患者学业和前途的担忧、经济困难等问题。医师帮助患者和家长分析问题和现状，给予鼓励和指导，帮助他们建立正确的应对方式，达到尽量消除他们的焦虑和抑郁情绪，有利于患者康复的目的。

3. 心理治疗康复训练　康复训练适用于维持治疗期的患者。内容有：植树、除草、种花、浇水、手工编织、泥工、折纸、打扫卫生、饲养小动物、制作工艺品等劳作训练或职业治疗（occupational therapy）；欣赏音乐、参加演唱会、看电影或电视、听广播、组织游戏、跳舞、旅游、参加体育比赛等娱乐活动；以小组形式，采用模仿、预演、实践、反馈及社会强化等方法的人际交往技巧训练。通过康复训练让患者掌握日常生活能力和人际交往技巧，防止社会功能的衰退。

（刘木金　李平甘）

第二节　孤独症家庭的认识

一、孤独症家庭生命周期特征

（一）孤独症家庭面临终生的巨大压力

有研究发现，孤独症家庭遭遇的压力非一般家庭所能比拟，家庭需要承担孤独症者终身照料的责任,并在整个生命过程中,看不到未来的希望。D妈妈曾经有一份不错的工作,和一个爱她的丈夫,当时怀孕时,对未来的生活充满期待,但是从患儿出生后被确诊为孤独症那天起,她的生活发生了巨大的变化。在提到心理压力时,她说:"还有一个困难是什么呢,你比如说一个小生命的诞生,你从对他的期盼转到一个残酷的现实,这个心理的转变的接受能力,对人的压力特别大!"A爸爸在提到对未来生活的打算时,没有直接表达自己的观点,而是转述了A妈妈多次对未来失去信心时的悲愤,"崩溃了,受不了了"。

(二)孤独症家庭与普通家庭不同的生命周期

某研究通过对孤独症家庭的观察和访谈,发现孤独症家庭具有与普通家庭不一样的家庭生命周期。其主要原因是孤独症儿童给家庭带来的变化。研究中的孤独症儿童的出生,在一开始并不会被直接发现患有孤独症,而是他们的父母发现与其他患儿存在行为上的异常,才到专业机构或医院确诊为孤独症。这时整个家庭发生了天翻地覆的变化,原有预想的发展周期出现了颠覆性的改变。如C妈妈提到,"在一开始并不知道他有问题……去了好多医院,最后在北医六院确诊为孤独症,从那个时候,家里整个就变了,心态也全变了。"因此,与健全儿童相比,孤独症人士生命周期最大的不同是多了一个确诊期,从某种意义上,这才是孤独症人士的诞生之日,也是个体儿童和家庭转变的分水岭,儿童被作为孤独症被认定,家庭也真正成为孤独症家庭。这个时候,孤独症家庭还有一个自我身份认同和调整的过程,如B的妈妈在回忆当时家庭的调整时说:"有了他以后吧,我们的生活和别人家就不一样了,我从单位退回来,其实我挺喜欢工作的,现在他爸爸在外面拼命工作赚钱,我以前特别希望能自己开一家店,现在没有精力了。"

孤独症者生命周期可以分为六个阶段:出生、被哺乳、康复、社会融入、养老、失养。出生阶段为生命的诞生;被哺乳阶段为正常生理的养育;康复阶段包含孤独症者的确诊、康复训练、教育等部分;社会融入主要包括社会交往,可能存在的就业、结婚和生育等生活历程;养老阶段为孤独症者依靠外界力量实现生命存续的阶段;失养阶段主要以孤独症者的照料者离世为标志。

孤独症者的家庭生命周期也因此可以分为六个阶段:形成期、困惑期、确诊期、身份认同期、抚养期和解体期。形成期类似普通家庭的儿童初生阶段;困惑期出现对儿童异常行为的担心;诊断期为孤独症家庭与普通家庭的分水岭,标志着孤独症家庭的诞生;身份认同期为家庭对孤独症家庭这个现实的接受过程;抚养期包括孤独症者的康复、教育和社会融入;解体期为孤独症者失去家庭内部的照料者。其中抚养期是孤独症家庭最困难的时期,涵盖了孤独症者的康复、社会融入和养老,整个确诊后的孤独症者的人生大部分时间。

(三)孤独症家庭不同生命周期阶段的需求

根据上述孤独症家庭生命周期的不同阶段,可以发现孤独症家庭在不同阶段表现出的需求不同。为了更好地显示不同周期的特征,将孤独症家庭面临压力、应激反应、行为和需求分阶段具体分析如下。

1. 形成期 与普通家庭一样,在这个阶段,孤独症家庭完成了家庭的组建、新生命的孕育、生育、新生儿抚养、幼儿园养育等过程,不存在与普通家庭有额外的压力、应激反应、行为和需求。

2. 困惑期 父母对儿童表现出的异常行为感到困惑,特别是当儿童到了学习说话等阶段,发现他们与同龄儿童相比明显不同时,开始怀疑自己的子女是否存在残疾。儿童行为异常这种压力会使父母产生心理上的焦虑、担心,这时父母都特别渴望知道自己的子女到底是哪里出现了问题。

3. 确诊期　在初步确诊后,大部分父母都不相信或不愿相信子女患有孤独症,他们会去寻找认为最为权威的机构进行反复确诊。在某种意义上,这个阶段才是孤独症家庭的诞生阶段,从此孤独症家庭的家庭结构、家庭秩序、家庭成员的生命轨迹开始"偏离正常"模式,整个家庭进入与普通家庭完全不同的发展轨迹。

4. 身份认同期　父母接受孤独症儿童这一事实需要很长时间,这时家庭的结构和秩序都受到很大的冲击。他们在这个阶段开始思考未来的生活应该如何来安排,有的家庭夫妻一方回归家庭,另外一方在外工作养家,导致父母双方能够自由支配的时间非常少。甚至有的家庭出现夫妻离异,对于抚养者来说负面的压力更加明显。相对于其他家庭来说,孤独症家庭的收入来源减少,而家庭的开支因需要给儿童支付高额的康复费用变得庞大。

5. 抚养期　抚养阶段,一般是孤独症者从开始步入学前教育阶段到孤独症者的父母去世这一漫长的阶段。在这个阶段中,孤独症患者将经历教育、就业、婚姻、生育等社会参与的活动。孤独症家庭将从经济、康复、教育、就业、身心等多个方面寻求外界的支持。

6. 解体期　在这个阶段,孤独症患者的父母去世,孤独症患者失去父母的照料,将面临看护、养老、医疗等一系列问题。如果孤独症患者是独生子女,其父母一般考虑将其送到专门的托管机构,或交由亲朋好友代为继续照料。也有的家庭通过再生或多生一个患儿的方法,实现孤独症患者的兄弟姐妹接替父母的照顾责任。这时,父母在考虑财产处置时,都将家庭财产如何能够保证孤独症患者的托养作为主要的考虑目标。

二、儿童孤独症对家庭关系的影响

(一)儿童孤独症对儿童父母的夫妻关系的影响

许多研究把夫妻关系作为整个家庭关系的核心,夫妻关系的好坏对整个家庭系统的和谐稳定起到了最重要的作用。父母作为孤独症儿童最主要的照顾者,其与患儿相处的时间最多,了解最深。相对应的,孤独症儿童对父母所产生的影响在整个家庭系统中也是最深刻和最明显。而父母之间的相互关系即夫妻关系又是最易受患儿影响的一个方面。

孤独症儿童对父母夫妻关系的影响以消极影响为主,但也存在积极的影响。消极方面主要体现在父母的婚姻幸福感及婚姻的维持情况上。大多孤独症儿童父母的婚姻幸福感均低于正常发展儿童的父母,即使报告婚姻状况良好的夫妻也会存在夫妻关系紧张的时期。Myers 等就孤独症儿童父母的夫妻关系的调查研究发现,有 15% 的夫妻报告他们正处于紧张的关系中。就整个孤独症父母总体而言,婚姻满意度处于一个下降的状态。

儿童孤独症对父母夫妻关系影响最显著的一个方面是离婚率的增加。大众媒体报道孤独症儿童的父母的离婚率高达 80%,虽然实证研究显示这一说法过于夸大,但是儿童孤独症确实对父母的离婚率产生了影响。一般而言,有孤独症儿童家庭父母的离婚率显著高于正常儿童家庭。

孤独症儿童对父母夫妻关系的积极影响主要表现为增加夫妻亲密度的可能性。虽然养育孤独症儿童对夫妻双方都是一种挑战,但是在经历了最初的不适应后,夫妻间可能会发展出一种新的更有效的交流方式,通过共同处理患儿在治疗在成长过程中面临的各种挑战,使夫妻之间得以建立更紧密的联结。

儿童孤独症通过多种方式影响夫妻关系。首先,由于儿童患有孤独症而带来的相应的需求会挑战夫妻原有的资源以及其运作的模式。儿童患上孤独症这一事件成为其家庭整个生活的分水岭,孤独症患儿的父母倾尽所有也许都不能满足孤独症所带来的各方面的需求,从而引发各种问题和矛盾;其次,儿童孤独症带来了夫妻双方的紧张情绪。照料孤独症患儿耗费了父母大量的精力和时间,限制了他们的社会交往和休闲活动,也减少了夫妻二人独处的时间,也就减少了夫妻间的情感交流,影响其关系的亲密度。并且对孤独症特殊的养育要求使得父母没法向其他人寻求意见,只有夫妻二人彼此可以依靠,这种强烈的捆绑式的身体和情感的需求使双方都无力承担;再次,夫妻中的角色变化。养育一个患有孤独症的儿童,一般需要父母中其中一个辞职照顾患儿,另一个也就需要工作更多,双方的责任都变得比以前更重,可能导致不满和冲突,进而导致夫妻关系的恶化。当这些消极因素的力量达到最紧张的时候,夫妻关系也就到了破裂的边缘。

(二)儿童孤独症对儿童与兄弟姐妹之间关系的影响

孤独症患儿的兄弟姐妹比其他正常发展儿童的兄弟姐妹所承受的压力更大,孤独症儿童影响父母对待儿童的态度,从而影响正常儿童与孤独症患儿之间的关系,以及正常儿童在家庭中的适应和调节。

Moss 等的研究表明,相对于正常家庭的儿童而言,孤独症家庭中的正常儿童有更多的情绪方面的问题,并存在一定程度的适应性问题,同时亲社会行为也更少,由于孤独症儿童社交能力的缺陷,孤独症患儿的正常发展的兄弟姐妹的亲社会行为和自我培养的行为比一般儿童要低。虽然大部分正常发展的儿童报告了与其孤独症手足之间有良好的关系,但这种最初的亲密关系会随着时间流逝而变差。在孤独症儿童年幼时,正常发展的儿童与孤独症患儿的关系比年长时要更亲近。且父母不太关心孤独症患儿与其兄弟姐妹的关系,他们常把注意力放在孤独症患儿身上。这也进一步促使孤独症患儿与正常发展儿童之间的关系随着儿童的成长由亲密转为平淡。

儿童孤独症对其兄弟姐妹之间的关系也存在积极的一面。由于正常发展儿童不会与有发展障碍的孤独症儿童竞争,所以孤独症儿童对正常发展的手足有更多的敬佩,更少的争吵与竞争。此外,有些孤独症儿童家庭中的正常儿童通过当孤独症儿童的老师或充当其社会交往的中间人而有某种程度的受益,如语言能力的发展、更有耐心、对社会上的残疾人有更多的同情心。

孤独症儿童主要通过三个方面影响其与家庭中正常发展儿童的关系:一是由于孤独症儿童存在认知及发展障碍,需要照顾者给予更多的关心和照顾。这样就使得孤独症家庭中正常发展儿童获得的父母关注就会相对减少。对正常发展儿童的健康成长造成一定的影响;二是孤独症患儿语言交流能力的缺陷以及有限的社会交往能力,会影响孤独症儿童与正常发展的兄弟姐妹建立亲密关系。而孤独症儿童在公共场合中可能出现的令人尴尬的或难以应对的行为,会使其正常发展的兄弟姐妹产生羞愧情绪以及一定程度上的厌烦情绪;三是父母们经常会高估正常发展儿童对孤独症的理解能力,这些儿童可能并不清楚孤独症给自己家庭带来的影响,导致其对家庭的困难处境及孤独症儿童产生抱怨。

(三)儿童孤独症对亲子关系的影响

亲子关系是保持家庭系统正常运行的重要部分,由于孤独症儿童的特殊性,使得他们成为家庭的核心,这样孤独症儿童与父母间的亲子关系在孤独症家庭中也就更为重要了。

Montes 和 Halterman 的研究显示,虽然存在不断增加的各种压力和不太良好的交流质量,母亲与孤独症儿童之间关系的亲密度比全国的平均水平却更高。此外,在母亲与儿童情感的亲密度及依恋关系上,孤独症家庭与正常发展家庭并没有表现出差异。而对于养育孤独症儿童的父母来说,亲子之间的依恋关系会受儿童孤独症症状严重程度的消极影响。孤独症儿童呈现出来的行为问题,较正常发展儿童来说,具有其独特性、常发性以及终生性的特点,这就或多或少影响孤独症儿童与父母之间的亲密关系。

Hoffman 等的研究强调了这样一个事实:孤独症这一诊断本身就是亲子关系的一个保护性因素,因为父母会认为子女对自己的行为问题不需要负太多责任。即使孤独症儿童的行为使父母感到烦躁,他们也很少会对子女发脾气。父母会把子女的行为问题归咎于自己,从而影响父母的幸福感。此外,孤独症儿童的父母也不要与孤独症儿童保持太过亲密的关系,这样不仅不利于孤独症儿童社会交往能力的发展,也会影响家庭系统中其他关系的稳定。

总之,孤独症是一种具有异常行为特征的广泛性发育障碍,一般会较稳定地伴随着患者终生,对孤独症的治疗也相对复杂和艰辛,也会给家庭带来一定的物质和精神压力,并易导致家庭的不和谐。

因此,有必要重视儿童孤独症对家庭关系的影响,尤其是儿童孤独症对儿童父母的夫妻关系、儿童与兄弟姐妹之间关系以及亲子关系的影响。同时,家长和其他家庭成员对患儿的教养方式和态度也会影响孤独症儿童症状的发展,所以孤独症儿童的父母也需要调适自己的心理压力,平和地对待患儿并接受事实,给予其更多的关心与照顾,才能逐渐培养儿童的自理和生存能力,使其能更好地融入社会。

三、对策

(一)孤独症人士的权利保护应从"个人中心"向"家庭中心"转变

在中国的社会结构中,家庭仍然是孤独症人士最有效的支持主体。以孤独症者个人为中心的权利保护和社会支持体系虽然能够为孤独症人士提供必要的帮助,但是远不如朝夕相处的家庭对他们的作用大。而现在中国孤独症家庭艰难的境遇,使得孤独症人士赖以依靠的家庭不但难以持续提供必要的支持,而且正常家庭功能遭受了不可逆的损害,甚至是解体。其实,不但是孤独症家庭如此,许多残疾人家庭都面临同样的困境。因此,从以支持个人为中心向以支持家庭为中心的残疾人权利保护理念的转变迫在眉睫。

(二)孤独症人士的家庭权利保护应涵盖家庭的整个生命周期

目前对处于家庭生命周期早期的孤独症家庭的关注较多,其实处于生命周期较晚阶段的孤独症家庭困难更大。目前大部分孤独症家庭采用的方法是,在积极获得外部支持的同时,依靠孤独症家庭群体形成一个自助、互助的网络,以达到应对后期阶段的目的。有些家庭为了能顺利过渡到家庭的解体阶段,通过再生育的方式,为孤独症者构建后续的养育体系。无论是国家政策还是社会支持体系,应从孤独症家庭的完整生命周期进行设计和实施,避免服务递送的碎片化和不可持续。

(三)目前孤独症家庭的存续权最为关键

在中国当前阶段,对孤独症家庭提供支持时,应以修复受损家庭功能,保证家庭能够存在和持续生存为核心。孤独症家庭作为家庭的一种形态,有权利获得政府、社会、专业人士、志愿者等组织和个人提供的各类帮助,以保证家庭的基本存续权利。国家应当制订相应的政策,为家庭的存续提供便利,比如鼓励父母一方回归家庭,对其产生的经济压力通过财政补贴的方式加以解决,并且给予还在工作一方的单位更多的弹性工作方式,使其能在家庭照料和工作之间取得相应的平衡。社会应为存在困难的孤独症家庭提供相应的经济、专业知识、信息获取、情绪和身体调整等相关的专业化的社会服务。

（四）权利的保护以培育家庭的自我动力机制为核心

国家和社会对孤独症家庭的支持应以激活孤独症家庭内在固有的复原力为目的,使其在外界的帮助下,家庭自身的可持续发展能力得以恢复,促进家庭通过自身的努力来提高生活质量。因此,外界的支持在为家庭发展提供必要的良好外部环境的同时,也应该具有通过激活家庭复原力提升家庭自身发展能力的功能。

（五）孤独症家庭的权利保护是一个内部关联系统

政府和社会应通过孤独症家庭获助权的实现,来保护其存续权利。并在此基础上,进一步满足孤独症家庭在教育、职业、家庭衍生等方面的自由选择提供政策的支持和便利,以保护其自由权和公正权。从而通过对获助权、存续权、自由权和公正权的保护,为最终实现孤独症家庭的发展权提供必要的保障。

（李平甘　罗向阳）

第三节　社会对孤独症的认识

据《中国孤独症教育康复行业发展状况报告》显示,目前我国自闭障碍人群已超过1 000万,其中0~14岁儿童超过200万,发病率呈逐年上升趋势。如果社会对该病有准确认识,能建立健全相关的法律法规,保证孤独症等特殊儿童在教育、生活方面的相关权益,提高社会对其的包容,减少歧视。这在一定程度上影响孤独症的预防和治疗。

在社会对孤独症特征的认知方面,肖环玉调查显示仅有3.35%的人完全不清楚孤独症者的表现;王中华等调查显示完全不清楚孤独症的表现为1.98%。说明随着我国孤独症患者人数的增加及大众媒体的宣传增多,如电影《雨人》、电视剧《守望的天空》、纪录片《一位母亲的勇气：对话孤独症》等,社会大众对孤独症的了解较前进步。

关于孤独症病因方面,肖环玉发现74.35%的被访者归因为"心理障碍",54.28%认为是"缺乏家庭温暖",显示当时绝大多数人对孤独症的病因了解错误。王中华等调查显示有所好转,29.33%的受访者认为儿童患孤独症的最主要原因是"心理障碍",17.33%的认为是"缺乏家庭关爱及教育"。从以上数据可得出,社会在孤独症病因方面有一定程度的进步。

除了社会对孤独症的认识,患儿家庭成员对该病的认识也至关重要。有孤独症患儿的家庭成员不愿与他人谈论有关患儿的话题,有的家长不愿意面对。但对孤独症家庭的印象,46.84%的普通大众对孤独症患儿的家庭印象是独来独往,其中79.43%是敏感、心理压力大,30.36%回避患儿话题。治疗方面,肖环玉调查显示70.76%选择去康复中心,23.91%选择家中纠正。

王淑荣指出孤独症儿童在需要的发展中,不管是生理需要还是社会性需要都存在着以自我为中心的特点。虽然 57.37% 的受访者表示愿意自己的患儿和孤独症患儿交往,但也有39.9% 表示需要 "看情况,一般不会主动"。由于他们在社会互动中无法满足正常儿童的期待,导致他们不被正常儿童接受甚至被排斥,产生了 "社会排斥"。因此虽然实际上政策已给予了特殊儿童在社会交往方面的支持,但由于其他非正式社会支持的缺乏,孤独症儿童往往处于社交孤立的状态中。

2012 年党的十八大报告中明确提出 "支持特殊教育",2020 年 6 月教育部印发了《关于加强残疾儿童少年义务教育阶段随班就读工作的指导意见》。我国 "随班就读" 是在普通学校接纳特殊学生,让特殊患儿最大程度地同普通患儿一起学习成长。但在实际操作中,由于特殊儿童对课堂秩序的影响,有大量特殊儿童被迫从普通学校退学。50.67% 接受随班就读的思想。但调查显示,66.79% 的被访者表示 "同情,但不知道如何帮助他们",仅有 30.36% 表示会予以帮助。

(唐丹霞)

参考文献

[1] 段鹏程, 陈一奔. 缺乏与迷失: 社会支持理论视角下特殊儿童的社会交往现状. 少年儿童研究, 2022 (10): 62-71.

[2] HOLLOCKS M J, SIMONOFF E. Inspecting the glass half-full identifies strengths in the development of children with autism spectrum disorder. JAMA Netw Open, 2021, 4(3): e213155.

[3] 美国精神医学学会. 精神障碍诊断与统计手册. 北京: 北京大学出版社, 2014.

[4] 郝伟, 陆林. 精神病学. 8 版. 北京: 人民卫生出版社, 2018.

[5] ROMERO-GONZALEZ M, CHANDLER S, SIMONOFF E. The relationship of parental expressed emotion to co-occurring psychopathology in individuals with autism spectrum disorder: a systematic review. Res Dev Disabil, 2018, 72: 152-165.

[6] NEVILL R E, LECAVALIER L, STRATIS E A. Meta-analysis of parent-mediated interventions for young children with autism spectrum disorder. Autism, 2018, 22 (2): 84-98.

[7] 罗向阳, 康琬娟. 用两个手指引领患儿健康成长. 学龄前期实践篇. 广州: 世界图书出版广东有限公司, 2016.

[8] 静进. 孤独症的发病与遗传基因的关系. 中国儿童保健杂志, 2018, 09 (17): 555-557.

[9] 周小琳, 陈雪贞, 李栋方, 等. 注射用鼠神经生长因子联合利培酮治疗儿童孤独症的临床疗效分析. 医学信息, 2018, 31 (17): 63-65.

[10] 李平甘, 吴若豪, 李栋方, 等. BTR 整体策略在孤独症谱系障碍儿童中的干预效果分析. 中国生育健康杂志, 2020, 31 (1): 42-45.

[11] 李平甘, 孙怡, 李栋方, 等. 慢性疾病儿童的同胞关系的初步研究. 中国生育健康杂志, 2019, 30 (6): 501-504.

［12］五彩鹿孤独症研究院. 中国孤独症教育康复行业发展状况报告Ⅲ. 天津: 天津教育出版社, 2019.

［13］金星明, 静进. 发育与行为儿科学. 北京: 人民卫生出版社, 2014.

［14］金星明. 儿科专科医师规范化培训教材: 发育行为儿科学分册. 北京: 人民卫生出版社, 2017.

［15］李平甘, 吴若豪, 孙怡, 等. 孤独症谱系障碍儿童父母的心理防御机制分析. 中国卫生管理标准, 2019, 10 (16): 32-35.

第五章

孤独症 BTR 策略之药物治疗

第一节　孤独症药物治疗的思想和原则

传统的 ASD 干预策略是以特殊训练为主,认为针对 ASD 核心症状缺乏有效的药物治疗。药物主要用来治疗 ASD 伴发的一些情绪障碍和行为问题,如焦虑、抑郁、多动、冲动、易激惹、攻击行为等,常用的药物包括抗抑郁药、抗精神病药、治疗 ADHD 药等。这里存在了两个悖论:一是 ASD 的核心症状固然是社交障碍,但后者直接受到个体的情绪和行为的影响;如果药物能改变上述的情绪障碍和行为问题,就可以大大改善 ASD 的核心症状。二是基于历史的原因,绝大部分 ASD 从业者包括教师、康复师、儿保医生都没有药物治疗 ASD 的资质和经验,因此 ASD 康复都惯性地依靠教育和训练干预,而明显弱化了药物治疗的作用和意义。其实但凡疾病,正确的、针对性的、个性化的药物对疾病的控制和改善都是有积极作用的。在针对新型冠状病毒的抗病毒药物没有研发出来之前,临床上已经有一整套治疗新型冠状病毒肺炎的药物治疗方案;在精神领域的精神分裂、抑郁症、强迫症,每一个个体的具体病因没有清楚之前(很多时候可能一直不清楚)临床上也有针对性的药物治疗方案。作为一种明确定义为儿童早期神经发育障碍性疾病的 ASD 却止步于"无药可医"。

在理清了这两个悖论后,BTR 策略系统提出了医教结合的思想,对 ASD 的中、重度状态必须要给予针对性、个性化的药物治疗。2016 年国外一项针对孤独症谱系障碍使用抗精神药物的系统性综述研究表明,尽管目前缺乏抗精神病类药物治疗 ASD 核心症状(如刻板行为、沟通障碍等)的直接证据,但将抗精神病类药物作为 ASD 综合治疗的基础治疗之一是普遍得到世界认可的;尽管抗精神病类药物对改善 ASD 核心症状效果不显著,但考虑到 ASD 患者往往合并多种非核心精神症状(如躁动不安、焦虑、注意力缺陷多动等)。因此,目前国内外普遍认为抗精神病类药物对 ASD 的治疗主要体现在改善 ASD 患儿的精神症状上。该系统综述最后总结结论认为 ASD 的治疗应具有个体化,尽管抗精神病类药物在 ASD 患者中的应用需谨慎,但对于合并精神症状的 ASD 患儿是支持应用的。这些研究都对药物治疗 ASD 提供了审慎的支持。笔者团队从 1992 年来的临床应用证明,适当剂量的药物应用对 ASD 的治疗是必要的、也是安全的。

ASD 的药物治疗原则上是细分表型,针对性选药;从小剂量起滴定,摸索个体化剂量;观察治疗后反应,制订个性化方案;单药剂量宜小,多药联合取得最佳状态;中长程用药,争取在行为矫正后,并形成正当情绪和行为记忆后再逐渐停药;密切观察副作用,及时调整治疗方案。

第二节　临床治疗 ASD 的药物种类

按药物的治疗机制分类,可分为精神调节药物、抗抑郁药物、改善认知药物、神经营养药物。其中,精神调节药物可以稳定情绪,改善孤僻、退缩症状,如利培酮、氯丙嗪、奥氮平、阿普唑仑、氟哌啶醇。抗抑郁药物,可改善刻板重复行为,改善情绪并缓解强迫症状,包括百忧解、氟伏沙明、丁螺环酮等。改善认知药物提高患儿指向记忆,加强学习能力,常用的有石杉碱甲片、奥拉西坦。还包括神经营养药物,血管活性药物、营养因子,如复方丹参滴丸、脑蛋白水解物片、鼠神经生长因子、神经节苷脂等。

一、精神调节药物

1. 利培酮(risperidone)　其药理学机制是作为一种选择性单胺能拮抗剂,属于苯并异噁唑衍生物;与 5-HT 受体有较高的亲和力,能解除 5-HT 对多巴胺的抑制作用,从而调节前额叶多巴胺含量,使多巴胺稳定在一个相对高的水平;孤独症谱系障碍脑功能障碍主要表现为单胺氧化酶代谢异常,导致脑内多巴胺水平降低,因此利培酮可通过升高脑内多巴胺水平来改善孤独症患儿脑功能障碍,起到稳定患儿情绪的作用;此外,对于减少攻击行为也有明显效果,剂量从 0.25mg/d 开始,最大剂量一般不超过 2mg/d,用药初期可能出现嗜睡、体重增加等不良反应。但不良反应较氟哌啶醇明显减少,可以长期使用。

2. 氯丙嗪(chloropromazine)　其药理学机制是作为一种传统吩噻嗪类代表药,20世纪 50 年代即用于孤独症谱系障碍的治疗;可选择性拮抗与情绪相关的边缘系统多巴胺受体,起到稳定孤独症患儿情绪的作用;同时还可以通过拮抗网状结构上行激活系统的 α- 肾上腺素受体来减少孤独症患儿躁动及凌乱动作的异常行为,减少患儿攻击行为。临床可用于孤独症躁动及多动症状急性发作。

3. 奥氮平(olanzapine)　其药理学机制为一种新型非典型抗精神病药物,是噻吩苯二氮䓬类 5-HT/ 多巴胺拮抗剂,能改善脑内多种神经通路,尤其是选择性作用于边缘系统多巴胺通路,从而能全面改善精神症状。动物实验表明降低条件性回避反应与药物的抗精神病活动有关,而导致僵直的作用则与药物的运动副作用有关,奥氮平可以在低于致僵直的剂量下降低条件性回避反应。与某些其他抗精神病药不同,奥氮平可以增强对"抗焦虑"实验的反应。主要针对儿童孤独症的某些精神异常问题(如躁动、多动、情感冷漠及不遵守社会秩序等)。

4. 氟哌啶醇(haloperidol)　其药理作用机制为一种丁酰苯类抗精神病用药主要代表,其作用与氯丙嗪类似,有较强的多巴胺受体拮抗作用,在同等剂量下,其拮抗多巴胺受体的作用为氯丙嗪的 20~40 倍,属于强效低剂量的抗精神病症状药物;本品有很好的抗幻觉妄想和抗兴奋躁动的作用,阻断锥体外系多巴胺的作用较强,镇吐作用亦较强,但镇静、阻断 α-肾上腺素受体及胆碱能受体作用较弱。可针对孤独症患儿的冲动、多动、刻板等行为症状和情绪不稳、易激惹及攻击行为等情感症状。

二、针对多动、冲动的药物

ASD 患儿常常伴有 ADHD,根据 2013 年出版的《精神障碍诊断与统计手册(第 5 版)》(DSM-Ⅴ),广泛性发育障碍可以与 ADHD 共病诊断。常用于治疗 ASD 患儿 ADHD 症状的药物包括哌甲酯、托莫西汀和可乐定等。

1. 哌甲酯(methylphenidate) 哌甲酯是一种中枢神经兴奋剂,是治疗 ADHD 的常用药物。美国食品药品监督管理局(Food and Drug Administration,FDA)与国家市场监督管理总局(State Administration for Market Regulation)均批准哌甲酯治疗 ADHD。2008 年一项研究表明,哌甲酯可能会显著改善 ASD 伴 ADHD 患者的自控能力障碍、注意力缺陷等症状;提示哌甲酯可能会改善 ASD 患者的社交行为障碍。Jahromi 等研究显示,哌甲酯可以改善 ASD 共病 ADHD 患者多动、刻板行为等症状。但临床工作中应用哌甲酯需注意其成瘾性。

2. 托莫西汀(atomoxetine) 托莫西汀是一种选择性 NE 再摄取抑制剂,2002 年被美国 FDA 批准用于治疗 ADHD。近年来的随机对照试验显示,托莫西汀能显著改善伴有 ADHD 的 ASD 患儿的注意力不集中与多动等症状,其主要不良反应有乏力、上腹部不适等。

3. 可乐定(clonidine) 可乐定也是治疗 ADHD 的药物之一;关于可乐定治疗 ASD 的安慰剂对照双盲的试验显示,可乐定治疗 ASD 是有效且安全的;还有实验显示可乐定可以改善 ASD 患者的睡眠问题;不良反应较少且轻微。

三、情感稳定剂和抗癫痫药

情绪稳定剂如拉莫三嗪(lamotrigine)和双丙戊酸钠(divalproex sodium)等,常可用来稳定 ASD 患者的情绪,控制冲动、躁狂、兴奋和攻击等症状。2001 年一项双盲、随机、安慰剂对照的研究表明,拉莫三嗪可以改善 ASD 患儿的行为症状。Hollander 等研究显示,双丙戊酸钠可改善 ASD 患儿易激惹症状。Eri 等研究表明双丙戊酸钠可有效改善 ASD 患儿的情绪不稳、攻击和冲动等行为症状,且患儿的药物耐受良好。Rugino 等研究显示左乙拉西坦(levetiracetam)可以改善 ASD 患者多动、冲动、易怒等症状。

四、抗抑郁药物

1. 氟西汀(fluoxetine) 其药理学机制为一种选择性 5-HT 再摄取抑制药,其能有效地抑制神经元从突触间隙中摄取 5-HT,增加间隙中可供实际利用的 5-HT,从而改善情感状态,治疗抑郁性精神障碍症状;暨南大学和美国杜克大学研究团队共同研究表明,氟西汀可显著缓解 *SHANK3* 突变孤独症食蟹猴的社会交流障碍和刻板重复行为,尤其能缓解突变独症食蟹猴持续紧张焦虑的状态,不再躲避和其他猴的社交。临床应用方面,2014 年在澳大利亚及新西兰开展了 1 项针对氟西汀改善儿童及青少年孤独症异常行为的多中心、大样本、前瞻性研究发现,小剂量氟西汀对孤独症患儿刻板行为有一定的改善作用;2012 年在美国开展了 1 项针对氟西汀改善成年孤独症患者的单中心前瞻性研究发现,氟西汀可显著改善成年孤独症患者重复动作；同时氟西汀已证实可显著缓解孤独症患儿的攻击行为，且对高功能孤独症患儿同样有效，但用量亦不宜过大。

2. 氟伏沙明（fluvoxamine） 其药理学机制为抑制脑神经细胞对 5-HT 的再摄取，但不影响去甲肾上腺素的再摄取，其优点在于既无兴奋、镇静作用，又无抗胆碱、抗组胺作用，同时也不影响单胺氧化酶活性，对心血管系统无影响，不引起直立性低血压；由于氟伏沙明能选择性抑制神经元对 5-HT 的再摄取，因此广泛用于抑郁症、强迫症及儿童异常行为的治疗。临床应用包括对孤独症患儿的焦虑、抑郁及刻板重复、强迫性症状的治疗，有研究表明氟伏沙明对这些孤独症的症状尤其是刻板重复行为有显著治疗作用，同时对于合并全面性发育迟缓的孤独症患儿还有改善发育迟缓的作用；法国一项临床研究表明，小剂量氟伏沙明对孤独症谱系障碍患儿的自残行为、注意力缺陷、多动症状及躁动情绪均有明显的缓解作用；美国一项单中心双盲安慰剂对照研究发现，氟伏沙明对成年孤独症患者异常行为有明显改善作用。

3. 丁螺环酮（buspirone） 既往的研究表明，丁螺环酮可有效改善 ASD 患儿的易激惹、焦虑和淡漠等症状，且不良反应小。

五、改善认知药

1. 石杉碱甲片（huperzine A） 作为一种胆碱酯酶抑制剂，其作用特点是对乙酰胆碱酯酶有选择性抑制作用，可通过血脑屏障进入脑部，减少乙酰胆碱的水解，并增加乙酰胆碱的合成，从而增加孤独症患儿的学习记忆能力，改善认知行为功能；本品具有促进记忆再现和增强记忆保持的作用，适用于良性记忆障碍，提高患儿指向记忆、联想学习、图像回忆以及人像回忆等能力。临床应用包括国内已有研究显示，石杉碱甲片对孤独症合并智力低下的患儿认知障碍有一定的治疗作用，且不良反应较少。同时有研究表明，石杉碱甲片不仅可促进乙酰胆碱的合成，还可通过抑制脑组织中谷氨酸的释放，对神经元有一定的保护作用，为改善孤独症患儿认知功能的治疗机制。

2. 奥拉西坦（oxiracetam） 其药理学作用为一种吡拉西坦的类似物，是代表性促智药，属于中枢神经系统药物，可改善学习及记忆功能，机制研究结果显示，该药可促进乙酰胆碱和磷酰乙醇胺的合成，提高大脑中 ATP/ADP 比值，使大脑中蛋白质和核酸的合成增加，可用于患儿的神经功能缺失、记忆与智力障碍的治疗。临床应用包括动物实验研究表明，奥拉西坦能够有效激活腺苷酸激酶增加胆碱摄取亲和力，促进脑部循环代谢，提高对氧、葡萄糖利用率，改善记忆障碍，提高认知能力；国外研究显示，奥拉西坦治疗孤独症合并癫痫的患儿，既起到改善认知的作用，又能协助抗癫痫治疗，一定程度上解决了改善认知药物因有兴奋性而不能治疗合并癫痫的孤独症患儿。

六、神经营养药

1. 复方丹参滴丸 其可通过钙离子通道阻滞作用、抗血小板聚集、改善微循环，以及抗自由基损伤等多个机制改善脑血管循环，进而起到应用脑神经的作用。国内已有研究显示，复方丹参滴丸中的丹参素及三七总皂苷具有活血化瘀、豁痰开窍的作用，利于存在智力低下的患儿智力发育的改善，促进患儿脑代谢功能。

2. 脑蛋白水解物片 脑蛋白水解物片可通过调节神经元的代谢，诱导神经元的分化；

同时还能通过抗氧化、促脑能量代谢及提供神经递质、肽类激素、辅酶前体等多种机制起到营养神经的作用。研究表明存在认知障碍的患儿应用脑蛋白水解物片具有改善认知的效果,推测其可通过促进脑细胞的修复及改善脑神经递质的传递来起到改善认知的作用。

3. **鼠神经生长因子** 可通过促进神经元髓鞘修复,降低髓鞘肿胀发生率及降低变性神经纤维的数量来起到营养神经的作用;研究表明,鼠神经生长因子有助于促进各种合并中枢或周围神经髓鞘发育不良患儿神经纤维的修复,如面神经损伤、臂丛神经损伤及脑干损伤等。

4. **神经节苷脂** 神经节苷脂可保护细胞活性,稳定细胞膜结构和功能,并减少细胞内钙离子浓度,继而降低兴奋性氨基酸的神经毒性。国内药理实验已证实,神经节苷脂可阻抑氧自由基产生过多的损害,减少脑出血的发生;减轻脑缺血对 Na-K-ATP 酶的抑制作用,增强 HSP70 和 TGF-β 的表达;降低谷氨酸含量和明显减少细胞凋亡。对新生儿缺血缺氧性脑病、脑性瘫痪、运动发育迟缓、病毒性脑炎等儿科神经系统常见病均有很好的疗效。

5. **其他** 许多 ASD 患儿智力水平低下,生活自理能力差;因此可以选择一些脑神经营养药(如吡拉西坦和多奈哌齐等)来改善这些患儿的脑功能。相关研究表明,吡拉西坦(piracetam)脑蛋白水解物在改善 ASD 患儿语言能力方面可能有着积极意义。2002 年一项研究显示,多奈哌齐可以显著改善 ASD 患者的易怒和多动症状。

总之,ASD 是一种复杂的神经发育障碍性疾病,目前还没有治疗其核心症状的有效药物,在应用上述药物治疗孤独症各种症状时,应考虑各种药物的主要适应证和不良反应,合理应用药物治疗孤独症的各种症状。

第三节　ASD 不同表型的药物治疗方案

孤独症儿童的典型核心症状为社会交往障碍、兴趣范围狭窄以及行为刻板、语言发育迟缓,但个体差异较大。根据行为特征、年龄、语言水平和认知能力不同,孤独症儿童可能表现出不同的临床表型。早期可表现为语言发育迟缓,但会自言自语,重复某些音节;或表情淡漠、兴趣狭隘或难带养。到幼儿期可表现为语言社会性失用,语言交流障碍,刻板行为;不合群,兴奋多动,无规则意识;睡眠障碍,作息规律混乱;精神情绪异常,或打自己,或有打人等攻击行为。到学龄期后可表现为不合群、交友障碍,多种情绪异常:强迫、刻板、固执、抑郁、焦虑等;或精神异常,攻击行为和不当的性冲动表达。还可以多种异常行为叠加,可以在不同时期,异常行为的转换;或同一种行为在不同时间的轻重状况变化。因此,药物治疗必须根据儿童不同表型针对性选择药物,根据不同时期的不同状态及时调整方案。

1. **表情淡漠、情绪低落** 这是 ASD 的常见表现之一,但常常被家长、老师、康复师所忽视,因为这些表现对他人的影响较少。而这种表现的本质是 ASD 儿童的社交内驱力低下,会严重影响儿童的社交能力。可以先进行激发儿童情绪、激动儿童内需的训练。需要药物治疗时,可选用催产素滴鼻,或口服丁螺环酮、氟西汀等药物。

2. **重复刻板、不理他人** 这是 ASD 最常见的外显表现,容易被家长发现和描述。如果不严重的可以通过参与儿童的活动来激发其互动意识和社交行为。如果需要药物治疗时,可以选用利培酮、氟伏沙明、丁螺环酮等药物。

3. 重复刻板、精神恍惚 这种表型常常对儿童的正常行为形成产生严重的远期的影响,要及时纠正和控制。药物治疗可以选用奥氮平、氯丙嗪、利培酮等药物。

4. 兴奋多动、刻板跳跃(或大叫) 可以先通过感觉统合训练来减轻这种行为。如果影响儿童接受其他的训练要及时药物治疗。可以选用阿立哌唑、氟哌啶醇、氟伏沙明等药物。

5. 胆怯退缩、独处一隅 这种状况要及时给儿童以关爱、保护,避免收到刺激、惊吓。如果需要药物治疗,可以选用阿普唑仑、丁螺环酮等。

6. 睡眠障碍、夜间哭闹 除了注意神经发育障碍的因素外,还得注意患儿的营养问题。可以使用褪黑素、利培酮或补充维生素 A、D。

7. 消化不良、少食、偏食 这种状况可以由于 ASD 刻板行为引起的严重偏食而继发消化功能障碍所致。在治疗 ASD 的同时可以加用促进消化功能的药物,如益生菌、多酶片、锌剂等。

第四节 药物治疗的获益及风险

儿童孤独症作为一种致残性较高的神经发育障碍性疾病,药物治疗的意义越来越受到重视和广泛接受,已有多种非典型抗精神病药物被美国 FDA 批准作为治疗 ASD 的一线用药。

一、药物治疗获益的途径

ASD 药物治疗的获益可以有临时获益和中长期获益。比如儿童兴奋多动、睡眠不宁、行为刻板,服用利培酮治疗后,他可能很快改善了睡眠,这时的获益是临时,而兴奋多动的改变可能是中长期的获益,而刻板行为的纠正则是更长期的获益。也有直接获益和间接获益。ASD 儿童由于长期偏食,导致肠道功能紊乱,调节肠道功能可能带来直接的便秘问题解决,这是直接获益;由于肠道功能改善,食欲增加,可能导致情绪改善,进而行为进步,从而获得间接受益。另一种是反向获益,比如利培酮有一个副作用是部分儿童用药后会胆小,甚至恐惧。这样临床上就可以利用这个"副作用"来治疗一些"目中无人,无法无天"的行为问题;也可以用来提高儿童的揣摩意识和边界意识。还有一种是交叉获益:当一个情绪障碍、兴奋多动的儿童在使用哌甲酯的同时可以加上小剂量的奥氮平,这样两种药的副作用可以相互利用、相互抵消:用奥氮平可能导致患儿食欲增加、肥胖,而哌甲酯可以降低食欲,避免肥胖;哌甲酯可能导致兴奋、情绪异常,而奥氮平可以帮助稳定情绪。当然,必须是具备相应的表型才可以针对性选用联合用药,临床上要避免滥用药物。

二、实现药物治疗获益的思路

ASD 作为一种慢性神经功能障碍,要在干预治疗中获得更大利益必须得有整合医学的思想。整合医学是指从人的整体出发,将医学各领域最先进的知识理论和临床各专科最有效的实践经验分别加以整合,并根据社会、环境、心理的实现进行修整、调节,使之成为更加符合、更加适合人体健康和疾病治疗的新的医学体系。整合医学的内涵包括整体观、整合观和医学观,其致力于将数据和证据还原成事实,把认识和共识转化为经验,把技术和艺术聚合成医术。在事实、经验和医术层面反复实践,从而形成新的医学体系。整合医学宏大广袤,但在临床应用上至少要自觉地应用好立体思维和整体思维,这样才能更好地实现治疗ASD 的获益。

(一) 立体思维

立体思维是在分析一个病症时要从病因到病理、病理生理,再到临床表现做多个层级的考量,至少要有一个上下层级关系的分析,或现象背后的原因分析。

1. 临床表现的治疗　这是最基本层级的治疗。ASD 儿童可能语言发育落后,可以给予语言训练促进语言发展;表现为多动障碍的时候会用托莫西汀治疗;遇睡眠障碍的时候可能用到褪黑素、唑吡坦治疗。这些治疗会取得一定的效果,但单一层级的治疗难以获得长久的、稳定的、根本的获益。

2. 病理和病理生理治疗　深入地分析可能揭示临床表现的原因,这样治本可能获得更好的效果。比如语言发育迟缓是运动性语言障碍,还是情绪、心理,亦或是精神异常导致的语言障碍。前者应用多巴类药物可能较快改善语言能力;而后者就要针对性应用调节情绪精神的药物,如氟西汀、丁螺环酮可能会取得效果。对多动行为的分析要看是由于无边界意识、规则意识导致的多动,还是由于学习能力差,完全丧失了学习兴趣和学习动力。前者需要非典型抗精神病药物,而后者则要辅导其学习方法,提高学习技巧,也可以用些胆碱递质类药物,如石杉碱甲片等。对睡眠障碍的儿童更应该分析会不会有维生素 D 缺乏的可能,及时补充可能取得事半功倍的效果。

3. 病因治疗　导致上述的临床表现和病理、病理生理的改变会不会有病因可查,比如脑发育不良,神经代谢异常,或神经免疫损失。如果能够找到这些原因,并针对性治疗会让ASD 这个慢性神经功能障碍状况有更好的获益。这种思维对其他一些慢性脑功能障碍性疾病也是很重要的,但对于 ASD 来说更精准的病因治疗可能是对多基因影响下的蛋白表达异常的调节,单基因突变所致的症状性 ASD 则另当别论。

(二) 整体思维

ASD 常常共患多种神经功能障碍,同时会伴有多种其他系统和器官的功能异常,这就需要在临床处理的观察中一定要具有整体思维。

1. 共患病的处理　ASD 作为一种神经发育障碍性疾病常常共患癫痫、多动障碍、智力低下、抽动障碍等。这种情况下一是要同时兼顾,二是要确定优先级,这样才能更大获益。共患病治疗时有些药物可能有不良影响,比如共患癫痫时,奥氮平、利培酮要慎用;应用阿普唑仑时可能会加重多动障碍状态。当 ASD 共患癫痫时,在药物治疗方案制订时要优先考虑抗癫痫治疗;最后当抗癫痫治疗取得稳定效果后,或证明确实无法取得理想效果时,抗癫痫治疗和 ASD 治疗可以同时考虑。当 ASD 共患多动障碍、智力低下时,要优先考虑治疗ASD,只有当 ASD 治疗取得效果,多动障碍和智力低下的治疗效果才能得以实现。

2. 并存病的处理　ASD 可能会与营养不良、消化不良、皮肤湿疹等多种状况并存。在不矛盾的前提下,同时处理并存病有利于 ASD 的康复;反过来,对 ASD 的矫治又有利于并存病的治疗和康复。有时候,ASD 可能与并存病有着同一个病理生理状况,比如导致湿疹的免疫功能异常可能也影响着 ASD 的神经损伤。因此同时调节治疗可以有更大的获益。

三、药物治疗 ASD 的风险

(一) 治疗 ASD 药物副作用

该类药物的副作用多为显性反应,即在使用药物后短时间内所见,其表现也有个体差异。大致可以分为以下两类。

1. 神经、精神系统副作用 多数有导致睡眠增多,疲乏副作用,也有表现为静坐不能、激动、睡眠困难。锥体外系反应(急性肌张力障碍反应)及与氟哌啶醇相关的运动障碍(包括戒断运动障碍),运动障碍的风险随着治疗时间的延长而增加。利培酮引发的锥体外系反应相对较少,但可能出现恐惧、流口水以及轻度、短暂的运动障碍的不良反应。阿立哌唑则可能出现流涎、震颤等反应。氟西汀观察到的副作用是烦躁、多动、激动。精神兴奋剂则有易怒和刻板行为等副作用。

2. 精神、神经系统外副作用 较常出现的副作用有食欲增加和体重增加,少数会有过敏、皮疹等副作用。奥氮平可以导致食欲增加、体重过度增加和胰岛素敏感性受损。除精神兴奋剂可出现食欲降低、消瘦以外,氟西汀也有食欲减退的可能。

(二) 如何规避和减小药物治疗的风险

1. 仔细分析表型,针对性选药 仔细分析临床表现的内容和特点,正确针对性选药,可以提高疗效,降低副作用发生率。但由于个体差异,临床也可能出现相反方向的副作用:比如氯丙嗪的副作用多数是疲倦、睡眠增多,但少数也可以表现为兴奋、不能入眠的副作用。

2. 小剂量起步,逐渐加量,尽量避免极量用药 小剂量起步有可能在较小剂量已经观察到效果,这样可以避免不必要的药物载量;同时也可以及时观察到副作用的出现。这类药物的应用不同于抗癫痫药物需要达到有效浓度才可能稳定控制发作的效果,临床上观察到症状的改善就属于有效,因此不需要追求足量用药。

3. 签到知情同意书 几乎所有的治疗精神障碍的药物(治疗多动症的药物除外)在上市前的临床试验中都不是以儿童为研究对象的,因此,这些药物在儿童中的使用缺乏相应的疗效与安全性的数据。个别药物(如利培酮、舍曲林、氟西汀)虽然在国外的上市后研究中获得了相应的儿童的数据,并被批准使用于儿童,但也缺乏国内数据的支持或相应药物管理部门的批准。因此,在孤独症儿童尝试使用药物干预时务必向其照护人说明可能的风险和收益,在充分知情、必要时签署知情同意的书面文件后使用。这样,一方面增加了药物使用的严谨性,保证避免药物滥用;另一方面也可以增加家长,或监护人的重视,可以更及时地观察疗效和副作用,使 ASD 患儿在使用药物治疗中获得更大利益。

(周小琳　李　宇　李平甘)

参考文献

[1] CHRISTENSEN D L, BAIO J, VAN NAARDEN BRAUN K, et al. Prevalence and characteristics of autism spectrum disorder among children aged 8 years-autism and developmental

disabilities monitoring network, 11 sites, United States, 2012. MMWR Surveill Summ, 2018, 65 (3): 1-23.

［2］ LORD C, ELSABBAGH M, BAIRD G, et al. Autism spectrum disorder. Lancet, 2018, 392 (10146): 508-520.

［3］ LORD C, ELSABBAGH M, BAIRD G, et al. Autism spectrum disorder. Lancet, 2018, 392 (10146): 508-520.

［4］ 邱继红, 王敏建, 蒋国庆. 阿立哌唑治疗孤独症谱系障碍共患行为问题的临床分析. 重庆医学, 2019, 48 (15): 2577-2579.

［5］ KENNETH K C M, HENRY H Y T, LISA Y L W, et al. Exposure to selective serotonin reuptake inhibitors during pregnancy and risk of autism spectrum disorder in children: a systematic review and meta-analysis of observational studies. Neurosci Biobehav Rev, 2015, 49: 82-89.

［6］ SHARMA S R, GONDA X, TARAZI F I. Autism spectrum disorder: classification, diagnosis and therapy. Pharmacol Ther, 2018, 190: 91-104.

［7］ LACIVITA E, PERRONE R, MARGARI L, et al. Targets for drug therapy for autism spectrum disorder: challenges and future directions. J Med Chem, 2017, 60 (22): 9114-9141.

［8］ DEFILIPPIS M, WAGNER K D. Treatment of Autism spectrum disorder in children and adolescents. Psychopharmacol Bull, 2016, 46 (2): 18-41.

［9］ 王冬青, 张嵘. 孤独症谱系障碍儿童的临床药物治疗研究进展. 中国临床药理学杂志, 2012, 28 (9): 698-700.

［10］ 车月苹, 丁利, 阮雯聪, 等. 孤独症谱系障碍的共患病与药物治疗. 中国实用儿科杂志, 2019, 34 (8): 648-652.

［11］ 杨佳欣, 付熙, 李亚敏. 儿童孤独症谱系障碍药物治疗的研究现状. 中国临床药理学杂志, 2019, 35 (24): 261-264.

［12］ 樊代明. 整合医学——理论与实践. 西安: 世界图书出版西安有限公司, 2017.

［13］ 李晓捷. 儿童康复. 北京: 人民卫生出版社, 2020.

［14］ 李平甘, 吴若豪, 李栋方, 等. BTR 策略在孤独症谱系障碍儿童中的干预效果. 中国生育健康杂志, 2020, 31 (1): 42-45.

第六章
孤独症 BTR 策略之训练实操

第一节　社会交往训练

一、患儿不愿与人对视

1. **教学目标**　增加患儿在社交互动中的目光对视,提高其对其他人的关注和兴趣。

2. **BTR 策略建议**

(1)康复师在干预过程中要综合观察患儿是否伴随其他行为问题,比如神情呆滞或精神异常,如果有则需寻求医学干预。

(2)康复师在训练中发现患儿不对视时,可以顺着患儿视线的方向去探索患儿感兴趣的事物,延展新的话题,从而唤起患儿的兴趣,增进其对施教者的好感,增进共识,从而唤起患儿对视的意愿。在对视成功后要热烈地予以赞赏和表扬,这是拇指法精神。

(3)康复师在引导患儿对视时要想尽办法,力求做到让患儿能成功对视,这是示指法思想,尽量减少不对视的训练次数。

3. **教具准备**　患儿感兴趣的玩具或其他物品。

4. **训练程序**　康复师用患儿感兴趣的玩具或零食吸引患儿的注意,并引导其看向自己,当患儿有主动看向康复师时,可以给予患儿奖励一起玩玩具,从而强化患儿与他人对视的行为。初期可使用患儿感兴趣的声光玩具进行,通过声光刺激吸引他的注意,当患儿想伸手拿时,可以将玩具举在眼睛高度,引导其看向自己,并将玩具奖励给患儿。

5. **注意事项**

(1)初期可选择患儿感兴趣的声光玩具进行,如能捏响的玩具鸭,可以引起患儿主动关注的兴趣。

(2)康复师在拿出玩具、发出指令后要及时辅助患儿做出正确反应,如可以用手势辅助患儿看向自己,或把玩具举在患儿眼前吸引注意等。建立患儿听到声音、听到指令后及时作出反应的意识。

(3)通过强化奖励和辅助的手段使儿能对视他人后,训练者应该及时地减弱辅助的强度,直至无需辅助也可主动看向他人。

二、患儿不愿意模仿他人动作

1. **教学目标** 促进患儿的主动模仿意愿。

2. **BTR 策略建议**

(1)康复师在干预过程中要综合观察患儿是否伴随其他行为问题,比如神情呆滞或精神异常,如果有则需及时寻求医学干预。

(2)康复师要选择患儿目前有能力完成的模仿目标。

(3)需要教会患儿"有意识地模仿",也就是在被要求"做一样的""这样做"的时候,患儿立即按他人的示范做出一样的动作,当患儿完成后立即给予强化。

3. **教具准备** 简单的儿歌或动作卡片。

4. **训练程序** 康复师引导患儿注视后,示范举起手臂,并说"做一样的"或"这样做"。辅助患儿举起手臂做相应动作,患儿做出动作后由训练者给予奖励。重复以上训练,逐渐减少动作辅助直至患儿可以较主动地模仿所要求的动作。

5. **注意事项**

(1)先从小肢体动作开始模仿,如拍手、举手、摸头、拍桌子,再到大肢体动作的模仿,如跳、蹲下、转圈等。

(2)当患儿掌握以上几个动作后,可以逐渐减少强化的频率,在患儿模仿几个动作之后再给予奖励。

(3)在患儿掌握以上几个动作后,可以尝试做两个连续的动作如先拍手再摸头,做两步动作模仿,提高患儿对他人动作的关注和模仿。

(4)可以利用相关的儿歌,伴随着音乐进行动作模仿的训练。

三、患儿喜欢独处,不喜欢与同伴互动

1. **教学目标** 让患儿体验社交乐趣,减少独处。

2. **BTR 策略建议**

(1)由于孤独症谱系障碍患儿普遍存在社交障碍,不懂得应用合适的交往方式,有可能在社交中遭到拒绝或其他负面反馈,因而不喜欢与同伴互动,并不是完全没有主动社交意愿。因此家长需提前做相关准备工作,在遇到被拒绝或其他社交受挫情况时,准备患儿喜欢的一些食物、玩具或其他有意思的事物来转移患儿的注意力,避免患儿长时间处在负面社交氛围里而不愿或抗拒和同伴互动。

(2)家长可以多学一些集体互动游戏,变身"孩子王",带患儿到其他有小朋友的地方,带领患儿一起玩游戏,让患儿自然地融入集体游戏互动中。

(3)如果患儿存在明显的情绪低落或神情淡漠,则要及时寻求医学干预。

3. **教具准备** 小球(或视患儿的能力和兴趣而定)。

4. **训练程序** 先从个别训练课开始训练患儿和训练者进行互动性游戏,建立共同关注,如互相抛接球、一起推球,踢球等。当患儿能够在共同关注基础上,按照指令同训练者互动之后,在小组课上泛化互动能力,让患儿和其他的患儿进行互动性游戏。同时在平时的训练中增加患儿同别人的互动,如让患儿帮忙传递物品、分发食物等。当患儿有一定的社交能

力后,可以增加社交游戏的种类,如合作性游戏、竞争性游戏、对抗性游戏、轮流性游戏、分享性游戏、对话性游戏、规则性游戏等。

5. **注意事项**

(1)在进行社交训练之前,需要患儿有一定听从指令和语言理解能力。

(2)不要为了社交而让患儿去社交,要把社交活动泛化到生活中和游戏中,让患儿在活动中体会到互动的乐趣,体验集体活动的乐趣,而不是简单地服从指令、获得奖励。

(3)在患儿社交能力较为初阶的时候,应当以一对一的社交互动为主,不要让患儿突然接触到人数过多的社交群体。

(4)患儿最好有合适的固定社交玩伴,如患儿的兄弟姐妹,能够持续带动患儿进行并参与社交。

四、患儿能听懂指令,但不回应呼名

1. **教学目标** 提高患儿呼名反应的回应率。

2. **BTR 策略建议**

(1)最开始要建立患儿对近距离(面对面)的呼名反应能力,在这一阶段可以使用患儿的偏好物去帮助患儿建立对视的技能,在训练时,训练者与患儿的视觉高度要在同一水平。

(2)当患儿的注意力不在训练者身上时,训练者要观察患儿的注意兴趣,由此发起患儿感兴趣的活动。

(3)训练患儿的呼名反应,要注意不能单纯重复地叫名字并让患儿回应"哎"。如患儿听到名字有眼神反应、有对视,这是正向的呼名反应,同时要注意在叫了名字后可以给予相应的一些简单的操作性任务,否则过于重复简单的叫名会让患儿觉得单调无聊而不想回应。

(4)当患儿的反应过于迟钝,完全心不在焉的时候,要分析是反应淡漠,还是注意力过于涣散,针对性寻求医学干预,以提高患儿的反应率。

3. **教具准备** 患儿感兴趣的玩具或物品。

4. **训练程序** 首先从面对面的呼名反应训练开始,叫患儿的名字,并在同一时间拿起患儿喜欢的物品放置在自己两眼之间的位置,当患儿眼睛看向训练者的眼睛时,回应患儿,同时把自己手中拿的物件奖励给到患儿。其次训练远距离的呼名反应,在面对面训练的基础上,逐渐增加训练者和患儿之间的距离,呼唤患儿的名字,辅助训练者辅助患儿看向训练者,并回应"哎",然后训练者给予奖励,当患儿能稳定地回应之后,逐渐增加距离,从 1m 到 2m 再到 3m,同时可以结合一些简单的操作性任务,让患儿回应呼名后有具体的事情要做。

5. **注意事项**

(1)训练初期可以借助患儿感兴趣的玩具或物品吸引患儿的目光,当患儿与训练者有了目光接触之后再将他想要的东西给他,从而进行强化。

(2)当患儿可以对训练者进行呼名反应后,还需要进行呼名反应泛化训练,包括人物的泛化,由不同的训练者进行呼名反应训练;场景的泛化,在不同的场合都有呼名反应;距离的泛化,距离的远近,正面或侧面叫他,患儿都可以给予反应。

(3)避免机械应答,在日常生活中,有些家长会频繁地叫患儿,并要求患儿回答"哎",最终导致患儿变成机械应答或不应答。如患儿听到名字有眼神反应。有对视,这是正向的呼名反应,同时要注意在叫了名字后可以给予相应的一些简单的操作性任务,否则过于重复简单的呼名会让患儿觉得单调无聊而不想回应。

(4)没有语言能力的患儿也需要进行呼名反应训练,可以观察患儿的对呼名的眼神反应,并训练患儿通过一些肢体动作或发出声音来回应呼名。

五、患儿听力正常但不回应指令

1. 教学目标 提高患儿对指令的服从性及叫名反应的回应率。

2. BTR 策略建议

(1)当与患儿交流时,避免高高在上,以俯视角度对患儿说话。需弯下腰,蹲下身,得到患儿的注意和关注之后,再与患儿沟通,给予他们相应的指令。

(2)指令要简单明了,有确切的指向性和可执行性,也可以配合适当的肢体语言。

(3)发出指令要在患儿的能力范围内,不要让患儿感到为难;要耐心等待患儿的回应,不要让患儿感到紧迫和压力。

(4)当患儿不听指令伴有神情异常、神情木然时,可以考虑加用调节情绪的药物;当不听指令是由于反应迟钝时可以考虑加用促进认知的药物,或配合提高注意力的训练。

3. 教具准备 和操作指令相关的物品。

4. 训练程序 在模仿训练的基础上,开始做动作指令的训练,逐渐减少、撤销动作辅助,让患儿逐渐能够听从语言指令,进而作出相应的动作以完成指令。如"拍拍手""拍拍头""拍拍肚子""举手""摸鼻子"等。逐渐增加指令的难度,从一步指令到两步指令,如"拍拍手再摸摸头""打开门拿水杯"等(视频 6-1)。

视频 6-1
患儿听力正常但不回应指令

5. 注意事项

(1)在训练听从指令之前,应该先从动作模仿开始训练。

(2)在患儿完成指令后,立即给予奖励、强化。

(3)指令要简洁、明确、直接、能够完成。

六、患儿愿意和大人相处,不愿意和同伴相处

1. 教学目标 提高患儿与同龄人互动的意愿及相应的社交能力。

2. BTR 策略建议

(1)带患儿去一些较多小朋友玩耍的场所,如公园、游乐园等,让患儿有机会观察并且模仿同龄人的行为,减少对未知的恐惧和抗拒。

(2)如果患儿有活泼主动的兄弟姊妹或是邻居小朋友,可以鼓励他们多和患儿在一起玩、一起说话。由活泼主动、年龄相近的患儿示范互动的方式,可以引导患儿主动模仿和参与集体活动。

(3)当患儿表现出主动接近其他患儿,和他们打招呼或和他们有交谈互动时,家长要及时进行赞美和肯定。

(4)避免其他儿童对孤独症谱系障碍患儿的故意伤害或霸凌行为,建立积极正面的同伴社交环境。

3. 教具准备 结合患儿能力,准备能够参与的简单游戏。

4. 训练程序 前期需要一些社交能力较好的同伴带动患儿参与集体活动,能够在患儿

遇到困难时给予帮助和合作,从而提升患儿参与集体活动的主动性,获得积极的社交体验。同时培养患儿的社会性游戏技能,包括操作物品的技巧;遵从简单的游戏规则:等候、轮流等。从而帮助患儿更好的理解和参与集体活动。同时学习社会性互动交往技能,包括:①与人互动能力:对视、呼名反应、接受互动。②社交沟通能力:表达需求、愿望、遵从指令、请求帮助、征求意见、表示意见、交换信息。③进行适当的社交反应:表达感谢、亲热、反对、拒绝、自我控制、尊重他人、共情、帮助他人、理解他人。以此统合提升患儿的整体社交能力,帮助患儿在不同社交环境中与不同角色进行社交互动,体验同伴互动的乐趣。

5. 注意事项

(1)初始社交训练的场景要避免人数过多,要先让患儿和亲近的人进行社交互动。

(2)社交能力的训练需要长期的培养教育,是极其困难而又相当关键的训练,需要训练者和家长循序渐进,保持耐心。

(3)在训练患儿参与到同龄人群体活动时,可以先从日常活动入手,如一起用餐、排队洗手等,然后再逐渐参与集体游戏,如丢手绢、搭积木等。

七、患儿与同伴互动时只能模仿

1. 教学目标　提高患儿的社交发起、社交维持及相应的互动技能。

2. BTR 策略建议

(1)平时要带患儿参与各种各样形式的集体活动,减少单一的社交互动形式,引导患儿在不同的社交情境、社交游戏中体验不同的社交反馈,在游戏中体验不同的社交角色,如可以是老师、收银员、医生等,在不同角色下进行不同的社交表达和维持,从而减少单一的模仿。

(2)追逐和模仿也是一种社会活动,不要断然制止,可以利用追逐和模仿来激发患儿的参与性和主动性,比如带动患儿参与追逐赛跑、一二三木头人游戏,都是在追逐、模仿基础上发展起来的集体互动游戏。

(3)若发现患儿的追逐或模仿是一种强迫刻板行为,或观察过程中表现出一些过于激动和兴奋的情绪时,需要进一步寻求医学干预。

3. 教具准备　形式丰富的集体游戏活动。

4. 训练程序　准备患儿有能力理解并参与的游戏,避免患儿因为不理解游戏规则而只能单调模仿。进行游戏之前,训练者需要向患儿清楚地说明游戏规则并进行示范,在患儿理解游戏规则的基础上开始游戏。合作游戏、竞争游戏、角色扮演游戏都能帮助患儿锻炼不同的社交技能,避免单一的模仿,训练者根据患儿的能力逐层递进游戏的难度,并及时进行奖励。

5. 注意事项　患儿有可能因为认知理解能力不足或对游戏规则的不理解导致游戏能力落后,因此无法融入游戏,这时候需要加强认知训练,在提高因果逻辑理解能力基础上,提高参与游戏的能力。

八、患儿无亲昵感,对谁都冷漠

1. 教学目标　使患儿对亲人、老师、同学等身边熟识的人产生恰当的情感依恋。

2. BTR 策略建议

(1)主动建立安全感和亲密感,日常照料者、熟悉的家人,在日常互动中可以适时多靠近患儿,摸摸他的头发、亲亲他的脸颊、抱一抱,拉患儿的手摸摸脸颊,并且对他微笑表扬,让患儿体验到家人的善意和爱护,体会到互动的愉快,增强患儿对家人的信任和依赖,产生亲密的情感链接。

(2) 当患儿有主动肢体行为想要拉手、抱抱时,家人要给予积极的回应,建立患儿的安全感和归属感,使患儿能更主动发起主动亲密行为,在需求合理的情况下进行相应的回应,如抱一抱等。

(3) 如果患儿全然无共情行为,表情淡漠,可以考虑寻求医学干预,如催产素喷鼻或口服丁螺环酮,可能产生一定效果。

3. 教具准备 家人、老师、同学的照片或视频;表情卡片。

4. 训练程序 训练患儿熟识身边的人物,并且学习与亲近的人进行目光接触、微笑、打招呼、告别、请求等,建立积极的社交关系。由于孤独症谱系障碍患儿的情绪识别和共情能力较弱,很难与他人建立亲密关系或发展积极的社交关系,需要通过一些社交故事、情景模拟的方式,训练患儿正确应对不同的社交场景;学习识别别人的表情和情绪,使用表情卡片认识面部表情,模仿表情卡片作出相应的表情,理解不同表情所代表的含义及如何应对,以此提升社交能力,建立社交关系。

5. 注意事项

(1) 要注意患儿因为自我中心、自我防御而导致的一些不当社交反应,如攻击行为。在建立亲密关系或参与社交互动时,需要提前告知患儿这是安全的不必感到紧张,在他需要辅助时及时给予支持,逐渐过渡。

(2) 在面对患儿时,训练者需要用更夸张的语气、更丰富的表情,去吸引患儿,这样患儿才会注意并愿意跟我们互动、跟他人互动。

(3) 不要因为患儿的冷漠而过多地指责患儿,要理解患儿在情感感知和社交障碍上的情况,时刻保持积极乐观的态度,细致入微地照顾,帮助患儿建立亲密关系。

九、患儿过度热情不分亲疏

1. 教学目标 建立患儿的安全意识、边际意识,使其理解社交规则,做到亲疏有别。

2. BTR 策略建议

(1) 患儿能主动、热情地进行交往,这是积极正向的社交情感。当患儿在不合适的场合也有这样的表现时,可以温和引导患儿分辨人物和场合,提醒他可以用更好的方式,比如挥挥手等,来表达自己的热情,并且要根据不同场合遵守相应的规则。

(2) 对由于不分亲疏造成的安全隐患,要提前预防并及时提醒,告知严重性,严厉说明,减少再发性。

(3) 如果患儿过于热情伴异常精神行为等,需要寻求医学干预。

3. 教具准备 人物卡片、动作卡片、社交故事绘本、动画视频。

4. 训练程序 通过人物卡片认识和分辨不同的人物,如家人、同学、陌生人;然后将人物卡片和不同的行为动作进行配对,分辨可以和不同角色的人发生哪些行为。如和家人拥抱、亲吻脸蛋、拉手等,和同学挥手打招呼,和陌生人不能拥抱等。训练患儿正确地和不同角色的人进行合适的社交行为。

同时可以通过一些绘本故事和动画视频,示范和教导患儿在不同的社交场合应该怎么做,引导患儿分辨不同场合的特殊性和了解相应的规则,提高患儿的规则遵从意识和安全意识,对于一定年龄的患儿还需教导性意识和自我保护行为(视频 6-2)。

5. 注意事项

(1)当患儿出现一些过于亲密的社交行为时,康复师 / 家长应当及时制止,不要因为怕冒犯别人而任由患儿的不恰当行为,事后再与他人沟通特殊性即可;事后不要过分责备患儿,要告诉患儿什么样的行为是被允许的,什么样的行为是不被允许不安全的,加强引导患儿对环境和人物的区分判断,进行恰当的社交行为。

视频 6-2
患儿过度热情不分亲疏

(2)家长可以多给患儿安排一些户外活动,在社会环境中教导患儿如何与陌生人相处,如何处理不同的社会情况,增强患儿的社交安全意识。

十、患儿不理会别人感受,只顾自己

1. 教学目标 提高患儿对他人情绪感受的观察和理解能力,进而做出适当的社交行为,如关心、理解、安慰等。

2. BTR 策略建议

(1)理会他人感受,是一种高级心理行为。对于孤独症谱系障碍患儿不能执行这种功能,我们要有极大的包容心去理解和接受这种状态,减少患儿的心理压力和对周围人、社会环境的恐惧,鼓励患儿以开放、轻松的心态去观察和接触他人。

(2)对患儿不理会他人感受,而做出伤害他人的行为要及时制止,并给予物质上的对等惩罚。事后需要与患儿说明事情的缘由,使他意识到伤害他人的严重性,减少伤害他人的行为发生。

(3)当患儿不理会他人感受的同时,带有麻木心境和 / 或伴有精神游离状态、表情淡漠时要寻求医学干预,及时纠正精神问题。

3. 教具准备 心智解读相关教具。

4. 训练程序 孤独症谱系障碍患儿的心智解读能力普遍较弱,在进行情绪感知和共情训练时,要充分利用"感同身受""身临其境"。首先需要教导患儿识别基础情绪,通过"喜怒哀惧"四种基本情绪卡片,识别不同的情绪。并将不同的情绪表情卡片与具体情境图片进行配对,提高患儿对情境产生原因的理解和逻辑关联,如"玩具坏掉"和"伤心"配对,"吃蛋糕"和"开心"配对,提高患儿对情绪产生的理解。其次进行"怎么办"社交思考训练,通过社交情境的角色提问,引导患儿对人物和环境的观察并思考怎么做。如引导患儿看一张"小朋友摔跤 - 哭"的图片,提问患儿"小朋友怎么了?""小朋友哭了。""小朋友为什么哭了?""因为小朋友摔跤了。""为什么小朋友摔跤哭了?""因为摔疼了,难过""那可以怎么办?""扶小朋友起来,安慰他。""是的,你真棒!"以此类推,提高患儿对情绪的认知和对不同社交情境的应对能力。

5. 注意事项

(1)心智解读训练需要患儿具备一定的认知语言基础,需要患儿有一定的因果逻辑能力方能跟从练习。

(2)进行多场景的模拟泛化,在别人开心、受伤、难过哭泣的时候,让患儿观察、识别他人的情绪,并进行适当的社交应对。

(3)当患儿出现一些攻击行为时,要及时制止并解释这种行为会导致别人受伤、难受、难过,帮助患儿换位思考自己受到攻击时会怎样,让患儿理解自己的行为会给别人带来不同的情绪后果,从而减少错误行为的发生以及提高共情能力。

十一、患儿想与他人互动时推人

1. 教学目标　训练患儿正确引发共同注意,通过正确的方式获得别人的关注,恰当地发起社交。

2. BTR 策略建议

(1)患儿缺乏社交技能,不懂得用正确的方式表达,可能会用"推"或"拉"等方式表示想要交往或友好,这时要识别和引导这种社交冲动,教育患儿用恰当的表达方式发起社交互动,并转化为交往或游戏的内容,如引导患儿将"推人"转化为"挥手"打招呼等来发起社交互动。这样可以增进患儿的主动融合,在保持患儿的主动社交意愿下,引导患儿与他人恰当地进行游戏互动。

(2)在患儿用"推"或"拉"的行为表示交往需要时,对可能造成他人伤害的动作要及时制止,并进行隔离、冷处理、撤销奖励等,再进行教育引导,严肃说明不恰当的动作行为会对他人造成的伤害,告诫患儿谨记用恰当的行为表达需求。

(3)当患儿在不当交往的同时带有强迫、刻板的行为,或具有精神异常的发泄情绪时,要寻求医学干预,以缓解这种情绪。

3. 教具准备　可以多人参与的游戏如积木等,以及患儿喜欢的玩具。

4. 训练程序　在进行合作游戏的时候,如合作拼搭积木游戏等,引导患儿邀请合作伙伴,并通过语言和手势正确地吸引注意并发出邀请,如"你可以和我一起玩吗?"并轻轻拍一拍对方,先由康复师进行示范,再由患儿模仿向别人发出邀请,一起进行游戏。

5. 注意事项

(1)注意挑选互动性、趣味性较强的游戏,并重点引导患儿用正确的方式引起别人的注意,如何正确地邀请别人。游戏的内容可以多种多样,也可以是对抗性的游戏、角色扮演的游戏等。

(2)如果患儿不愿意或不熟悉和别的小朋友一起参与游戏,可以先让患儿向熟悉的康复师发出邀请进行练习过渡。

(3)引发注意不一定是邀请一起游戏,在患儿有所需要或有喜欢的东西时都可以鼓励他去引发别人的注意,如让患儿把他刚拼好的玩具或做好的手工展示给别人看,引导患儿呼唤别人的名字或轻轻拍别人并告诉别人"看!这是我做的"。

(4)在小组教学中要善于调动其他人积极地回应、关注和鼓励,使患儿得到积极的反馈,激发患儿对主动引发注意的信心与积极性。

十二、患儿喜欢抢他人玩具

1. 教学目标　给患儿建立正确的物权概念,用恰当的行为表达需求。

2. BTR 策略建议

(1)由于患儿尚未建立正确的物权意识,缺少对场景环境的观察分辨,尚未建立稳定的规则感、秩序感,可能会用一些不恰当的方式来表达需求,如看到喜欢的玩具就抢。当其出发点和行为并非对他人主动攻击时,训练者可以把患儿想要的玩具举高,引导患儿和自己互动,表达想要玩具,来拿玩具;或用玩具追逐,引导患儿追从训练者,表达需求并进行互动,借患儿想要玩具的动机引发有意义的社会互动。在"要玩具"的游戏中还可以指导用语言表达,"请给我""我想要"等唤起患儿的语言功能。

(2)当患儿在想要玩具的过程中有故意攻击行为时,训练者要及时制止并给予一定的惩罚,如撤销掉原有的奖励,引导患儿冷静,并命令患儿必须耐心等待,用恰当的语言和行为来表达需求,遵守玩玩具的规则。等患儿平静后可以指导他用语言表达想要玩具的需求,或用自己的玩具进行询问和交换。平时在家里可以用玩具分享类的社交故事来引导患儿正确的社交,故事内容主角可以是患儿,用浅显易懂的语言来描述,增强患儿的理解,模仿和习得恰当的表达方式。

(3)当患儿在抢玩具的过程中带有强迫行为,或冷漠、暴戾情绪时,需要寻求医学干预。

3. 教具准备　患儿喜爱的玩具,父母/同伴的玩具或物品。

4. 训练程序　首先需要建立患儿的物权概念,引导患儿把自己的玩具拿出来,介绍这是我的玩具,如"这是我的玩具车""这是我的小兔子",再引导患儿去辨识他人的玩具,如"这是小明的兔子""这是小红的玩具车",最后进行玩具分享互动,康复师可以先进行示范"小明,我可以玩你的兔子吗?""小明这是我的玩具车,可以和你的小兔子交换吗?"引导患儿模仿康复师的语言和行为,进行询问后再根据对方的回答来决定是否可以玩他人的玩具(视频6-3)。

视频 6-3
患儿喜欢抢
他人玩具

5. 注意事项

(1)初期可以先准备患儿熟悉的物品,不需要太多人一起参与,可以先从两个人开始,如康复师的物品和患儿的物品,再逐渐过渡到三个人四个人,逐渐理解和掌握物权归属,再引导患儿判断如果是他人的物品,要如何正确地表达想要玩的需求。

(2)利用平时患儿对食物或其他物品有需要的时候,指导患儿正确的发出请求,而不是想要就能得到,并且让患儿加强对物品物权归属的认识,让患儿知道自己不能随意支配他人的物品。

十三、患儿在集体活动中不遵守规则

1. 教学目标　建立规则意识,提高集体指令的服从性。

2. BTR 策略建议

(1)在教导患儿学习遵守指示、规则时,指令要清晰,方位要明确。比如:"过来这里""站起来""跟着我"。不要发出指责性、模糊性、过于复杂的指令,比如:"怎么这么慢啊!""拿着卡片给妈妈再回去洗手回来"。在医学上要先确定他能听到并能听得懂指令,如果有听觉障碍,要先做医学检查并寻求医学干预。

如果患儿确实听不明白指令,需要先建立基础认知和语言理解能力,降低指令难度。如果患儿能做到,就要鼓励、赞美他;如果患儿没照着做,则要用行动去指导和辅助患儿,坚持引导,直到患儿能做到为止。

(2)当训练者在下指令时,可以给患儿多一点时间去执行,耐心等待他去做到,不要急于求成,必要时给予适当的辅助,患儿完成后给予夸张的表扬。但是当患儿做出危险的动作时,教导者需要马上发出指令制止,果断执行。例如患儿玩插头、剪刀等危险物品,或是做出爬高等危险动作的时候,要立刻用坚定的语气对他说"不行""不可以""不能",并配合动作、表情严肃引导,及时终止患儿不当行为,提高制止指令的执行性。

(3)当患儿不遵守规则的同时,当伴有明显的多动行为时,要注意是否共患多动障碍;当伴有冲动、暴力行为时要注意是否共患情绪障碍。以上情况需要寻求医学干预。

3. 教具准备　小汽车或患儿感兴趣的玩具。

4. 训练程序　首先从简单游戏做起,学习基础的游戏规则,如等待、轮流、合作、竞争等,并在游戏训练中,加强遵守指令、规则后就能获得奖励的正向强化,不遵守指令就无法获得奖励的负向强化,从而引导患儿主动遵守规则。如引导患儿安坐游戏,发出指令"小朋友请坐好,我们一起数到10,1……10,哇小明坐好了,奖励小汽车,真棒!"再逐渐过渡到两步指令游戏,逐渐强化患儿对指令的理解和遵守,同时加强在游戏过程中的互动性,增加同伴互动的角色。如抢杯子游戏,康复师将杯子放置在桌子中间,两个小朋友相对而坐,康复师发出游戏指令,"小朋友请听好,跟老师一起做,指鼻子,摸摸头,抢杯子!"引导患儿快速执行动作指令,并进行竞争游戏,强化对指令的及时执行和竞争互动。

5. 注意事项　注意游戏难度的设置,先从简单的游戏开始做起,帮助患儿能够理解简单指令并遵守,再逐渐过渡到较难的游戏,从不同的游戏角色体验对规则的遵守,如游戏的竞争者、裁判者等。

十四、患儿不懂得分享

1. 教学目标　教导患儿学会分享。

2. BTR 策略建议

(1)在平常生活中可以经常示范和发起分享的行为,让患儿作为接受方体验被分享的满足感和乐趣。例如吃点心的时候,把自己面前的点心分一半给患儿,并且告诉他:"这个很好吃,我们一起来吃吧!"在分享的时候要用轻松快乐的表情、语气、动作,来带动患儿体验分享的乐趣。

(2)利用各种日常生活情境,让患儿自然而然学会和他人分享。例如每当有亲戚朋友到家里来做客的时候,请患儿把自己喜欢的玩具、故事书,或其他玩具拿出来,鼓励患儿邀请他人一起玩,或分享给他人一起看一起玩等。在等待患儿分享的时候要有耐心,不要催促、不要强迫、更不要责怪,要用期待、童趣去鼓励分享。当分享成功后要积极正面鼓励,并引导患儿和其他患儿一起玩,共同分享这些可爱的玩具、好看的故事书等。

(3)当患儿心境、情绪正常的状态下,持续存在不愿分享的行为,或对某物品有刻板的占有行为时,伴有强迫、缄默自封行为时,需要寻求医学干预。

3. 教具准备　患儿喜爱的一些玩具,如积木、玩具车等。

4. 训练程序　进行邻居过家家角色扮演游戏。引导患儿做"小主人"接待"邻居"来家里玩,鼓励"小主人"主动分享好玩的玩具如积木汽车和"邻居"一起玩,之后"邻居"邀请小朋友到家里做客,分享了好吃的零食点心。通过角色的互换体验和分享行为的实操,引导患儿体验主动分享和被动分享的积极感受,体验人际互动中你来我往的积极交往,加强主动分享的发出。

5. 注意事项　在进行分享训练初期,患儿可能不知道为什么要进行分享,在自我意识建立阶段会非常强调"我的"概念,而不愿意和他人分享自己的物品。所以我们做初期分享训练时要尽量使用群体分享性较强的物品,比如班级的水果、玩具分享,引导患儿去分发水果点心,分发玩具物品,之后可以和同伴交换玩具物品,再到主动邀请和同伴一起玩喜欢的玩具,逐渐过渡。

十五、患儿胆怯不敢正视他人

1. **教学目标** 训练目光对视,提升患儿的自信心,培养社交热情。

2. **BTR 策略建议**

(1)平常与患儿说话沟通时,我们要主动看向患儿的眼睛。如果患儿没看你,你可以做各种表情来吸引患儿的目光注视。如果他偶尔能做到,就要立刻回应,并赞美、奖励他,对他表达亲热,让他感受与人注视带来的情感交融。

(2)如果患儿不敢正视,在进行对话训练或社交训练时,可以适当加以手势辅助,引导患儿看向对方,可以用患儿喜欢的玩具举在眼睛附近吸引他的注意,让他体验到与他人善意的社交初衷,并体会到对视不是可怕的事。当患儿紧张和恐惧心理逐渐缓解后,回应对视逐渐增多,慢慢能够正常地与他人对视。

(3)当患儿不敢注视的同时透着精神游离,或伴随明显强迫表情及恐惧行为时,需要寻求医学干预,缓解患儿的异常情绪。

3. **教具准备** 患儿喜欢的食物或玩具,泡泡枪。

4. **训练程序** 通过游戏的方式,在游戏中穿插与康复师眼睛对视的环节,让患儿在愉快的氛围中放松警惕,正视康复师的眼睛。准备患儿喜欢的玩具或零食,拿起该物品在眼睛附近位置,引导患儿看向自己,当患儿有目光对视时及时奖励强化;也可以通过吹泡泡追泡泡的游戏,在过程中引导患儿去追泡泡加强视觉注视,同时可以引导他看向康复师然后吹泡泡,在轻松的氛围下加强眼神对视。

5. **注意事项** 在游戏过程中要循序渐进,慢慢增加患儿对他人的亲近,如果患儿比较怕生,在开始前可以只是安静地陪着患儿玩玩具,及时给予辅助支持,慢慢地降低患儿的不安感、疏远感和防备意识,增加亲近感。

十六、患儿不会打招呼

1. **教学目标** 培养患儿在社交过程中打招呼的习惯。

2. **BTR 策略建议**

(1)在日常社交活动中,有其他同伴或认识的人参与或互动时,父母或康复师要积极回应,如"早上好!小明!""早上好!刘伯伯"通过父母或康复师日常社交活动中主动打招呼的示范和泛化,带动患儿主动打招呼的习惯和兴趣,可以是语言,也可以是简单的动作如挥挥手,点点头等。当患儿有主动表示的时候,要给予积极的回应,"哇你真棒!""我们也和小红说早上好吧!嗨～早上好!"

(2)如果患儿不敢打招呼达到了缄默的程度,或伴有情绪障碍时,需要寻求医学帮助。

3. **教具准备** 儿童歌曲《快乐的一天开始了》,过家家道具。

4. **训练程序** 播放儿童歌曲《快乐的一天开始了》,歌曲主要内容是和老师同学们问好,在轻松愉快的节奏下,让患儿跟着康复师舞动,模仿康复师的动作打招呼,"老师好""同学好",并同时挥手、弯腰、鞠躬,通过音乐律动的形式学习主动打招呼。

组织患儿轮流做礼仪小队员,需要每天上学和放学在学校门口和老师、同学、叔叔阿姨问好和告别,同时引导患儿们积极回应问好,在积极的礼仪互动中习得主动打招呼的习惯。

5. 注意事项

(1)要提前教患儿相关的打招呼的方式,比如说你好、挥手、鞠躬、点头、握手等。

(2)如果患儿一开始不愿意和别人用语言打招呼,可以先降低要求,挥挥手、点点头等。

(3)互动方要积极回应患儿的主动问好,以积极饱满、热情洋溢的态度让患儿知道和别人打招呼会得到别人的肯定和回应。

(4)创造轻松愉快的互动氛围,尽可能多地创造打招呼的机会,让患儿更多地去参与和回应,变成一件日常轻松的事情,让打招呼内化为患儿的主动日常行为。

十七、患儿用刻板的形式打招呼

1. 教学目标　教导患儿学习恰当的打招呼方式。

2. BTR 策略建议

(1)首先要对患儿愿意和他人打招呼的行为给予充分的、真诚的肯定,让患儿感觉到自信,感觉到人与人之间的温暖。在此基础上多给患儿有实践和改进的机会。父母可以与患儿一起模拟在不同场景情况下,如何使用"您好""谢谢""对不起""再见"等各种日常用语。进而引导患儿在实际社交场合观察、学习、模仿别人是如何打招呼的,并结合之前的练习进行实操。生活中父母要主动问候他人,轻松与人交往,让患儿知道问候别人是件快乐的事,更愿意体验主动发起和他人打招呼,并体验与人交往的快乐。

(2)不管患儿与人打招呼的方式方法如何刻板、异样,都不要讥笑、指责患儿,避免因此给患儿带来压力,对患儿的社交产生阻碍,要结合患儿积极的社交动机,鼓励患儿用更恰当的方式去表达社交意愿。

(3)当患儿的打招呼的形式异样、刻板伴有精神异常;或打招呼的形式完全不合时宜,不合场景,且无法控制时,需要寻求医学干预。

3. 训练程序　患儿愿意打招呼,但是方式不对,通过模仿的方式教导患儿学习正确的打招呼方式。先从最简单的方式教起,挥挥手和说你好。在患儿能够和康复师进行正确的打招呼之后,带患儿向其他的康复师、其他的患儿打招呼,患儿能够正确地打招呼时,也引导对方给予积极的回应,并给予患儿一定的奖励,强化患儿的正确行为。

4. 注意事项　当患儿出现形式怪异或刻板地打招呼的行为时,可以提醒患儿看康复师或同伴是怎么做的,鼓励他再模仿操作一遍,并给予更积极的回应;用不恰当的方式打招呼时,不给予回应,以此减少不恰当行为的出现。

十八、患儿喜欢独处发呆

1. 教学目标　提高患儿的社交主动性,培养社交兴趣。

2. BTR 策略建议

(1)当患儿独处在角落时,可以通过丰富的感知觉活动带动患儿的注意,使患儿对外界的活动产生注意的兴趣,进行有效的互动。如可以通过声光玩具、泡泡枪、音乐等来引起患儿的注意,并引导患儿和你一起玩声光玩具。也可以通过患儿感兴趣的玩具或食物,引导患儿注意到家长或康复师,通过互动来获得想要的玩具或食物。通过一切患儿有可能感兴趣的动态活动来引起患儿的注意,减少患儿的发呆和无意识状态。

(2)如果患儿静静待着的时候,同时表现有眼神呆滞、异样,或精神游离,或强迫、刻板做着某样重复的动作,需要寻求医学干预。

3. **训练程序** 患儿喜欢待在角落有可能是感知觉反应较低,对声光反应等较慢,也有可能是缺乏安全感,或对集体活动缺乏兴趣。我们可以先从建立关系做起,家长或康复师可以陪伴在患儿身边做一些简单的事情,如玩积木或画画等,让患儿习惯他人的近距离陪伴并建立亲近感;其次是逐渐加强患儿对外界的关注和回应,包括加强患儿基础的感知觉反应,此时可以玩一些声光玩具游戏、吹泡泡游戏、推球游戏、呼名游戏声源游戏等,提高感知觉反应,建立共同注意;之后可以逐渐增加参加互动的人数和增加动态互动的环节,如逐渐过渡到三个人推球、三个人堆积木,以此类推,逐渐习惯集体活动并感受集体活动的乐趣,鼓励患儿更多地主动参与到集体活动中来,减少独处。

4. **注意事项**

(1)需要循序渐进观察患儿处于哪一个阶段来进行干预,丰富游戏的形式,让患儿对游戏、对集体活动主动产生参与的兴趣,从而有效减少独处的时间。

(2)日常生活中间尽可能多地让患儿参与进去,如煮饭时可以让患儿帮忙洗洗菜,收拾碗筷时可以让患儿帮忙擦桌子,使患儿的活动尽量丰富。

(3)注意患儿日常活动的规划安排,尽量减少单独个人的时间,使患儿的活动尽量丰富,并可以组织一些动态活动,如抛接球、夹珠等,让患儿忙起来,减少发呆的时间。

十九、患儿外出时翻箱倒柜

1. **教学目标** 建立患儿的物权概念,让患儿知道不属于自己的物品不可以随意翻取。

2. **BTR 策略建议**

(1)不少患儿由于缺乏规则意识和物权概念,外出时会翻箱倒柜、乱拿物品。家长在带患儿去别人家做客时,需要预先做好准备,提前进行规则预告,我们要去哪里做客,可以做什么,不可以做什么。并且可以带上患儿喜欢的玩具,规划好患儿的活动空间,引导他可以在这里做自己喜欢的事情。减少患儿到处乱跑、乱翻的机会,避免造成尴尬和不良后果。

(2)如果患儿确实在他人家里做了不恰当的行为,可以先带患儿到安静的角落进行干预,严厉告知他这是不正确的行为,不是自己的物品未经许可随意翻动是不允许也是不礼貌的,需要向别人道歉。并且引导他如果想要某样东西可以这样询问,"我可以玩这个吗?"得到他人的许可了之后才可以玩耍,如果没有就不能随意翻动。患儿如果能遵守规则,要给予热情的表扬和肯定;患儿如果不能遵守规则,要相应地给予一定的惩罚,并告知他怎样正确做和主动改正。

(3)如果患儿在没有规则意识的同时表现出过于多动、兴奋;或有明显的刻板行为特征,或具有暴戾的情绪就需要寻求医学干预。

3. **教具准备** 做客过家家角色扮演游戏。

4. **训练程序** 可以组织患儿模仿做客过家家游戏,需要去到其他班级"做客",去之前康复师可提前告知过去"做客"的注意事项,如主动问好,问询是否可以玩玩具,不能随意翻动他人物品等。过去实际体验"做客"过程中,可以根据患儿的实际表现及时进行干预,当患儿能主动遵守规则时,可以给予患儿喜爱的玩具或零食进行强化,如患儿很想某样物品时,可以及时引导患儿进行正确的表达并获得想要的东西,同时强化正确行为的出现(视频 6-4)。

视频 6-4
患儿外出时
翻箱倒柜

5. 注意事项

(1)当患儿发生翻箱倒柜的行为时,家长应该立即制止患儿的该项行为。并让患儿将翻出的物品整理归位。

(2)注意患儿对物品、对环境、对人物的分辨,很多时候患儿不能分辨别人家和自己家的区别,或别人的物品和自己的物品的区别,认为是自己想玩的物品所以可以想拿就拿。平时需要加强建立患儿表达需求的习惯,而不是任何东西都是想拿就拿;其次是要加强对外部环境的观察和判断,从而做出恰当的行为。

二十、患儿不会与同伴进行合作

1. 教学目标 提高患儿的社交互动能力,培养合作性游戏的执行能力。

2. BTR 策略建议

(1)对患儿不会与同伴进行合作的行为调整,不能急于求成。要有充分的耐心和时间,给患儿创造机会和场合进行练习。比如安排一些需要共同合作的游戏或工作(如搭建积木、骨牌游戏、大扫除等),由大人、兄弟姐妹或其他能力较好的患儿,来引导他一起合作完成。教学实践中要把这些游戏和活动组织得轻松活泼,不要让患儿有太大的压力。初期可以分配最简单的部分让患儿尝试做,让患儿感受参与合作成功的乐趣。当患儿能成功迈出一步与其他小朋友合作的时候,就要积极鼓励,使他在互动活动中获得自信。

(2)如果患儿有与其他小朋友合作的能力,而只是不敢,或不愿与其他小朋友合作,可以给患儿布置一些难度降低的任务,轻松地引导患儿去做。比如帮别人递一块积木或一个橡皮擦。在轻松的氛围中患儿做了简单的小任务,慢慢接受自然的合作活动。不要过度强调他如何不敢、不愿意的事,而是要提供他可以轻松参与的机会和平台。

(3)当患儿不愿意合作是由于过度的怯弱,这时首先要给患儿以安慰和支持。如果伴有冷漠、强迫,甚至精神游离状态,需要及时寻求医学干预。

3. 教具准备 球、积木等。

4. 训练程序 患儿不会和别的小朋友合作,一方面有可能是对合作游戏的兴趣较低,喜欢自己玩耍;一方面可能是不懂得合作游戏的具体操作技能而不能参与。两种情况都需要我们从易到难,先从简单的两人合作游戏做起,如两人合作用布运球,两人合作抬桌子等,从简单的双人动态搬运游戏开始做起,完成后康复师给予积极的奖励,让患儿明白合作游戏并不难并且获得了大家的认可。后期逐步增加难度,提高患儿对不同合作游戏的接受度,逐渐掌握不同技能,获得更积极的游戏体验。

5. 注意事项

(1)可以先和熟悉的人一起进行合作游戏,如爸爸妈妈、熟悉的康复师等,再过渡到更多的人一起参与进来。

(2)增加患儿进行户外运动的机会,让患儿在集体运动中学会和别人的合作,如三人足球,两人三足等。

二十一、患儿无法理解别人的表情和情绪

1. 教学目标 提高患儿想法解读、察言观色的能力。

2. BTR 策略建议

(1)认识并理解他人情绪是处理人际关系的一个重要技能,孤独症谱系障碍患儿常常难以辨别他人的表情、理解别人的情绪,共情困难。在充分理解患儿有共情困难的基础上,要用最大的包容去接纳患儿,不要一味强调患儿必须理解正常人的情感逻辑,而是顺着他未知的情感反应去观察和推演事件的发展。在建立因果逻辑关系的基础上,引导患儿理解情绪的由来,关注外部事件的联系。比如一个小朋友在伤心地哭,不要强求患儿去刻板地反映哭就是伤心难过,而是引导他观察和联想,"那个小朋友怎么了?""因为什么哭了?""我们能做什么?"当患儿对他人的情绪表现有主动注意和观察时,就是对他人关注和关心的第一步,可以及时肯定患儿,并辅助患儿发现更多联系,联想下一步可以做什么,逐步提升对他人表情情绪的感知和应对能力。不过分要求 ASD 患儿和正常人一样的共情逻辑,可以很大程度上减轻患儿的社交压力,通过加强对他人表情、事件的观察和联想,可以提升患儿对情绪的理解和处理,帮助患儿恰当地应对,并形成主动社交的内驱动力。

(2)患儿通常对情绪体验比较淡漠,因此要尽可能抓住机会带领患儿去体验和观察各种各样的情绪,加强对不同情绪的感知和辨别,如患儿获得奖励时我们可以强调"好开心呀!获得奖励了!"患儿完成游戏时强调"耶,我们赢了!太高兴啦!"不管是开心、难过、害怕、生气发生时,都有一定的事件联系,此时应加强患儿对情绪和事件的理解,让患儿明白情绪的由来。

(3)如果患儿在无法理解他人表情的同时,还带有明显的冷漠表情,或厌世情绪,或有破坏心理和行为,此时需要寻求医学干预。

3. 教具准备　情绪卡片、绘本、动画片。

4. 训练程序　通过情绪卡片教患儿识别不同的表情,并让患儿模仿卡片做出相应的表情,也可以让患儿猜测康复师的表情是代表什么情绪,加强对他人表情的分辨和对他人情绪的感知。通过绘本故事,了解故事中人物的表情和情绪,以及情绪产生的原因,如受伤了会很痛很伤心、见到爸爸妈妈会很开心、看到蛇会很害怕、被攻击了会很生气,加强对事件的观察,提升对情绪由来的理解。通过情景模拟的方式,学习对不同情绪事件的合理应对,加强对日常常见情绪事件的分辨和应对。

5. 注意事项

(1)情绪种类繁多,患儿一开始不一定能分辨和理解所有的情绪,如尴尬、羞愧等;我们需要先从基础的情绪喜怒哀惧开始教起,让患儿先分辨基础的表情图片,并结合事件理解情绪的由来。

(2)对情绪和情绪由来有一定的理解基础后,再进一步教导患儿学习对不同情绪的应对,如生气时会想发脾气,可以先冷静一下再处理;难过的时候会想哭一下,或别人安慰一下抱一抱舒缓情绪。

(3)在患儿日常阅读绘本或观看动画片时,可以结合画面上人物的表情和所发生的事件,引导患儿去观察分辨,联系前后事件,学习相应场景中的人物是如何恰当处理情绪事件的,加强对情绪的理解和应对。

第二节　注意力训练

一、患儿经常神游

1. 教学目标

(1)增加互动性活动,在活动时间内提高注意力的利用效率。

(2)提高视听觉注意力水平,增强注意力的筛选反应能力。

(3)体验社交互动的集体感,增加对集体和活动的关注。

2. BTR策略建议

(1)患儿神游,首先需要从医学的角度排除眼部疾病和精神问题,从患儿的精神游离的眼神和表情,判断其是否异常,进一步做相应的医学干预。

(2)患儿在发呆神游时候,康复师一边观察分析患儿的心理动机,一边可以因势利导,顺着患儿的眼神方向,依着患儿的表情情绪,根据当下情境,发起能引起患儿共同注意的活动来引起注意和互动。如患儿看向天空发呆,我们用手做飞机的动作,顺着患儿眼神方向,说"飞机来咯!一起追飞机!咻咻咻!"这是用拇指法精神,站在患儿的立场上发起共同注意的活动。

(3)当神游行为明显影响到患儿的学习、生活,康复师或家长也可以及时有效地干预,并终止这种状态。比如给患儿感兴趣的玩具,或开展患儿喜欢的游戏,甚至给患儿玩会手机看下电视。目的在于及时终止神游,建立有效注意。但不能过于依赖电子游戏手段,尽可能以和人的互动活动为主要手段。

3. 教具准备　视觉搜索卡片、玩具套杯等。

4. 训练程序　互动性注意力训练重点在于互动性地展开注意力训练,通过与他人趣味互动的形式,提高注意力水平,减少闲游时间,也增加了对人和环境的关注。课程时间30~40分钟,安排2~3个活动为佳。

(1)桃花朵朵开:热身活动,康复师说"桃花朵朵开",患儿们问"桃花开几朵",康复师回答"桃花开两朵",此时患儿们听到两朵要组队两个人抱住形成"桃花",以此类推。训练听觉反应能力和视觉搜寻能力,在语言互动和同伴寻找的过程中体验了集体的互动性,提升参与感。

(2)小侦探大发现:组织两名学员进行小侦探找目标训练,给出目标图案卡片,两名学员竞争查找,看谁先找到目标物,先找到者奖励卡片,以卡片数多少决定输赢。训练视觉抗干扰和视觉分辨能力,在竞争互动过程中需要督促对注意时间的把握,不能神游,有效提高注意集中性,并体验竞争的积极性。

(3)趣味打地鼠:可以多种形式进行,如视觉注意力训练和听觉注意力训练。

1)视觉　组织两名学员各拿一个玩具小锤子,摆放不同颜色的杯子,引导学员需按目标卡片所示颜色顺序用锤子敲杯子,先完成者胜利;通过提高视觉广度和视觉分辨,此类操作性注意力训练可以有效提升患儿单位时间内的注意集中度,通过竞争形式体验竞争感,加强对人的关注,减少神游。

2)听觉 康复师说颜色顺序,两名学员听到颜色后盖杯子,先完成者胜利;提高听觉筛选和听觉记忆,提高整体听觉反应能力,减少无效注意时间。

5. 注意事项 注意训练难度的设置,从简到繁、从易到难依次增加难度,需要配合学员对数字、颜色的认知程度。

二、患儿看书写字漏字、跳行

1. 教学目标

(1)提升视觉注意力广度及集中能力。

(2)训练眼球追踪,提高检视物体和空间的能力。

(3)提高视觉分辨,强化视动的协调能力,训练视觉注意的指向性、集中性、转移性、分配性及注意广度。

2. BTR 策略建议

(1)患儿看书写作业漏字、跳行,如果偶尔发生,可能是粗心大意,如果频繁出现,需要就医问诊,是否有阅读障碍、拼写障碍等精神心理疾病。必要时可以用一些增强胆碱递质的药物改善学习功能。

(2)患儿漏字、跳行,首先需要包容患儿可能出现失误或学习遇到困难,不要频繁用语言指责患儿,防止给患儿造成进一步心理伤害和学习压力;同时有针对性地提高视觉分辨,提高检视物体和空间的能力,从而改善注意力的集中性,减少漏字跳行。

3. 教具准备 舒尔特方格卡片、数字顺序连线卡、划消图案卡、秒表、铅笔。

4. 训练程序 漏字、跳行是视觉注意力不集中的常见表现,需要通过视觉分辨训练、视觉追踪训练等全面提高视觉注意力,有效提高视觉注意力的收集、筛选信息能力,减少跳行、漏字。课程时间30~40分钟,安排2~3个活动为佳(视频6-5)。

视频 6-5
患儿看书写
字漏字、跳行

(1)舒尔特方格:准备 9 格舒尔特卡片,康复师引导学生用手指依次找出数字 1~9,每次找到时可以点读出来,"1,2,3……9",康复师用秒表记录每次完成时间,每张卡片可以练习 4~5 次,引导学生慢慢加快视觉搜索速度,根据学生能力表现也可以转换顺序,如按数字倒数顺序找;也可以尝试使用 16 格、25 格、36 格的舒尔特方格;可组织多名学生同时进行,谁先完成为胜利者,提升训练的趣味竞争性。

(2)数字顺序连线:引导学生观察数字顺序,按数字从小到大的顺序,用铅笔将数字按序连线,连线完成后观察线型图形是什么并告诉康复师;根据学生能力发展,可逐步增加数字量和图案复杂程度,提高视觉广度及视觉追踪能力。

(3)视觉划消训练:引导学生观察划消图中有哪些图案,按要求依次寻找目标物并将目标物标示出,康复师记录每个目标物完成时间;如引导学生用铅笔画圆形圈出图中所有的"太阳图案",诸如此类,根据学生能力表现可以逐步设计划消图的密集度、方位要求等,如用三角形圈出所有苹果左边的水果等。

5. 注意事项 根据学生现有能力设计难度,并逐渐提高训练难度;以上三项均可以用秒表记录时间,引导学生可以加快速度完成训练,可组织多名学生同时进行。

三、患儿无法安坐

1. 教学目标

(1)建立安坐意识,稳定安坐时间。

(2)建立规则感,加强对指令的主动执行。

(3)提高安坐时间内活动的丰富性,培养安坐时完成任务的能力。

2. BTR 策略建议

(1)患儿总是坐不住、喜欢动来动去,实际上是"有迹可循"的。这里将"好动"分为两种情况,一种是单纯的注意力不集中,而另一种则为"病态"的多动障碍问题。研究表明 70% 的孤独症儿童共患 1 种精神疾病,约 40% 的孤独症儿童共患 2 种以上精神疾病。其中,注意缺陷多动障碍又是学龄期孤独症儿童最常见的共患病,其共患率约为 28.2%~87.0%。共患注意缺陷多动障碍的孤独症儿童,会表现出更为严重的执行功能障碍,特别是在遇到外界刺激时,更容易出现冲动性的攻击与破坏行为,比如存在更多的喜欢搞破坏、喜欢违抗指令和严重的情绪反应。

(2)如果患儿的多动的同时伴随有情绪、精神异常,或完全没有规则意识,这就可能不是简单的注意力不集中的问题,需要医学干预,必要时应用调节情绪和精神的药物。

(3)单纯发现注意力不集中,可以先从患儿的兴趣入手。让他们在自己感兴趣的事物上自然而然地练习"专注",使之成为一种习惯。严重时可以服用兴奋皮质的药物来提高注意力。

3. 教具准备 秒表、精细类教具。

4. 训练程序 无法安坐的学员主要是因为还没有形成安坐的习惯,对于安坐完成任务的形式不感兴趣,规则感较差,因此无法安坐。需要在建立规则感的基础上,慢慢稳定安坐。安坐训练的重点在于灵活调整安坐时间和及时奖励,由短到长,慢慢延长安坐时间(视频 6-6)。

视频 6-6
患儿无法
安坐

(1)简单安坐训练:康复师引导患儿坐好在椅子上后,辅助其放好小手小脚,提醒其坐好后开始数数,如数到 10,患儿可以起来稍微活动,或奖励小汽车玩耍 5 秒,再重复以上训练,依次延长安坐时间,数到 20 秒、30 秒、1 分钟……30 分钟,1 分钟以上后可以拿时钟做参考不数数,并在安坐时间内布置操作性任务完成。

(2)安坐训练的操作性任务:无法安坐的学生普遍较多动兴奋,需要引导其规范自己的行为到指令任务中去,因此适合在安坐训练时布置操作性任务,有效运用其操作性,提高对指令的理解执行。康复师可安排简单的精细任务,如串珠训练、撕纸训练、排列训练等,如坐下穿完 20 个珠子可起身活动 1 次,逐渐提升难度,延长任务时间,提高精细度的同时也有效训练了安坐能力;30 分钟课程时间可进行多次安坐训练,穿插不同的操作性任务,依次延长安坐时间。

5. 注意事项 安坐时间从短到长慢慢延长,提高患儿对安坐的适应性,最终目标以 30 分钟安坐完成任务为佳;安坐时间越长,中间任务需更加丰富;每次完成安坐训练要及时奖励,提高患儿对安坐指令的主动执行。

第三节 认知训练

一、患儿不懂用手指物

1. 教学目标

(1)锻炼手部的握掌动作和手指的灵活度,积累手指的运动基础。

(2)提高对指认物品指令的理解执行能力,在提高认知理解的基础上发展指认动作。

2. BTR策略建议

(1)康复师在训练时要观察患儿的大运动及精细动作发育表现是否伴随运动发育迟缓或语言发育迟缓,如果运动发育或行为表现严重落后于同龄儿童,要做相应的评估,同时做些医学检查查找原因,确认是否存在神经系统发育不良,及时进行系统的医学干预。

(2)结合拇指法的教学,在日常生活中或训练过程中,若是患儿自发地指向喜欢的物品或自己去拿,我们要及时地关注到患儿的表现,对其行为进行热情的赞许和表扬。进而做患儿的小助手,帮助他拿柜子上的小车或其他玩具,把活动内容进行延展,让患儿从内心建立自信和激发鼓励患儿自主表达的内驱动力。

(3)在学习过程中或日常生活中,患儿有某种需求时可以要求患儿做出力所能及的简单表达,并由易到难,每天坚持练习。当患儿已经理解了任务,但不去配合指认物品或逃避学习,对这种行为不要指责和标签,可以温和而坚定地要求患儿表达,结合简单的辅助手段,直到患儿努力做出了相应的表达。

3. 教具准备
豆子、珠子;零食、食物;个人物品,如水杯、书包、照片。

4. 训练程序

(1)手指握张训练:首先,让患儿能简单的握拳、张开。其次,让患儿能根据康复师所发指令的快慢节奏去控制他们的手部,如慢节奏的指令,握——拳、张——开;快节奏的指令,握拳、张开;当患儿能听指令去控制手部的时候,此时再进行一些简单的指认动作训练。还可以结合精细动作训练提升手指灵活度,如让患儿用手去捏豆豆,从大的积木开始,慢慢过渡到小的绿豆,练习串珠等。

(2)指认指令、需求表达训练:可以通过社交故事演示如何在有需求时用手指示意的方式得到想要的物品,如在桌上摆放患儿喜欢吃的零食和拒绝吃的食物,问患儿要哪个,并轻轻扶着患儿的手伸出手指,指向爱吃的食物,并给予奖励。也可以将患儿们的个人物品摆在桌上,引导患儿们自己指认自己的杯子、书包在哪里,也可以替换成熟悉人物的照片,如爸爸、妈妈、自己的照片,指认自己的爸爸妈妈在哪里等,由此提高对指认指令的理解和执行能力。

5. 注意事项
患儿的指认动作一定是在认知基础和动作基础的结合上进行的,首先需要把这两项基础能力锻炼好,才能做出指认动作,指认认识的物品;其次在有一定指认动作的基础上,要多引导患儿结合语言表达来表示自己的需求。

二、患儿没有危险感

1. 教学目标

(1)增强安全意识,识别危险信息,提升对自我行为的约束能力。

(2)发展探索欲望,将探索意识充分运用到社交活动中去,提高问题解决能力。

2. BTR 策略建议

(1)康复师在训练时要注意观察患儿的行为表现,是否过于兴奋或喜怒无常;是否多动或冲动;是否感知觉异常、感觉迟钝或感觉寻求;是否有精神的异常,认知落后等。如果有相应的问题要寻求医学干预。

(2)结合两指法的教学,若是患儿在集体环境中或在日常场景中表现很好(比如安静地在椅子上等妈妈;过马路主动牵妈妈的手等)要给患儿竖起大拇指,看到患儿好的表现要及时夸奖患儿。在到处乱跑的行为没有影响到患儿和他人安全,并在恰当的活动空间发生时,可以加入到患儿的活动中,在活动中培育患儿的安全意识,进而把乱跑的行为变为有序有意义的社交活动。这是拇指精神。

(3)当患儿的乱跑行为影响到安全时,要立即予以身体限制,以终止这种行为状态,避免事态发展。如果患儿没意识到自己的错误和危险,必须予以追加负反馈,比如不能玩某个玩具、取消某个奖励。这是示指法精神。

3. 教具准备　安全教育绘本、安全教育动画视频、户外探索园。

4. 训练程序

(1)基础安全知识教育:如家用电器的使用和安全注意事项;煤气炉具的安全使用;化学物品、药的标识及使用;出门遵守交通规则;外出要与小朋友结伴走,不要随便与陌生人搭话或吃陌生人给的食物;注意保护自己的身体,不能让硬物、锐器损伤身体任何部位等。灵活使用安全知识绘本和视频参与教学,让患儿能生动体验。可以设置一些实践课程或出游参观,让患儿更好地掌握安全知识。

(2)探索户外训练:可组织一些户外探索活动,设置一些宝物线索,引导患儿根据线索在一定范围内寻找宝物,过程中可以设置一些安全障碍,如红绿灯、安全常识选择题诸如此类的障碍,引导患儿根据学过的安全知识解答通关,在探索奔跑过程中,可以发展患儿的探索意识,也可以通过奔跑活动消化患儿的自由奔跑欲望。

5. 注意事项　安全教育和危险识别教育要求患儿需要有一定的认知理解能力和较好的规则性,此类行为控制类的训练最好结合患儿沉浸式的体验,切身体会危险隐患,增强安全意识,注意环境设置的安全性。

三、患儿不能分辨大小排序

1. 教学目标

(1)建立物品大小概念,提高视觉观察能力和比较表达能力。

(2)增强两两比较意识,进行比较排序的操作训练。

2. BTR 策略建议

(1)在进行实操教学中,要综合运用日常生活中常见的实物进行大小比较。例如手中放有大小不一的饼干,询问患儿是要大的还是小的? 或是比较两块不同大小的积木或车子。

先进行相同物品的大小比较,再进行不同物品的大小比较;从具体大小的感受再到抽象大小的比较,要给予患儿足够的耐心,给予患儿充分的机会,让患儿在开心自然的场景中学,并激发患儿类比的兴趣。这些都是拇指法精神的体现。对患儿的积极配合的行为或小的进步多表扬和鼓励。

(2)认知能力的提升,需要患儿主观配合参与,需要激发患儿主观能动性的活动都需要拇指法精神,不能操之过急。示指法体现在学习过程时,要求患儿必须坚持学习、规律学习、参与学习。

(3)如果发现学习困难的患儿伴随有明显的认知功能障碍,或伴有精神的异常,就要及时寻求医学干预。

3. **教具准备** 大小排序教具,如套杯、排序嵌板,以及认知大小卡片。

4. **训练程序**(视频 6-7)

视频 6-7
患儿不能分
辨大小排序

(1)大小认知训练:第一步是帮助患儿建立大小的概念,可以先拿出在视觉上对比悬殊的实物帮助患儿体验大小,如巨大的西瓜和小小的苹果,康复师的大鞋子和小朋友的小鞋子,康复师的大碗和小朋友的小碗,大饼干和小饼干等,帮助其体验视觉大小差异,建立大小概念。

(2)大小两两比较训练:引导患儿通过两两对比分辨大小,指认大的是什么、小的是什么,刚开始可以用不同类的物体如西瓜和苹果,后期可以用同质的物体进行比较,如大小不一的圆形,循序渐进,慢慢建立对比分辨大小的能力。

(3)大小排序训练:进行排序时也是少量添加,比如先从 3 个开始,逐渐过渡到 4、5、6……多个物品排序;刚开始每次在大小摆放不规律的物品中(如一堆大小不一的圆形卡片)从找最大的(最小的)开始,"找一找这些圆形中最大的圆形在哪里,找出来放在前面,好的,再看看剩下的卡片中最大的在哪里……"一个个找出来按从左到右的顺序摆放,可以在每个位置上列好数字排序帮助其建立排序概念,也可以使用嵌板辅助完成。

5. **注意事项** 大小排序前先将大小概念建立好,并且有较熟练的两两大小分辨能力后,大小排序练习才能有效进行,并习得排序能力。

四、患儿破坏喜欢的玩具

1. **教学目标**

(1)建立并强化玩具概念,培养爱护玩具的认识。

(2)通过社交游戏正确认识不同玩具的玩法,拓展兴趣应用。

2. **BTR 策略建议**

(1)孤独症儿童有时经常有破坏行为,可能是不清楚玩具的玩法,可能是因为需求没有满足,可能是因为想要获得关注等。结合患儿对物品有玩或操作(想要破坏)的需求的动机,引导患儿正确地玩。每当患儿有正确地玩玩具时,没有破坏时,要及时表扬。

(2)对于患儿的破坏行为也可以用示指法精神及时纠正,比如先拿走患儿正在破坏的玩具,告知他应该如何玩;抓住患儿正在做破坏事情的小手,并予以严肃的告诫;短时间内不让患儿有机会再接触到故意破坏的玩具等。

(3)观察到患儿在破坏行为的同时有强迫行为、暴力倾向、表情淡漠或精神异常时,要寻求医学干预。

3. 教具准备 芭比娃娃、实体玩具(积木、玩具火车)、玩具情景卡片、芭比娃娃造型工具(梳子、裙子)。

4. 训练程序

(1)玩具概念认知课:康复师准备几种常见的玩具和玩玩具的情景卡片(如小朋友在玩积木、小朋友在玩芭比娃娃等),引导患儿将玩具和对应的玩玩具场景图片进行配对,描述图片中的具体的玩耍情节,表达正确的小朋友可以奖励玩耍实际的对应玩具;通过配对表达,强化对玩具功能的认知,减少不正确的玩耍行为。

(2)芭比娃娃社交游戏:可以将芭比娃娃作为社交角色游戏中需要照顾的妹妹,引导小朋友们扮演爸爸妈妈或哥哥姐姐的角色来照顾妹妹的生活起居,在模仿游戏过程中体验对生命的照顾关怀,建立责任意识和爱护意识,减少对玩具的破坏性行为;也可以引导患儿带着芭比娃娃去参加聚会,互相分享如何给芭比娃娃装扮等,在分享装扮的过程中,提高对芭比娃娃的积极关注,也在互动过程中提升了人际互动水平。

5. 注意事项 拆解娃娃也是患儿对玩具的一种探索行为,可以引导其拼回去并且要爱护玩具,如果是对人体的身体部位有探索兴趣,可以给患儿做一些身体部位的认知训练。

五、患儿不会辨认颜色形状

1. 教学目标

(1)建立颜色概念,通过颜色配对、颜色指认、颜色命名提高颜色的辨认表达能力。

(2)建立形状概念,通过形状配对、形状指认、形状命名提高形状的辨认表达能力。

2. BTR 策略建议

(1)在进行实操教学中,要综合运用日常生活中常见的实物进行颜色的感知,如苹果是红色的,树叶是绿色的等等,在自然场景、自然状态下让患儿去学习辨认颜色,不要让患儿有压力。丰富色感感知之后再转移到桌面教学,进行同一属性,不同颜色的分类配对;不同属性,同种颜色的分类配对;认识颜色;表达颜色。在教学中如果遇到患儿学习过程较慢,一定要有充分的耐心,对患儿的积极配合的行为,或小小的进步都要给予生动的表扬和鼓励。这是拇指法精神。在生活中要用拇指法精神坚持学习,持续引导观察、比较、分类,并结合常见物品进行表达和泛化。

(2)当患儿不会辨认颜色的同时伴有表情淡漠、心不在焉、神不守舍等状态时,要寻求医学的帮助,从精神方面、认知方面,或注意力方面解决患儿的学习动机、学习能力的问题。当患儿很配合学习,但对颜色的辨认确实存在障碍时要注意会不会有色盲的可能,需要及时找专科医生检查确定。

3. 教具准备 色卡、颜色认知教具(如颜色配对教具、彩色笔);形状卡、形状认知教具(如嵌板、积木)。

4. 训练程序 患儿对颜色及形状认知的三个阶段,分别是颜色及形状的匹配、指认和命名,难度是逐次递增的。如果患儿可以将相同颜色或形状的物品放在一起,说明患儿对颜色或形状还是有一定的感知能力的,在此基础上,我们可以慢慢教导患儿去指认颜色或形状。

(1)颜色认知:如果患儿可以通过配对和分类,将相同颜色的物品分辨出来,如将红色的物品放到红色盘子,将绿色的物品放到绿色盘子,此时患儿是有颜色分辨能力的,在此基础上需要做颜色的命名和指认训练,建立颜色的物名概念。当患儿可以稳定进行相同颜色的配对任务后,开始进行颜色指认训练。如患儿可以独立完成红色、绿色的配对任务,此时再单独拿出相同形状不同颜色的红色、绿色物品,并发出指令,指一指红色/绿色,当患儿能熟练指认某种单独的颜色后可以过渡到不同物品进行泛化,或随机指认,逐步提升颜色指认能力。最后做颜色的命名训练,"这是什么颜色的""红色",可以准确命名对应的颜色后说明学生掌握了辨认和表达颜色的能力,后期可以随机提问不同物品的颜色来加强泛化。

(2)形状认知:形状认知的过程也是先从配对开始,再到指认,最后是命名。首先可以准备各种形状,引导患儿将相同的形状放在一起,患儿可以稳定将形状配对后说明患儿掌握了形状分辨能力,在此基础上开始做形状指认训练。可以先将形状描述结合到日常生活中去,如"长方形的冰箱、圆形的时钟、三角形的三明治",建立形状的物名概念,接下来引导学生指认具体的形状,先进行两两指认,将配对稳定的两个形状如三角形、圆形放在一起,并进行指认,"哪个是三角形,对了,把三角形拿给老师",后期过渡到多种形状指认,当患儿可以指认正确的形状后说明患儿掌握了形状的辨认能力。最后做形状的命名训练,通过表达命名强化形状认知,如"这是什么形状?这个电视机是什么形状的?这个蛋糕是什么形状的?"患儿可以稳定表达对应的形状后说明患儿已经掌握了形状的命名表达能力,后期随机提问不同物品的形状来加强对形状的认知。

5. 注意事项 注意颜色形状的认知教学顺序,每个阶段都要从简到繁逐渐加大难度,并结合日常生活进行泛化,帮助患儿在生活中掌握颜色形状的辨认和表达能力。

六、患儿总是幻想

1. 教学目标

(1)正确认识幻想和现实世界的差别,提高现实和虚拟的辨别能力。

(2)发挥想象到可以应用的场景,正确消化想象。

(3)提高对想法的描述表达能力,为实现想象找方向,积累能力。

2. BTR 策略建议

(1)在患儿神游发呆过程中,家长或康复师要去观察分析患儿是因何出现这种情况,然后根据当时的情境,选择合适的语言和方法,因势利导地进行介入,延展情景,深化内容,以吸引患儿回归现实世界,促进融合。这是拇指法精神。

(2)当患儿的幻想、神游,影响到患儿生活、学习、安全时,需要及时打断。比如用患儿喜欢的玩具、食物或游戏内容打断患儿的神游,或用较强烈的知觉刺激如声响或歌曲等及时中止患儿的幻想,从而及时回到现实世界。

(3)如果患儿频繁发生幻想、幻觉,眼神游离等症状时,建议寻求医学干预,及时就医,在医学药物的帮助下调节患儿的精神状况。

3. 教具准备 情景剧剧本、情景剧道具、科普绘本、职业绘本、画纸及画笔。

4. 训练程序

(1)情景剧表演:可以通过一些情景剧表演,让患儿参与到虚构的世界中去,让他真正能够实现自己的想象,引导患儿用合理的方式去实现一些需求,但需要辨别虚实。如做一些主题情景表演剧,《我的梦想》《魔法学校》《长大后的我》等,同时也可以锻炼患儿社交能力、语言能力,可以培养患儿的自信心和表现欲。

（2）科普绘本和想法表达训练：康复师可以用一些真实的科普读物来替换儿童绘本，鼓励患儿多去了解现实中的动植物、自然现象、宇宙奇观等，培养患儿的兴趣。也可以让患儿将自己的想象通过绘画画在纸上，让他知道这只是自己的创作，并鼓励患儿分享自己的想法。如果要将想法落实需要做什么职业，应该怎么学习，为患儿的想法落地找方向，让患儿不过度沉迷于幻想中。

5. 注意事项　患儿的幻想需要注意其想和做的区别，想法在没落地实施之前都是可变的。如果患儿执着于想法落地，要注意辨别什么是可以做的，什么是不可以做的，思考行为后果，增强责任意识，减少对幻想的沉迷。可以多带患儿去科博馆参加一些有趣的科普活动。

七、患儿点数错漏

1. 教学目标

（1）提高数量认知，加强数量关系配对，提升数感。

（2）提升点数的手眼协调和表达能力，减少不协调造成的点数失误。

2. 教具准备　数字认知卡；数字、数量练习教具（如糖果、积木、雪花片等）。

3. BTR 策略建议

（1）点数就是我们常说的数数，可以用手指，也可以借助其他的工具点数，最终的目标就是可以达到在心中默数。在教学中如果遇到患儿学习过程较慢，一定要耐心地用好拇指法精神，在教学中要通过游戏使患儿对点数产生兴趣，而不能让患儿生厌。对患儿的积极配合的行为和进步，要予以积极的表扬和鼓励。

（2）在生活中要用示指法精神引导患儿坚持学习，持续引导患儿观察、学习、演练、总结。

（3）在干预过程中，如果发现患儿学习障碍、智力缺陷或注意力缺陷，建议寻求医学干预，可以针对性做改善学习能力、促进智力，或提高患儿注意力的治疗。

4. 训练程序

（1）数字认知训练：进行点数之前，需要掌握数字认知能力，患儿可以掌握数字 0~9 的数字认知后，再进行点数训练。

（2）数量配对训练：理解数和量的配对后，才能理解对应的数量关系，数对对应的数字，如盘子里面放 1 个糖果，引导患儿观察后点数是 1 个，拿数字"1"进行配对，盘子里面是 2 个糖果，动作辅助患儿手指点数，"1、2，2 个糖果"，拿数字"2"进行配对，进行按物取数训练。同样，引导患儿看到数字"1"，拿 1 个糖果，看到数字"2"，拿 2 个糖果，进行按数取物训练；两种训练都能独立完成后说明患儿掌握了数量对应关系，下一步再进行单位量较多的点数训练。

（3）点数训练：点数训练的基础是按数取物，按物取数两种训练，重点在于最后的报数是否与点数的量匹配准确。首先，可以准备大一点但少一点的物品来点数，如两个大苹果，引导患儿伸出示指，点一下目标物读一下数字，"1、2，2 个苹果"，逐渐过渡到小一点多一些的物品点数，如一排瓜子，此时也要求患儿有较好的手眼协调能力和表达能力，同样引导患儿点一个瓜子读一个数字"1、2、3……10，10 个瓜子"，从视觉大小和量的控制上逐步提升学生的手眼协调和点数、报数能力。

5. 注意事项　点数能力是和数量认知，以及手部精细动作相关的，需要有一定的数量关系认知基础和较灵活的手眼协调能力，方能点数正确，注意教学的顺序和辅助的强度，从简到难逐步提升点数能力。

第四节　运动感统训练

一、患儿经常踮脚走路

1. 教学目标　提高前庭觉刺激和增加多元触觉刺激;改善患儿踮脚走路的行为。

2. BTR策略建议

(1)在教学过程中要灵活运用拇指法精神,耐心观察和引导患儿进行步行训练等其他运动感觉统合训练。通过游戏的方式激发患儿的学习兴趣,提升配合度,夸奖患儿的进步表现,鼓励患儿多做尝试和练习。同时要有同情心接纳患儿的缺陷和落后,在训练时不要有歧视和抱怨情绪。

(2)在教学过程中,对于患儿故意逃避能完成的简单训练任务时,要坚定地竖起示指,予以制止,并坚定地、耐心地引导患儿去完成。逐渐养成刻苦锻炼、规律锻炼的习惯。

(3)康复师在训练时要观察患儿步行情况,要综合考虑分析原因,可能是走路习惯、感知觉异常,可能是肌张力异常,或骨关节异常引起。必要时需及时就医,做必要的检查,并作针对性的综合干预,包括但不限于促进神经发育、纠正畸形、调节肌张力、提高肌力等治疗。

3. 教具准备　按摩球、毛巾、沙子、触觉板、脚印板、沙包、大笼球等。

4. 训练程序　患儿长期踮脚走路,下肢肌张力容易过高,进行训练前可先按摩腿部,用按摩球、滚筒等放松腿部肌肉,降低肌张力。踮脚走路也有可能是因为脚掌触觉敏感,害怕大面积接触摩擦,此时可以做触觉适应训练,引导患儿慢慢接受从柔软到粗糙质地的物品的摩擦,比如用脚掌踩一踩毛巾、地板、沙子、触觉板等,逐渐提高触觉适应。踮脚走路也有可能是步态习惯异常,此时可以先做一些简单的蹲起训练,提升脚踝关节力量和下肢力量,再引导患儿按脚印板的位置去进行步态训练,随难度增加也可以在两个脚踝处各绑适应重量的沙包,提升脚踝力量减少踮脚。踮脚走路也可能是前庭寻求刺激,喜欢摇晃失衡感,此时可以针对前庭做一些刺激训练,如俯卧大笼球、荡秋千、走平衡木等(视频6-8)。

视频6-8
患儿经常踮脚走路

5. 注意事项　进行训练时要循序渐进,初始训练时间不要过长,在日常生活中要提醒患儿观察他人的走路步态,学习正确的走路步态;对于患儿故意刻意地踮脚走路要及时制止,并引导他用正确的步态走路,及时进行表扬奖励。

二、患儿不敢爬高

1. 教学目标　改善前庭敏感的调节性障碍,从而让患儿逐渐克服恐高的情况。

2. BTR策略建议

(1)在教学过程中要灵活运用拇指法精神,耐心引导观察和引导患儿进行尝试,从试图接触攀爬架到抓住攀爬架,从抓住攀爬架到爬一格,一步一步引导和鼓励患儿克服困难。同时在练习爬高的时候不要强硬地要求患儿一下子就爬多高,要对患儿害怕爬高的行为表示理解和包容。

（2）同时在教学训练中要用示指法精神杜绝患儿逃避、退却的行为。当在训练时患儿表现出恐惧时、畏高时，不要指责患儿，但可以在减低高度和任务的基础上坚持要患儿参与执行任务。比如患儿不敢攀爬，但必须坚持让患儿每次训练时都要去抓住攀爬架。

（3）遇到患儿不敢爬高情况，还要注意患儿有没有运动障碍、感觉统合失调或恐高症等问题，必要时要寻求医学干预和治疗。

3. **教具准备** 蹦床、1/4 圆形攀爬架。

4. **训练程序** 首先康复师与患儿可一起站在蹦床上面，康复师可带动患儿进行跳跃活动，待患儿适应活动高度后康复师可留患儿一人于蹦床上，双手给予患儿少量辅助让患儿有安全感。然后可以将 1/4 圆形攀爬架平放于地面，让患儿从低处开始爬上去，允许患儿双手扶住两侧扶手，待患儿接受该高度后，把两个 1/4 圆形攀爬架拼起来，辅助患儿向上爬，逐渐适应提升高度。

5. **注意事项** 应从地面活动开始适应活动带来的前庭刺激，不能急于在高处进行训练，循序渐进，及时关注患儿面部表情的变化和强度的调整。

三、患儿长时间兴奋

1. **教学目标** 提高患儿的感知觉适应，减少日常生活中亢奋的行为。

2. **BTR 策略建议**

（1）在日常生活或训练过程中，首先提供充足的课外活动或自由活动时间，以便患儿在恰当的运动活动中释放精力。对患儿探索外界的活动和活泼多动予以理解和支持，促进患儿的身心发育。这是拇指精神。

（2）同时结合示指法，用物质奖励或有效命令对患儿过度的亢奋进行制止和引导，加强患儿的规则意识和行为控制能力，比如要求患儿在桌面活动时、在午休时需要保持安静，养成行为习惯。

（3）要注意观察患儿亢奋时的行为表现和精神状况，是否过于兴奋或喜怒无常；是否是多动、冲动；是否伴随精神异常。如果有上述情况，可能需要寻求医学的帮助，进行精神调节、情绪调节等综合干预。

3. **教具准备** 按摩球、圈圈、秋千、平衡台等。

4. **训练程序** 患儿精力旺盛需要结合活动设计去进行有益的消化，并提升患儿的行为控制能力，做到动静结合，不做过于危险或冲动的行为。首先要提高患儿对感知觉的适应，患儿感知觉的迟钝或敏感时，都会做出不恰当的反馈，如沉迷转圈追求前庭刺激，会越来越兴奋，或因触觉寻求去追求不恰当的摩擦刺激越来越兴奋等。此时可以通过按摩球全身按摩、躺地转圈等活动来提高全身感知觉的适应。当感知觉适应能力提升上来后，可以做一些动静结合的万象组合运动，如先进行障碍跳圈，再静坐点数，再荡秋千，再平衡台运物等，通过两个以上任务的联合运动，提高患儿的整体运动协调能力和行为控制能力，学会释放自己的精力和控制自己的运动冲动。

5. **注意事项** 在患儿的活动过程中可以在周围铺上豆袋，在患儿感受前庭刺激的同时保证安全，尊重患儿的活动意愿，注意任务量的设计，安排适当的休息。

四、患儿手指抓握无力

1. 教学目标 根据日常生活中常用功能性动作提高患儿的手指抓握力量。

2. BTR 策略建议

(1)在日常生活和训练过程中,可以通过玩玩具的方式吸引患儿兴趣,促进患儿主动参与,主动伸手去拿。从拿喜欢的车子玩具开始,到堆叠积木、拼插雪花片,逐渐提升患儿手指力量和灵活性。在活动过程中要运用拇指法精神让患儿始终保持对任务的兴趣,让患儿在快乐中去训练抓物,多表扬患儿和鼓励患儿的努力尝试。当患儿疲劳或暂时失去兴趣时,就要及时暂停训练。

(2)同时对于患儿原有能自己完成的事情,要坚持让患儿自己去做。如拿水杯喝水、丢垃圾、拿勺子吃饭等活动。可以做一定的引导和辅助,但不能代替完成,剥夺患儿的锻炼机会。这是示指法精神:温和但坚定地要求患儿自己做力所能及的事。

(3)父母和康复师要观察分析患儿的精细运动发育情况,对于动作执行困难、运动发育落后的患儿,要分析是否存在运动协调障碍等,并及时应用医学手段进行综合干预。

3. 教具准备 准备不同重量、不同形状物品,弹性不一的球,大小控制在患儿能抓握的体积。

4. 训练程序 首先可以准备患儿喜欢的,重量和体积较小的物品来训练患儿的抓握动作,如准备患儿喜欢的一颗糖果,引导患儿放在手心,模仿康复师做掌心抓握动作,成功了及时给予奖励;慢慢过渡到稍微大一点的物品练习,如一块饼干、一块积木、一个小玩具车等,逐步提升手掌抓握能力。同时锻炼手指灵活度和手指力量,一开始可以先练习前二指前三指指力和运动,如捡小球、撕纸片、拔插雪花片等,后面可以过渡到使用工具操作提高手指力量,如用夹子夹物,用勺子盛珠等。

5. 注意事项 注意训练难度的循序渐进,要先通过前期的测试了解患儿的能力处于哪一阶段,不能操之过急。生活中多让患儿参与力所能及的小任务,如帮忙提物、帮忙拾放物品等。

第五节　言语、语言及口肌训练

一、不会区分你、我、他

1. 教学目标

(1)能用 "我" 来表达自己。

(2)能够理解表达你、我、他。

(3)能够清楚物品所属,你的、我的、他的。

2. BTR 策略建议

(1)在进行教学过程中要根据患儿认知基础来启迪患儿学习,要利用相关的游戏和适当的社会场景来开展学习,用轻松的氛围和积极的趣味来激发患儿的学习兴趣。从易到难,阶梯式推进学习进度。如了解常见的名词动词、形容词。先从指认和命名自己、爸爸、妈妈等熟悉的人开始,再到用名字命名自己,用"我"表达自己。当患儿在学习中取得小小的进步时,要充分表扬。

(2)患儿的认知模式和学习速度与常人相比可能较慢,但不是完全不能掌握或理解。当患儿不能马上区辨和表达"你我他"时是正常的现象,要对患儿的情况进行充分的了解和接纳,不要对患儿的能力不足进行蔑视、厌烦,要对患儿给予积极的支持和引导。对具有学习基础的患儿一定要坚持训练、学习。这是示指法精神的运用。

(3)当患儿已经主动认真学习较长时间仍无法理解人称代词时,要注意是否有认知障碍或学习障碍;当患儿在学习训练表现出异乎寻常的淡漠时,要注意是否存在精神异常。必要时寻求医学帮助,做及时评估和针对性的医学干预。

3. 教具准备　准备患儿喜欢的物品如:玩具、小汽车、零食,卡通动画以及其他熟悉的物品。

4. 训练程序

(1)能用"我"来表达自己:拿出患儿喜欢的物品呈现在患儿面前,辅助患儿表达"我要",再逐渐引导患儿主动表达以及扩展其他关于"我"的词语,如我的、给我等。

(2)能够理解表达"你":让患儿分享食物给其他小朋友,辅助引导患儿表达"给你"然后将零食分给其他小朋友,让患儿理解"你"就是患儿面对着的说话对象。

(3)理解表达"他":在三人活动时,可以指认第三个人的活动,并强调表达"他""他在写字""他在踢球",从现实的三人活动中理解"他"的概念和表达。同时可以给患儿呈现一些常见的任务动词卡片、动画片段如《小猪佩奇》,然后提问"佩奇 / 乔治 / 猪爸爸 / 猪妈妈 / 他在做什么?"语言提醒"他在……"逐步减少提示,让患儿用"他在……"表达。

(4)理解物品所属"我的""你的""他的":拿出小朋友自己的水杯,康复师提问这是谁的,辅助孩子说"我的",然后再拿出康复师自己的物品,然后是患儿熟悉的,提问"这是谁的?"辅助患儿指向康复师说"老师的""你的",康复师再拿出其他小朋友 / 康复师的物品,提问"这是谁的",辅助患儿指向助教康复师回答"他的",根据患儿情况,逐步撤销辅助,让患儿能够理解表达"我的""你的""他的"。

5. 注意事项　要充分结合患儿的认知语言基础进行练习,不要给患儿制订高于能力的目标,并结合日常生活场景进行多样泛化。

二、患儿自言自语,表达不清

1. 教学目标　减少患儿无意义的语言出现,加强患儿有意义的语言行为、提高患儿的自控能力和反应能力。

2. BTR 策略建议

(1)与患儿互动中要运用好拇指法精神,对患儿自言自语的行为要予以充分的理解和包容,不要无故断然制止。可以顺着患儿的发音(哪怕没听懂)去延展语义内容,形成有意义的对话内容以吸引患儿,激发其交流意愿。当患儿自发地提出要求,或回应对话时,要给予热情的回应和积极的表扬,并进一步丰富对话内容,尽可能减少患儿自言自语的环境和机会。

(2)当自言自语行为影响到患儿的语言学习的本身,或患儿自言自语时表现出精神涣散,或"全情投入"时,要及时用有效的指令 / 任务予以终止,但不是简单地呵斥。比如让患儿喝口水、或让患儿吹气球等等。这是示指法的体现。

(3)在与患儿接触过程中要留意观察患儿自言自语的内容,或发音方面情况,要留意观察患儿的精神状况。注意是否有构音困难、紧张情绪、自我刺激表现、精神游离情况。如有以上表现需要及时寻求医学帮助,做相关检查并进行综合干预。

3.**教具准备** 患儿喜欢的玩具,安静书等。

4.**训练程序**(视频6-9)

(1)安排丰富且有序的活动:患儿的自言自语、火星语等表现,通常是在无聊的活动空隙、个人独处时发生的,所以首先我们要尽可能减少患儿独处、发呆的时间和机会,丰富患儿的活动安排,即使是在下课课间,也可以引导患儿和康复师一起玩汽车、一起摆桌子、一起拾放物品等,尽量让患儿参与在互动的活动环境里。

(2)加强规则意识的建立和执行:很多时候患儿自言自语发声,有可能是因为不知道不可以或不适合这么做,此时我们要帮助患儿去观察环境,去听从规则,并规范自己的行为。如在上课时,提醒患儿现在正在上课,如果想要说话,可以举手表达但不能自言自语;也可以做一些相应的安坐训练,引导大家坐好保持10秒钟的安静,然后给予奖励,帮助患儿更好理解并主动执行保持安静的规则,同时加强行为自控能力。

5.**注意事项** 要结合患儿的实际认知语言基础进行训练,很多时候患儿可能缺少表达沟通的渠道,所以只能通过不恰当的发声引起关注,当我们片面要求患儿保持安静而不提供表达渠道时,会使患儿更加难受,所以在训练时还要告诉患儿可以怎么做,比如举手表达、拉拉康复师的衣服、指一指等。

三、患儿只会仿说,不会主动表达

1.**教学目标** 引导患儿主动表达自我需求。

2.**BTR策略建议**

(1)与患儿交流中要运用好拇指法精神,对患儿仿说的行为要予以充分的理解和包容,而且仿说本身已经说明患儿具有生物学语言功能,可能只是存在社会学语言应用障碍。可以顺着患儿的仿说的内容去延展语言内容,变化语调,并赋予不同的情绪,以吸引患儿,降低语言表达难度,激发其主动表达意愿。当患儿能主动用语言表达时,要给予热情的回应和积极的表扬,并进一步轻松对话气氛,降低对话内容难度,以逐渐增强患儿主动表达的信心。

(2)当患儿仿说行为影响到患儿的语言学习的本身,可以用有效的指令/任务予以终止,但不是简单的呵斥。比如让患儿喝口水、或让患儿吹气球;或让患儿用语言表达简单的需要等等。这是示指法的体现。

(3)当患儿仿说的同时表现出明显的强迫、刻板表情或缄默情绪时,要及时寻求医学帮助,并及时针对性干预。

3.**教具准备** 患儿喜欢的零食、玩具,绘本。

4.**训练程序** 在患儿能进行简单指认和命名基础上,进行需求表达训练。如患儿可以指认命名喜欢的玩具或零食,可以引导患儿指物并模仿康复师表达"我想要小汽车",开始训练时可以提供语言辅助如首字辅助,后面逐渐减少语言和动作提示,引导患儿自己主动表达"我要……"。同时可以在游戏环节中鼓励患儿去邀请他人一起玩游戏;或在绘本阅读

视频6-9
患儿自言自语,表达不清

时,引导患儿看图说话,表达有什么,在做什么。利用一切可以引发患儿主动表达的场景,训练患儿进行主动表达从而减少仿说,将语言和自我需求动机相结合,减少无意义的仿说。

5. 注意事项　在引导患儿主动表达时,要循序渐进,适当给予语言和动作辅助,再逐步撤销,鼓励患儿自主表达。

四、患儿只会仿说问题,不能回答问题

1. 教学目标　提高患儿的问句理解能力,加强问句回答。

2. BTR 策略建议

(1)当询问患儿问题时,出现患儿不会回答只会仿说的情况的时候,不要过分责怪患儿逼患儿说出正确的答案,会加重患儿的仿说行为或害怕回答问题。要反思问题是否清晰、患儿是否理解问句的意思等。当患儿能及时回答的时候就要予以肯定的眼神。患儿不能回答问题时,要对问题的难度进行降低再问。当患儿的理解力提高了,应对能力从容了,理解能力上升了,回答问题能力自然就提升了。

(2)当向患儿提问时,一定要引起患儿的注意和关注,或回应。这样的提问才是一次有效刺激,逐渐让患儿形成"有问必答"的社交习惯。这是示指法精神。

(3)当患儿的仿说伴有明显的表情淡漠、过于机械强迫时;或伴有明显的认知力低下时,要寻求医学的干预。

3. 教具准备　患儿感兴趣的玩具、零食。

4. 训练程序　进行一问一答的问句理解和回答训练,要求患儿有一定的认知语言基础,如基础的物概念,有一定的基础名词、动词、形容词积累量,能够理解简单的一步指令、两步指令。然后从患儿熟悉的、感兴趣的物品入手,进行提问。如患儿喜欢的车子,提问患儿,"这是什么?""车子!"结合患儿熟悉的物品进行提问泛化。还可以训练常用简单问句,如"要不要""有没有""是不是",帮助患儿在理解自身需求基础上进行判断表达。如患儿喜欢薯片,可以问患儿"要不要薯片呀?""要"。从简单问句再过渡到选择问句和其他开放性问句,如"你要哪个颜色?红色还是绿色?""小朋友们在干什么?""你周末想去玩什么?"等。要提供患儿有能力回答的问句难度进行练习(视频 6-10)。

视频 6-10
患儿只会仿说问题,不能回答问题

5. 注意事项　注意问题难度的设置,开始训练时结合患儿能看得到的物件场景进行提问,帮助患儿组织答案要素,可以用动作辅助指一指,或首字首音提醒等,后期逐渐撤销辅助。

五、患儿有需求时表达不清

1. 教学目标　引导患儿使用语言正确表达需求。

2. BTR 策略建议

(1)在生活中,康复师或家长要尽可能去理解患儿的语意,哪怕没听懂,也要给患儿以会意的表情,不要表现出不耐烦,或责怪的神态和表情,这样才能鼓励患儿表达。也可以就着那些"听不懂"的话语跟患儿来回交流"对话"带动起患儿说话、交流的意愿和兴趣。这是拇指法精神。在教学中也可以教患儿放慢速度,用充分耐心的态度来指导患儿逐字表达。

(2)当需要患儿自己表达需求时,要尽可能鼓励患儿自己表达,不要帮患儿把话说完了,

或当患儿没有说清楚也帮助患儿完成了事情,以免让患儿觉得即使自己没有说清楚也可以满足需求。而是要鼓励患儿再慢慢地说一遍,温柔而坚定地鼓励患儿完成。这是示指法精神,这时的坚定有助于激发患儿表达的内需动力。

(3) 当患儿的不当表达伴有缄默的表情眼神,或伴有淡漠刻板的表情时,需要及时寻求医学的干预,针对性调节患儿的情绪和精神。

3. 教具准备 患儿感兴趣的物品。

4. 训练程序 患儿有需求表达,但表达不清楚,很可能是因为患儿的语言表达能力跟不上,想要的物件名称难以发音;也有可能是患儿过于着急,表达含糊不清;还有可能是表达不规范,形成了随便乱说的习惯。锻炼患儿用语言表达需求,要结合患儿喜欢的物品,并结合一定的认知语言能力去进行。如患儿喜欢饼干,可以引导患儿指一指饼干,并模仿康复师表达"要,要""要饼干""我要饼干",逐渐提升句子难度,并在患儿表达后给予奖励,强化患儿用语言表达需求的习惯。当患儿着急说话含糊不清时,可以引导患儿先冷静下来,不着急,慢慢讲,讲清楚想要什么,再给予其满足,引导患儿做事不慌乱,有序表达。当患儿不规范的语言习惯已经形成,比如习惯表达需求都用"诶诶诶"表达时,先不满足患儿的需求;并先建立患儿的基础指认命名能力,对想要的物品能够命名,再进一步做具体的需求表达训练,可以先从简单的感兴趣的物品做起。比如患儿喜欢泡泡,那我们可以和患儿一起玩泡泡,带动患儿模仿发音"泡泡",下次患儿想要玩泡泡时,鼓励患儿表达出"泡泡",当患儿有简单轻微的发音时,都要及时鼓励患儿满足需求,鼓励患儿更多完整、主动地表达发音。

5. 注意事项 在进行表达训练时,要注意患儿对所表达物品、事件的理解和表达能力,结合患儿能表达的基础进行,从患儿熟悉的、喜欢的物品做起。

六、患儿用拉手表达需求

1. 教学目标 利用患儿想要的物品或活动为患儿创造主动表达的机会,引导患儿使用语言表达想要的物品。

2. BTR 策略建议

(1) 康复师在教学过程中要充分重视患儿的需求表达,即使是拉手表示需要的行为也要予以保护和利用,这是拇指法思想。拉手也是一种沟通交流的渠道,可以增加患儿与他人的黏性。善于利用好机会去激发患儿用语言表达需要的内在动力。大人在去取物的过程中增加"曲折性""趣味性",不要过于轻易取到物品;同时耐心地引导患儿用语言表达一个字、叠词、一个词语等,再满足患儿的需求。例如当患儿拉着大人的手去要求大人去帮忙打开饼干的包装时,大人一边假装着努力打开、但很难打开的样子,一边引导患儿发音或模仿表达"开、开,我们来打开……"当患儿模仿着有发音"开、开开"时,要进行表扬和奖励。

(2) 如果患儿有相应的表达需求能力,或懒于用语言表达,只是想拉着大人手去取物,这时候大人可以应用示指法精神,坚持不明白患儿的意义而不去取物,或故意取错,以引导患儿发音表达自己想要什么。如果患儿坚持不说的话,这时候就不能让他得到他想要的物品,可以给一些小提示小辅助,帮助患儿表达出来。

(3) 如果患儿做这种行为的时候表现出坚定的"意志",或伴随强烈的情绪障碍,或有明显的恐惧表情,就需要注意是否存在有缄默、强迫,或退缩行为,要寻求医学的帮助。

3. 教具准备 患儿喜欢的玩具或零食。

4. **训练程序**　康复师与患儿面对面,拿出患儿喜欢的物品(如紫菜)。康复师问"你要紫菜吗？"辅助患儿回答"要"。然后再给患儿强化物,随后逐渐撤销辅助,由患儿自己回答"要"。当患儿表达后,立刻把强化物给他。当患儿会回答"要"后,康复师可以开始教患儿使用短语,然后是简单短句。如康复师与患儿面对面,拿出患儿喜欢的物品。辅助语言示范说"我要"或"我要紫菜"。逐渐撤去辅助,由患儿自己主动说出意愿。当患儿主动表达后,立刻把紫菜给他(视频6-11)。

视频 6-11
患儿用拉手
表达需求

5. **注意事项**　先从患儿表达自我需求开始进行训练。

七、患儿词汇量少

1. **教学目标**　评估患儿认知水平能力后,提高患儿对物品的命名理解。

2. **BTR 策略建议**

(1)在与患儿互动中要运用好拇指法精神,表扬和鼓励患儿学习中的优秀表现和学习精神,患儿有一定的词汇量,在生活中能够表达一些词汇时要及时进行表扬和奖励;对患儿还不熟悉的词汇理解,或学习得较慢的情况,都要予以极大的包容和鼓励。

(2)对患儿的学习计划、学习任务、学习活动,要做严密的计划执行,及时落实,并进行方法上的科学引导。

(3)在进行教学过程中要留意观察患儿学习能力,或其他方面的发育情况(大运动、手精细、认知、语言、社会行为等)。如果患儿存在全面发育迟缓,或学习障碍、记忆障碍、精神障碍等问题,可以结合医学的干预手段,予以促进脑功能发育、提高学习能力、改善情绪和精神等综合干预。

3. **教具准备**　词汇实物卡片,常见物品命名泛化。

4. **训练程序**　首先要积累患儿的词汇量,如五大类基础名词、常见动词、动名词、形容词等,再在词汇量基础上拓展句子。当患儿能够指认命名一些物名后,结合生活常见物品进行表达泛化,提高词汇量的运用表达。平时也可以培养患儿阅读表达的习惯,如做绘本的看图说话,提高语言表达能力。

5. **注意事项**　在增加患儿词汇量的训练过程中,要逐渐增加新的词汇,可以从患儿喜欢的物品开始做物名训练,如患儿喜欢的食物、玩具等,鼓励患儿的主动性。

八、如何提高患儿的复述能力

1. **教学目标**　能够理解一个故事或事件的过程,能完成简单的故事排序,提高患儿复述表达能力。

2. **BTR 策略建议**

(1)在教学过程中要通过患儿喜欢的游戏方式来激发患儿的复述兴趣,通过奖励激发患儿复述的内在动力。这些都是拇指法的思想。对患儿的复述进步要给予积极的表扬,如患儿告诉爸爸妈妈今天幼儿园吃了西瓜,要及时进行回应和延展,"哇,西瓜好不好吃呀？"这种复述过程本身就是与患儿交流沟通的过程,对提高患儿的社交能力也是有益的。同时要用拇指法精神鼓励患儿大胆复述,结合患儿实际能力来进行复述练习。

(2)要从患儿的能力基础和兴趣点着手来做复述表达训练,首先患儿要有一定的语言理解和表达能力,能够看图说话,用三词句形式表达,平时坚持积累做表达的习惯。复述表达涉及短时记忆内容和表达内容的复杂性,可以鼓励患儿尽量多说,养成表达的习惯。

(3)如果患儿在复述练习时表现出"坚定的沉默",要注意是否有缄默症的可能;如果患儿表现出能表达但不能事后复述,要注意是不是存在学习障碍和记忆障碍;如果患儿在复述时表现出注意力涣散则要警惕注意力缺陷障碍;如果同时表现出情绪不稳、精神涣散、注意力障碍,都需要及时寻求医学帮助,做相应检查评估,继而作干预治疗。

3. 教具准备 故事排序卡(根据患儿已有的能力选择合适的排序卡片数量)。

4. 训练程序 复述要求患儿需要有一定的语言表达能力和记忆能力,我们可以先从简单的日常场景开始做起。比如吃完早饭,可以提问患儿刚刚吃了什么,帮助患儿一起回忆和表达,"吃了鸡蛋和面包",诸如此类结合刚刚发生过的生活场景时间进行回忆和表达。也可以在讲完一个简单绘本故事后,先进行提问,提问患儿在故事中有谁,发生了什么事情,最后什么结果,再引导患儿用自己的语言再讲一遍故事。训练过程中,要及时鼓励引导患儿,适当时可以给予一些简单的提示,帮助患儿回忆和组织语言。

5. 注意事项 复述的基础还是对事件的描述表达能力,平时要尽可能多地让患儿去观察和表达,可以引导患儿去讲述一个玩具的玩法,一个游戏的规则等,在患儿感兴趣的事物上进行拓展。

九、患儿有一定词汇量但需求表达不清

1. 教学目标

(1)提升患儿的语言认知。

(2)提高患儿的主动表达意愿。

(3)提高患儿的社交主动性。

2. BTR 策略建议

(1)要善于利用日常生活的内容去组织表达语句,当患儿能主动正确表达,要及时给予热情的鼓励和表扬。当患儿能主动表达,但表达错误时不要机械性地批评,可以幽默诙谐地回应,再引出正确的表达方法。这样可以激发患儿模仿学习的兴趣。

(2)要正确运用示指法的教学思想,在患儿能力的基础上,坚持指导患儿表达,比如坚持看绘本、背诗歌儿歌、讲小故事,培养多看多说的习惯。

(3)要注意患儿的语言表达是否是存在语言发育迟缓、学习障碍或智力障碍,是否表现出强迫行为、精神游离,或患儿在说那些零碎的词汇时表现出强烈的"乐在其中"。如果有这些表现要及时求助医学手段,进行全面的检查和评估,并进行针对性的康复干预。

3. 教具准备 患儿喜欢的物品、绘本等。

4. 训练程序

(1)你说我给:在患儿能进行物品命名的基础上,准备患儿喜欢的物品,如患儿喜欢的玩具车、饼干,并引导患儿说出来物品名称后,奖励物品,以此加强患儿对正确表达物名的习惯。

(2)表达自我需求

1)肢体语言表达需求:在患儿没有表达需求意识时,可以先建立患儿表达需求的意识,康复师通过夸张的表情和动作吸引患儿的注意力,让患儿观察到康复师手上有患儿很喜欢的零食,引导患儿看向康复师,患儿看向康复师后,康复师夸奖患儿有看,然后给予强化

物;下次患儿想要强化物时能主动看向康复师后,康复师辅助患儿伸手并看向康复师表达"要",做到后给予强化物;逐渐撤去辅助,患儿能主动看向康复师伸手表达"要"。

2)简单句表达需求:患儿能够用肢体语言表达需求后,康复师可以引导患儿用单字"要"表达需求,患儿能发出要的近似音,就给予强化物来鼓励患儿,等患儿能够稳定表达"要"后,让患儿用"我要"表达需求。

3)长句表达需求:患儿能用简单句表达需求后,扩展患儿句子长度和句子形式,让患儿用"我要 + 物品"或"给我 + 物品"等多种形式表达需求,一开始先引导患儿用"我要 + 物品"表达,康复师可以适当给予辅助,如物品命名提示,手指指向物品,逐步撤销辅助,等患儿能够独立表达"我要 + 物品"后,扩展多种表达需求的句子形式。

5. **注意事项**　表达需求需要多个环境的泛化,泛化不同场景、不同人物的运用表达,鼓励患儿多看多说,并给予及时的回应,让对话回合可以发展起来。

十、患儿只能表达简单句不能表达复杂句

1. 教学目标
(1)表达自我需求。
(2)用三词句表达他人正在做什么。
(3)故事序卡排序和表达。

2. BTR策略建议
(1)患儿用简单的话语表达,要进行鼓励和表扬。要善于通过趣味性内容提升患儿主动表达的积极性,延续患儿表达的内容进行对话,循序渐进地丰富表达。当患儿遇到表达困难时,要给予一定支持,帮助患儿组织句子要素,趣味性地进行表达。

(2)在日常生活中坚持让患儿主动表达,要耐心等待,细心倾听。坚持形成阅读、朗读、讲述的习惯。

(3)当患儿存在明显的学习障碍、或记忆障碍时要寻求医学帮助,可以用提高记忆和改善学习的治疗药物。当患儿存在刻板、强迫、或表情淡漠等表现时,要予以调节精神的药物治疗,在改善患儿情绪后可以提高患儿的表达能力。

3. 教具准备　患儿喜欢的物品、人物动名词卡片、绘本、故事序卡。

4. 训练程序
(1)表达需求:让患儿用"我要 + 物品"或"给我 + 物品"等多种形式表达需求,开始先引导患儿用"我要 + 物品"表达,康复师可以适当给予辅助,如物品命名提示,手指指向物品,逐步撤销辅助,直到患儿能够独立表达"我要 + 物品"。

(2)描述别人做什么:给患儿看熟悉常见的动词卡片,提问患儿"哥哥 / 姐姐 / 叔叔 / 阿姨在做什么?",引导患儿表达"哥哥 / 姐姐 / 叔叔 / 阿姨在吃饭 / 喝水 / 跑步 / 喝牛奶……",让患儿能稳定使用主谓宾的三词句形式进行表达。

(3)故事序卡排序和表达:准备故事序卡 3~5 张,引导患儿观察前后逻辑进行排序,并按序表达进行看图说话,图片上面有谁,在哪里,发生了什么事情,最后什么结果,逐步提高患儿的逻辑观察能力和句子组织能力。

5. **注意事项**　句式训练要结合日常生活场景进行,发生了什么,看到了什么,吃了什么;进行扩展句子长度的同时,也要注意进行短时记忆的训练,适当结合复述句子、背诵古诗训练。

十一、患儿用刻板、异常的语调进行语言交流

1. 教学目标

(1)四声训练。

(2)控制音量大小。

2. BTR 策略建议

(1)这种表现是不少 ASD 患儿的共同特征,患儿有表达动机,也可以进行基础交流,但语调怪异,此时按照拇指法思想,要对患儿予以接纳和包容,鼓励他表达自己的想法并给予积极的回应。同时可以把患儿感兴趣的对话内容拓展在话剧体验、故事阅读中去,让患儿在轻松愉快的氛围中慢慢调整语音语调的控制,有趣地开展训练。

(2)鼓励患儿多看多说多表达,对于患儿有能力去组织和表达的内容,要引导患儿多听多模仿正常的语音语调,坚持训练坚持运用,减少故意刻板的怪异语调。

(3)训练时要观察患儿有没有伴随其他行为问题或情绪问题,比如行为刻板、表情淡漠等,要及时结合医学手段予以干预治疗,从而提升患儿的社交能力。

3. 教具准备 韵母四声卡片和相关教具、麦克风。

4. 训练程序

(1)四声模仿训练:康复师拿出韵母卡,让患儿仿说韵母的升调和降调,如康复师读第一声的 a,患儿仿说康复师第一声的 a,康复师就给予患儿奖励,直至患儿能够较稳定仿说四声后,给予患儿看有声调的韵母卡,让患儿能够按照不同声调读韵母。如患儿看图仿说能力较弱,也可以直接听声模仿康复师的四声发音,让患儿感受四声的不同并学会自己发声控制。之后可从患儿可以指认命名的物名入手,由康复师大声清晰地念出词语,引导患儿模仿,模仿正确后给予患儿奖励。

(2)小小歌唱家:可以和患儿一起练习演唱感兴趣的儿歌歌曲,通过歌曲旋律高低理解语音语调的不同,并在边听边唱的过程中,通过模仿控制不同音调的发声。

5. 注意事项 除了可以和患儿进行简单的四声模仿训练和唱歌练习外,也可以和患儿进行角色扮演,模仿其他人物、动物的声音。

十二、患儿反复提问同一个问题

1. 教学目标

(1)转移患儿的注意力。

(2)建立患儿对其他事物的关注。

2. BTR 策略建议

(1)当患儿能清楚地提出问题时,我们要有"诲人不倦"的思想去回答解释;反复提同一个问题时,我们可以智慧地、真诚地把同样问题问回患儿;或不直接回答和解释问题,而是假装思考状,夸张地变着表情跟患儿一起重复着这些问题,引导患儿去自己思考得出答案。这些都是拇指法思想,充分利用患儿的主动表达、主动沟通动机,引起患儿交流的愿望。

(2)当患儿反复问同一个问题影响到生活,或不合时宜、固执地反反复复问,经提醒后仍反复,这时可以下指令终止或用其他活动转移。但基于这是一种非原则性的、无伤害性的行为,所以在禁止的时候不要用激烈的、强制性的措施,而是可以以柔克刚达到目的。比如患

儿反复问同一个问题,我们可以转移话题把患儿的注意力吸引到其他事情上,也可以让患儿喝口水、吃些东西让患儿的不停唠叨即刻停止,还可以叫患儿吹口哨、吹气球,自然而然地终止这种行为。

(3)如果患儿在做这种行为时表现出明显的强迫、刻板情绪,或表现出精神异样,或表现出异常的自我陶醉,这时候需要寻求医学的帮助,做相关的检查和评估,并进行针对性的处理。

3. 教具准备 泡泡水。

4. 训练程序

(1)转移患儿注意力:当发现患儿准备进行提问时,主动关注患儿,然后和患儿一起参与某项他感兴趣的活动,例如和患儿说:"我们一起吹泡泡吧!",如果患儿已进行提问该问题时,选择忽略不回答患儿该问题,转移其他话题,当患儿做出其他表达后,再给予回应。

(2)建立患儿对其他事物的关注:患儿喜欢提问某问题,可以是因为患儿喜欢与该问题相关的事物,那么我们可以由该事物出发扩展患儿的知识范畴,在提升患儿的认知能力后,扩展了对其他事物的喜好,就会减少患儿重复问同一个问题的行为。

5. 注意事项 结合家庭或其他社会环境一起进行训练,进行多环境的泛化和拓展。

十三、患儿被欺负时不懂表达

1. 教学目标

(1)提高患儿对于问句的理解。

(2)提高患儿对简单事情的描述。

(3)提高患儿的想法解读能力。

2. BTR 策略建议

(1)在日常生活中,对于患儿受欺负甚至欺凌的事件一定要给予足够的重视。要给予患儿真心的同情和帮助,不要给患儿冷漠和责怪。要让患儿感受到大人是值得信赖和依靠的,建立可靠的家庭、社会支持系统。其次要对事件进行全面的调查,弄清楚来龙去脉,举一反三,在以后的生活中对患儿进行必要的保护。在此基础上鼓励患儿大胆表达出自己的意愿,平时也要做到平等地、真诚地倾听患儿的意见和想法。

(2)针对这类问题的示指法原则是针对家长、康复师和社会的,要尽可能杜绝患儿特别是能力低下的患儿被欺负,特别是被恶意欺凌的事件发生。

(3)当患儿受欺负或受欺凌不会表达时,要分析是患儿的表达能力问题,还是患儿感受迟钝的问题,亦或是患儿的心理恐惧问题,并对患儿的身心进行必要的检查和评估,针对性寻求儿童神经科医生,或心理专科医生的帮助。

同时加强患儿对于图片事件的描述,对日常生活场景发生事件的描述(例如"哥哥在做什么?""发生了什么?"等)加强患儿对问句的理解和对于事件的表达能力。

3. 教具准备 动画片段、情绪图卡,事件图卡。

4. 训练程序

(1)理解关于"谁""做了什么?"的问句,可以从动词卡片、绘本图案、动画片段等,进行人物、动作、事件的提问和描述练习。"这是谁?""谁在做什么?""人物＋做了什么?"患儿能够回答相关问句的答案。

（2）情绪图卡辨别：引导患儿辨别常见的情绪图卡开心／不开心／害怕／哭了。

（3）事件图卡和情绪图卡配对：能够将事件图卡和相应的情绪图卡对应，如跌倒 - 哭了、收到礼物 - 开心、见到蛇 - 害怕、被骂了 - 不开心……，能够将事件和情绪关联后，向患儿提问关于不同情绪的事件，如"摔跤了，感到什么？"提升整体情绪认知，并引导患儿表达自己的感受。

（4）不同情绪事件后的处理方式：当患儿能够理解不同事件所引发的情绪后，引导患儿观察和学习对不同事件的处理方式，如：跌倒受伤哭了，怎么办？找医生处理伤口；被别人欺负了很难过，怎么办？告诉家人求助，等。

5. 注意事项　给患儿进行不同情绪事件的处理方法普及后，需要进行场景模拟，让患儿知道在不同情况下如何进行具体实操。

第六节　刻板行为、强迫行为及狭隘兴趣训练

一、患儿喜欢某个玩具不离手

1. 教学目标　改善患儿偏爱一样玩具的狭隘兴趣。

2. BTR 策略建议

（1）从拇指法的角度首先理解认同患儿的爱好，这种行为可以增强患儿的依恋心理，因此是可以予以包容和接受的。在此基础上不断拓展延伸，使患儿在相对自然的情境下开拓视野和兴趣，有意突出新玩具的优点和趣味，以培养新的兴趣爱好，减少刻板行为。

（2）通过特定场景可以有意地将患儿的特别依赖的玩具减少出现，比如藏匿起来，或建立玩玩具的时间规则。这时候患儿可能会不依不饶一定要找回那个玩具，按示指法原则，我们可以坚定地拒绝患儿不恰当的主张。同时要拓展患儿的兴趣，或发展其他的爱好，转移对物的依赖。

（3）如果患儿兴趣狭隘较严重，影响到生活，特别是带有一种强迫的状态，建议寻求医学干预，通过药物改善刻板、强迫等行为。

3. 教具准备　患儿感兴趣的物品，其他相关的感兴趣的物品或活动。

4. 训练程序（视频 6-12）

（1）初期要建立患儿玩玩具的规则感和收纳意识，懂得想要玩玩具必须遵守相应的规则，比如要按时归还，按时收纳，以此减少对玩具的执着依赖。

视频 6-12
患儿喜欢某个玩具不离手

（2）如果对物品的依赖已经需要矫正，可以在患儿原来喜欢的物品中进行拓展泛化和转移。如患儿喜欢小汽车必须带小汽车出门，可以在此基础上先引导患儿进行规则执行，如果带小汽车出门需要将小汽车装在书包里不能在路上拿出来玩耍，可以做到才能出门，同时出门时可以引导患儿去观察路上的汽车，拓展对汽车的兴趣，将必须拿着玩具汽车的想法弱化并转移到有意义的活动中去。

5. 注意事项　接纳患儿对喜欢物品的依赖，同时有条件地满足对物品的依赖，在执行条件任务时将相关的兴趣转移到其他活动中去。

二、患儿特别喜欢玩转动的东西

1. 教学目标

(1) 利用患儿喜欢玩转动的东西这一行为进行精细动作、气息或发音训练等。

(2) 拓展患儿喜欢玩转动物品的狭隘兴趣。

2. BTR 策略建议

(1) 喜欢玩转动的东西是孤独症儿童常见的一种刻板行为,但也是患儿观察世界的一种方式,更是患儿向外界展示其行为动机的一个线索。因此要以拇指法精神去包容接纳患儿的这种行为,不要予以极端的指责。我们可以跟患儿共同观察旋转的物体,投入其中,让患儿感受到我们跟他有"共同爱好",是"同一类人"。这种场景多次发生,患儿可能就会不自觉地观察身边这个"同类人",从而产生新的进一步的互动。我们要善于抓住患儿对身边这个"同类人"关注的瞬间,制造机会和气氛,引导患儿一起关注更多的事物。

(2) 当引导患儿关注其他事物的时候,一定要态度友善、气氛轻松、表情愉快夸张,但意志一定要坚定,想办法做到每次尝试都要达到引起患儿注意的效果,哪怕关注的时间很短,都视为成功,进而热情表扬患儿,并给予患儿多多的奖励。

(3) 当患儿这种刻板行为过于严重,或患儿对旋转物体的关注、喜欢带有一种异常的眼神、精神游离时,则需要寻求医学帮助,应用医学手段解决其刻板行为和调节精神状态。

3. 教具准备 患儿喜欢的旋转物体,如陀螺、风车;角色扮演所需道具(小小理发师)。

4. 训练程序 拓展患儿喜欢旋转物体这一狭隘兴趣本身(视频 6-13)。

视频 6-13
患儿特别喜欢玩转动的东西

(1) 旋转物体有很多,若患儿喜欢陀螺,可以利用陀螺进行教学,锻炼患儿前三指或前两指的抓、捏、旋转等精细动作的训练。

(2) 若患儿喜欢风车,可以利用引导患儿吹气使得风车转动这一行为,锻炼患儿的气息,还可以进行一些唇齿音或爆破音的发音训练。

(3) 平时的教学过程中,可以将转动物体作为强化物,穿插在其他的训练中去,若患儿完成了指令,即可玩他所喜欢的转动的玩具 3~5 秒,以此提高患儿完成其他任务的驱动力。

(4) 职业引申(小小理发师):从旋转的发廊灯引申出去,我们也可以带领患儿一起做角色扮演的游戏,锻炼患儿的假想能力,比如,我们先带领患儿一起做手工,完成简易版本的旋转的发廊灯的制作,然后布置店内陈设,最后由康复师扮演顾客,患儿扮演理发师,引导患儿完成一次服务行业的角色扮演,加深其对不同职业的社交理解。

5. 注意事项 转动物体有很多,要根据患儿的兴趣点及能力水平为其设置个性化的教学方案。

三、患儿特别喜欢汽车标志

1. 教学目标 改善患儿偏爱一样玩具的狭隘兴趣。

2. BTR 策略建议

(1) 狭隘兴趣对孤独症患儿的影响主要体现在患儿会沉迷其中不能自拔,从而影响其社会交往,挤占了患儿学习其他技能的时间和机会。如果没有这些影响,对患儿特别喜欢汽车标志的行为是不用禁止的,有时候还可鼓励,因势利导促进患儿的观察力、记忆力和表达力,增加大人和患儿的共同话题。即使是需要改变或拓展,可以更多地应用拇指法思想去柔性改变。比如患儿喜欢汽车标志,我们可以由此延展引申汽车的种类,引导患儿观察汽车的外观,给患儿讲述汽车的构造和功能。

(2)如果需要减少或转移这种狭隘兴趣行为时,也可以在执行时运用示指法的精神进行。比如经过某个地方时,特意绕过有汽车的地方,减少汽车的出现,在患儿说汽车标志的时候引出一个更有兴趣的话题,做一个更有趣味的游戏进行转移等。

(3)如果在这种行为需求没被满足到时,患儿表现出过度的情绪反应;或患儿在喜欢汽车标志的时候表现出强迫情绪和精神异样的执着,这时候需要寻求医学帮助,针对性解决情绪和精神的问题。

3. 教具准备 打印一些汽车标志作为代币奖励品。

4. 训练程序

(1)患儿特别喜欢汽车标志,可以结合患儿的兴趣将汽车标志转化为平时训练和生活中的强化物、奖励品,正向运用患儿积极的动机。平时可以准备一些患儿喜欢的车标作为代币奖励,鼓励患儿配合完成某个任务之后可以获得奖励。

(2)患儿特别喜欢汽车标志,可能是对抽象符号的观察特别感兴趣,可以在此基础上拓展患儿的兴趣。如学习描绘车标,自己设计车标等。

5. 注意事项 患儿发展一定的兴趣爱好要予以支持,同时要注意量的把握,不要让患儿沉浸在无意义的执着上,而是就着患儿的兴趣爱好进行拓展丰富,变成有意义的行为。

四、患儿坚持穿同一件衣服

1. 教学目标 改善患儿偏爱同一件衣服的狭隘兴趣。

2. BTR 策略建议

(1)首先对患儿能清楚地表达自己的个人着装需求并坚持表示理解和包容。如果患儿的这个行为没有伤害到自己和他人,不要过分指责和批判。如果患儿只喜欢同一件衣服,可以买几件同款不同颜色的衣服放在一起挑选,这样可以淡化或改变他所坚持的"唯一性"。也可以在患儿挑选衣服的时候,提供更多明显优点更多的衣服选择给患儿,让患儿进行对比。在没有足够的条件去丰富选择,没有足够的时间去进行相互理解执行时,不去强化,而是故意淡化这种行为的存在和影响。

(2)当有时间和机会去改变患儿这种行为时,在建立条件的同时,可以坚决地应用示指法原则执行,坚持不满足患儿的刻板要求。这时候要有充裕时间和足够的耐心跟患儿推拉,最后让患儿接受其他衣服,再对其进行大大的奖励。

(3)当患儿固执己见,表现出过度的情绪反应;或患儿在喜欢某件衣服的时候,表现出强迫情绪和精神异样的执着,这时候可能需要寻求医学帮助,针对性解决情绪和精神的问题。

3. 教具准备 准备有患儿喜欢元素的衣服,如有类似图案或类似质地的衣服;患儿喜爱的贴纸或其他奖励。

4. 训练程序

(1)患儿难以适应穿新衣服,可能是不喜欢新衣的材质或领后的标签让患儿不舒服,这些都要尽可能避免,尽量给患儿选择棉质的舒适的衣服。另外也可以尝试让患儿在穿新衣服前,先把衣服放在他常见的地方,或与患儿一起选购他喜欢穿的衣服,再向他介绍衣服的颜色和款式,强调新衣服很漂亮之后,鼓励他用手触摸新衣服,并请他将喜爱的卡通贴纸贴在衣服上,最后让他短暂试穿新衣服,逐步习惯。

(2)患儿坚持穿同一件衣服,可以带患儿出去户外玩耍,比如在草地打滚、去海边游泳、一起爬山,不需要太细致,衣服弄脏了也没关系,让患儿玩得开心、玩得快乐,玩脏了就洗澡换衣服,让患儿在自然愉快的情境中忘记坚持要穿同一件衣服这件事。

5. **注意事项**   如果衣服已经脏了,但患儿还坚持要穿,那么必须要求患儿把这一件衣服给换掉。通过示指法精神坚定引导患儿配合环境来调整适应能力,要让患儿从小养成良好的卫生习惯。

五、患儿喜欢看 / 听固定的电视节目或音乐

1. **教学目标**
(1)以儿童喜欢的广告等内容为强化物,教导患儿学习新的知识,拓展兴趣。
(2)拓展儿童喜欢的内容(喜欢天气预报——尝试教学天气名词、春夏秋冬、天气搭配的穿着等)。

2. **BTR 策略建议**
(1)患儿喜欢看同一个广告(天气预报、霓虹灯、新闻联播等),听同一首歌,可能是一种兴趣狭隘和刻板行为的表现,但这种行为一般来说是无害的,甚至是有利于拓展患儿知识储备的。因此要用拇指法思想来对待,多予以理解、包容,甚至是赞许,基于患儿喜欢的内容进行交流、沟通和讨论,这样促进患儿的社交意识和沟通能力。同时在患儿不反感和抗拒的前提下,对这些内容进行扩展,比如看完《新闻联播》后,引导患儿再看完《焦点访谈》。这样既增加了患儿的学习内容,又减少了患儿的刻板行为。

(2)在一定条件下对患儿的这种兴趣狭窄的行为进行及时的改变,比如及时带离或避开霓虹灯的环境;在听那首歌的时候,让"播放器突然故障",并佯装很认真地帮患儿修,把患儿的兴趣引到维修设备上去等。这种"禁止"不一定是刚性的,但当患儿在撒野要赖时可以坚定地撤销依赖物。

(3)当患儿的兴趣狭窄伴随有违拗行为,或伴有表情淡漠,或精神异常、自得其乐时,要及时寻求医学帮助,针对性解决患儿的情绪障碍和精神异常状态。

3. **教具准备**   广告视频、认知方面的卡片;天气相关的季节认知卡片和衣物搭配卡片。

4. **训练程序**   课堂上康复师也可以利用患儿的这一兴趣,将其变成为强化物,比如患儿这节课上得非常认真、配合度很高,下课之后就可奖励患儿看他喜欢的广告或新闻,这样患儿下次上课也会非常认真。同时康复师可以尝试拓展儿童所感兴趣的内容。从霓虹灯可以拓展学习颜色;天气预报可以拓展学习春夏秋冬的季节,以及穿衣搭配等内容。

(1)以广告为强化物的认知教学(初阶):康复师提前准备好儿童喜欢的广告片段,告知儿童完成任务奖励看"视频",然后以回合制的教学方式,教导患儿学习新的知识或复习之前所学内容。完成任务后,及时强化。

(2)天气学习:晴天、下雨、下雪、打雷、刮风(以对天气预报感兴趣为例子)(中阶):康复师准备不同天气的天气预报等方面的视频,以及表现晴天、下雨、下雪等图片内容,教导患儿学习天气的知识。

5. 注意事项　在教学过程中不必刻意关注儿童喜欢的特定广告或其他视频这个事情,可以使用该视频为强化物,教导患儿学习新的知识。生活和教学中把握出现的频度,当患儿有要求时要有条件地满足,不能强化刻板兴趣。

六、患儿喜欢玩电子产品不离手

1. 教学目标

(1)提升儿童对卡片及绘本故事书的兴趣,可以安静听讲15~30分钟的绘本故事。

(2)逐步提升儿童等待能力,至完成30分钟任务后,玩电子产品5分钟。

(3)提高儿童社交互动能力。

2. BTR 策略建议

(1)喜欢玩手机是大部分患儿的行为,能够及时快速获得信息和乐趣,因此应予以理解;通过玩手机可以获得知识、提高认知、增强视动协调能力。在可控范围内可以适时鼓励和引导患儿玩手机。可以以宽容的心态跟患儿谈判,约定玩手机时间;可以以童心与患儿一起打电子游戏;可以用手机作媒介教授患儿知识。不要给患儿贴"总是玩手机"的标签,给不给玩手机的主动权掌握在大人手里。

(2)问题的关键是如何做到、做好"可控"。当患儿因为玩手机耽误"正事"时、当患儿不守约定超时玩手机时、当患儿因为控制玩手机大发脾气时,要坚定地用好示指法原则暂时禁止玩手机或减少,甚至在接下来的一段时间禁止玩手机。这样把患儿拉回到谈判守约的轨道。

(3)当患儿是为了寻求一种视觉感官刺激或听觉感官刺激时,当患儿沉迷于玩手机完全不能自拔时,玩手机时的眼神和表情呈现出精神异常状况时,要及时就医分析判断是否需要进行医学干预。

视频 6-14
患儿喜欢玩电子产品不离手

3. 教具准备　电子产品、其他感兴趣的物品和活动。

4. 训练程序(视频6-14)

(1)逐渐延长等待时间,降低奖励频率(行为干预):当患儿极度依赖手机的时候,我们可以采取逐渐增加等待时间的方式。①患儿完成一个指令之后给予手机1分钟;②儿童学习完1组5张的卡片后给予手机1分钟;③患儿学习10分钟之后给予手机1分钟;④患儿学习半个小时之后给予手机1分钟(把手机设置为强化物,限制供给)。另外可以增加强化物的种类,食物、玩具、手机、言语夸奖等方式。逐渐限制手机的使用频率。

(2)手工活动,如搭建积木、穿珠子、走迷宫游戏(中阶):当儿童参加丰富有趣的手工活动的时候,会有效改善儿童对电子设备的依赖。

5. 注意事项　儿童对待电子设备的依赖需要采用循序渐进的方式,逐渐提升患儿对于外界活动、书本、游戏的兴趣,控制给予玩电子产品的时间和频率,减少对于电子设备的依赖。

七、患儿出门喜欢走同一条线路

1. 教学目标　通过多样化的游戏及行为矫正的手段,尽量减轻患儿出门喜欢走同一条线路的刻板及强迫程度。

2. BTR 策略建议

(1)患儿喜欢走同一条线路,有其刻板强迫的一面;也有认真坚持的一面。因此不要断然否定。可以在一定范围给予支持和利用,比如在走同一条线路的时候引导患儿观察周边的景致,发现周边环境关注外界,鼓励患儿坚持的意志,提高患儿的观察力和注意力。

(2)现实生活中也循序渐进地、坚决地改变患儿这种刻板行为。比如在路上可以提出去买一个患儿喜欢的玩具或食品,而不经意地改变患儿的线路;或跟患儿一边玩游戏,一边忽略已经转换线路的事实;还可以在允许的情况下在患儿坚持的路线上设置一些路障,促使患儿自动地、自然地转换原来坚持的路线,之后可以将患儿的接受转换作为一种主观努力结果来表扬患儿。

(3)当患儿严重频繁的刻板行为伴有明显的情绪障碍,暴躁、愤怒;或刻板行为伴随有精神异常、自我沉迷的状态时,需要寻求医学干预。必要时可以使用药物治疗,如在医生的指导下使用利培酮或阿立哌唑等药物。

3. 教具准备 多种路径的迷宫图、小汽车、小火车、自由组装的轨道玩具。

4. 训练程序(视频 6-15)

视频 6-15
患儿出门喜
欢走同一条
线路

(1)走迷宫:给患儿提供迷宫图纸,引导其走不同的路线,而且都能够到达迷宫出口,然后在成功走了每条路径后,都奖励患儿感兴趣的玩具或活动。让患儿对不同的路径都产生喜欢的正面情绪,从而给患儿强化"不是必须要走他坚持的那一条路才是唯一的选择,其他的路径也非常的好玩"这一理念。同时也提升了患儿的思维灵活性,使其不再刻板单一,执着于原先的路径。

(2)火车轨道变变变:若患儿喜欢汽车或火车,也可以利用相应的玩具进行训练。通过改变火车轨道,可以到达不同的地方,比如加油站、服务区、停车场、爷爷奶奶的家等,引导患儿假想不同路径都对应了不同的终点,不同的地点可以做很多患儿感兴趣或喜欢的事,从而提高患儿对其他路径的接受程度,也提升了患儿的假想能力。

(3)行为矫正:将上述游戏回归生活中去,每次带患儿出门之前,预先告诉患儿"今天我们要去超市,要从小区前门过去,去了超市可以买宝宝喜欢的紫菜",若出门后患儿坚持走其原来的路线,需要耐心告诉患儿"今天不走这条路,我们要去超市,不去公园",如果患儿听从指令改变了路线,那么即可给予相应的奖励,比如到了超市之后给予夸奖"宝宝真棒,乖乖跟妈妈来了超市,现在给你买喜欢的紫菜"。通过这样的循序渐进的过程让患儿知道不同的路线代表不同的终点,如果听从指令可以得到相应的强化物,这样就能慢慢改变其出门只走一条路线的强迫行为了。如果患儿在执行这些动作时伴随有明显的淡漠表情和强迫情绪时,可考虑需要医学干预。

5. 注意事项 行为矫正的过程不可操之过急,更不可强行拉扯患儿走新的路线,尽量采取正面鼓励的形式来接纳新的行为尝试;不是所有的强迫行为或刻板行为都需要纠正,如果是无伤大雅的行为,家长也要学会接纳患儿的特殊之处。

八、患儿喜欢记数字符号

1. 教学目标 将单一的机械记忆拓展,提升为更有意义的能力。

2. BTR 策略建议

(1)患儿强迫记忆一些看似无意义的事物,其实是患儿认识世界,寻求规律的体现。因此两指法教育思想是赞同和支持,而不需要禁止这种行为。需要做的是轻松地扩充、延展更多的内容去提升患儿观察的兴趣,扩充患儿的记忆容量。

(2)如果患儿在记忆这些内容时伴随有明显的淡漠表情和精神游离,这些情况考虑需要医学干预。

3. 教具准备 城市地图、地铁线路图、介绍地铁站站点相关景点的旅游手册、历史故事书、带有节气或节日的日历。

4. 训练程序 将患儿较为单一且无社交意义的机械记忆能力拓展为更有意义的能力,需要因地制宜、因材施教,根据患儿不同的兴趣爱好来作多样化的选择。

(1)患儿喜欢记忆门牌号码/车牌号码:可以引导患儿记忆数量关系或数学相关的内容,或是引导患儿做诸如"找单双数""找质数""算24点"等数学游戏,比如将路上偶遇的门牌或车牌数字用作算24点的四个基数,然后跟患儿比赛谁能更快通过加减乘除的方法算出24,从而锻炼患儿的心算能力,提高其数字敏感性。

(2)患儿喜欢记忆地铁站名:可以引导患儿通过城市地图或地铁线路图将其既有的地铁记忆抽象化,培养其空间记忆能力;也可以通过与患儿一起阅读介绍地铁站点相关景点的旅游手册或历史故事书,了解站点背后的故事,从而给患儿增加人文类教育。

(3)患儿喜欢记忆日历:可以通过引导患儿学习日历中相关的节气或是节日,使患儿不局限于机械地记忆日期,而是可以学习背后更有意思的知识。

若患儿过分沉浸于记忆门牌、车牌或地铁站名中,也可以通过路途中"你问我答"的简单小游戏打断患儿的记忆过程。

5. 注意事项 患儿有优良的记忆能力是好事,但需要正确引导并拓展其能力,而不能停留在单纯的机械记忆上。

九、患儿很喜欢某一学科

1. 教学目标 拓展、泛化患儿的狭隘兴趣。

2. BTR 策略建议

(1)孤独症患儿的兴趣狭隘较难纠正,对于普通患儿来说我们要要求其避免偏科;但对于孤独症患儿来说,能解决社交障碍问题,实现社交融合已经达到了理想的目标了。因此,对于孤独症患儿在实现融合的基础上,我们完全可以接受其偏科。当然可以在不给患儿压力的前提下利用对学科的讨论,增加跟患儿的沟通话题。也可以利用患儿对某学科的兴趣培养患儿成为某方面的专家型人才。

(2)除非患儿的偏科行为影响了患儿社交,或在偏科行为的同时伴随着精神异常,此时考虑需要进行医学干预。

3. 教具准备 相关的人文、地理、古诗词等;书籍、视频。

4. 训练程序 患儿对某一学科感兴趣是好事,也可以通过多样化的手段帮助患儿去拓展、泛化其兴趣学科。

如果患儿喜欢历史,可以通过历史相关的古诗词书籍、地理书籍或美食介绍视频等引导患儿,将平面的历史知识立体、丰满化,注重人文、地理等文化方面的教育;将患儿感兴趣的历史故事通过角色扮演或情景剧的形式进行演绎,使之更为生动;带领患儿参观博物馆、名人故居或名胜古迹,对其感兴趣的历史古城进行实地考察,使抽象的历史知识具象化,也可以鼓励患儿写观后感或游记等,培养其文字表达能力。

5. 注意事项　若患儿过分沉迷某一学科,导致偏科或是影响到其他学科的学习的话,则需要与患儿约法三章,例如"需要先完成数学作业才可以看患儿喜欢的历史书"。

十、患儿仪式性做刻板动作

1. 教学目标　为患儿设定结构化的日程表,从而减少其出现仪式性固定动作的频率。

2. BTR策略建议

(1)患儿总是做一些仪式性的动作,既是刻板行为的表现,又是交流互动的基础。按照拇指法精神,对这种行为予以包容理解,无须强迫禁止。但在训练时,可以将这种行为泛化,趣味性地给患儿演示更多的礼仪;把礼仪搬到患儿们的小话剧中,让患儿充当不同角色去表演;指导患儿在生活中应用不同的礼仪。让患儿在没有压力,轻松自信的氛围中学习礼仪、应用礼仪。

(2)有学者认为重复刻板行为应该被消除或至少最小化,因为它占据了患儿太多的时间和精力,影响了患儿社会交往和其他技能的学习。即使是这样,也只能有限地在某些场合,利用某些条件去制止这种行为,但最终目的是达到泛化,减轻这种行为。比如患儿在拿东西之前总是用手在身上擦几下手,如果在时间和场合允许的前提下,可以坚持这样擦手就不给食物,来干预患儿擦手的刻板行为;或坚持必须洗手了才给食物。一旦下了指令,就必须坚持到底去实行。这是示指法在执行思路上的坚定原则。

(3)当这种刻板礼仪性动作伴随有精神异样的自我陶醉情绪时;或做这些动作时患儿表现出明显的淡漠强迫时,需要寻求医学干预,调节精神状态和改变情绪。

3. 教具准备　可视化流程图、日程表。

4. 训练程序　结构化教学是特殊教育的一大基础,其中程序时间表的执行即要求给患儿设定每日或某段时间中所进行的活动及活动的先后次序。包括全日流程时间表(显示全天每一个活动的时间表)、工作程序表(显示患儿在工作室要完成项目的次序,在个人工作系统中应用)。通过向儿童展示程序时间表,让他们充分利用视觉提示去接受指示,看着程序表去进行活动时,他们会更能明白活动的程序和要求,也能更好地提高患儿的执行力。

通过有组织、有计划地去安排患儿一天的生活,让患儿没有多余时间去做这些仪式化行为,从根源上缓解这个问题。

5. 注意事项　仪式化动作是孤独症谱系障碍的表现之一,如果刻板程度轻微,无需药物干预,仅用行为矫正的方法进行干预即可,若仪式化动作不容打断或被干扰后患儿会大发雷霆,则可使用氟伏沙明改善强迫行为,若患儿的仪式化动作似伴有幻觉或妄想的精神症状,则可以使用奥氮平等精神药物进行治疗。

十一、患儿喜欢排列物品

1. 教学目标　通过排列的行为,拓展排列与组合、分类等其他排列形式。

2. BTR策略建议

(1)患儿很能遵守和认同规律、程序,要用拇指法精神去理解、接纳和鼓励,并在有形规律认知和执行的基础上,延展到抽象规律。比如开始可能只是规律排玩具车,逐渐延展为收拾家里物品,进一步规律作息:对应时间段作息,还可制订一周的生活、学习安排计划。这样有利于形成规律的生活学习兴趣,把刻板行为转化为兴趣爱好,甚至提升学习工作能力。

(2)若患儿这种行为实属有益的,无需强行禁止。如果患儿的这种行为影响到日常生活时,可以尽可能带患儿避免有机会产生这样行为的环境,并运用示指法的思想进行刻板行为干预。

(3)当严重频繁的刻板行为干扰影响到正常生活和学习时;或伴有精神异常时,需要寻求医学的干预,必要时可以使用药物治疗,来减轻或控制刻板强迫行为,调节精神状态。

3. 教具准备 动物、日常用品、食物等类别的模型或卡片、各种交通工具的玩具模型,一张马路道路分道示意图。

4. 训练程序(视频6-16)

(1)分类排列:康复师拿出动物、日常用品、水果等的模型或卡片,问"哪个可以吃?"儿童选择正确后再问然后说"把可以吃的排成一列"。将排列运用到简单的分类活动中,使排列成为有意义的功能行为。

视频 6-16
患儿喜欢排
列物品

(2)我是小小交通指挥员:教师拿出马路道路分道示意图,然后将各种交通工具玩具模型(小汽车、救护车等救援车、单车、摩托车、飞机等)随便摆放到示意图上,教导儿童什么车应该走什么道。"你来指挥交通吧"。在分类排列的基础上,通过"交通指挥"的思路,引导患儿进行综合分析,关注外界,并且作出判断再进行有意义的排列,将排列的功能意义最大化,拓展排列的积极意义。

5. 注意事项 分类排序应由简单到复杂,数量由少到多,并在过程中不过分强调"排列",可以强调"怎么做",将刻板的位置思维拓展到问题解决的思维中来。

十二、患儿喜欢看手掌

1. 教学目标 刺激和满足前庭、视知觉需求,提高视觉追视能力。

2. BTR 策略建议

(1)患儿喜欢看手掌,有可能是为了满足他们对特殊视觉刺激的需要或是一种刻板兴趣行为。按照拇指法精神,对这种行为是无须强行制止的,但可以进行趣味的转化。可以利用患儿喜欢看手掌,激发他手部动作,锻炼其精细动作;可以把手部动作趣味性地演变成舞蹈动作。从而增进患儿的互动意识和兴趣,减少对手掌的狭隘兴趣。

(2)如果患儿的刻板行为和动作耽误了其他作业也可以通过行为干预,在不增加患儿压力的前提下"命令"患儿快速终止这种刻板看手掌行为。比如,让患儿去洗手玩水或让患儿捧着一个自己喜欢的水果吃。这是示指法的应用技巧。

(3)如果患儿喜欢看手掌的行为过于强迫、频繁;或看手掌的同时伴有眼神空洞、精神游离,且通过行为训练不能纠正和改变,需要寻求医学干预,必要时应用药物调节患儿的精神和情绪。

3. 教具准备 手电筒、儿童律动歌曲、音乐教具。

4. 训练程序

(1)手电筒:在光线较暗的教室里,康复师拿一个亮度较亮的手电筒,将手电筒的灯光打在平整整洁的墙面,鼓励儿童用手去抓,"我们把它抓住",变换灯光的位,引导患儿去追逐探索。通过有趣的视觉追视游戏,将儿童的视觉拓展,提高视觉广度和视觉追视能力,不过分集中在手掌上。

（2）可以准备儿童喜欢的音乐律动歌曲，带动患儿和老师一起舞动，将看手掌的动作转化到舞蹈律动中去，可以让患儿使用一些乐器如手摇铃等，将手部动作丰富起来，从而减少看手掌的动作。

5. 注意事项　前提控制，不让儿童有太多无聊时间，随时随地让儿童有事情做，并且以互动活动设置为主，如帮妈妈摆桌子、晒衣服等。

十三、患儿兴奋时行为多动无法控制

1. 教学目标

（1）刺激和满足前庭需求，改善前庭平衡及本体觉适应。

（2）提高患儿察言观色的能力，提高需求表达的主动性。

2. BTR 策略建议

（1）患儿兴奋地跑来跑去，在适当的场合可以带动患儿跑步锻炼，做一些大运动项目，或做一些互动性强的追逐游戏，使患儿的兴奋多动发展到有意义的社交互动上。

（2）当患儿的跑动影响其他人时，或在不适合的场景跑动时，需要做必要的限制和制止。这时要减少空洞乏力的口头命令，需要按照示指法原则，做明确而又坚决的指引，比如有力地拉住患儿的手让他坐下，或指引他安坐完成一些桌面游戏。指令要达到令行禁止的效果。患儿能遵守命令后要立即予以赞许和奖励。

（3）当患儿来回走动伴有亢奋情绪，要注意是否有多动症；当患儿跑来跑去伴随有眼神异样，要注意有没有精神异常，这时需要借助医疗手段，做必要的检查和评估，进行相应的治疗和干预。

3. 教具准备　圆筒吊缆、大笼球、想法解读卡片（基础情绪卡片，情境情绪卡片）。

4. 训练程序

（1）圆筒吊缆：让儿童双手环抱抱紧圆筒坐在底板上，双脚环绕圆筒夹住。康复师操作吊缆期间控制吊缆运动方向（旋转、前后、左右等）、间歇时间，每组间歇数秒，促使前庭体系保持清醒，强化前庭系统对感觉信息的过滤及选择能力。

（2）大笼球：康复师让儿童坐在球上，上半身垂直，待坐稳后让儿童轻轻晃动手脚进行有规律地舞动。强化前庭、本体感觉功能，锻炼身体协调能力，促进脊髓中枢神经健全发展。

（3）想法解读：教师教导儿童认知基础情绪（喜怒哀惧），掌握基础情绪后，观察情境卡片，描述情境事件，判断情绪及如何处理等。渐渐泛化到日常生活，引导儿童高兴时可与康复师及父母等分享情绪，减少兴奋的不恰当的跑动。

5. 注意事项　注意兴奋控制时的安全性，注意感觉统合活动的安全设置。

十四、患儿严重挑食

1. 教学目标　改善口腔感觉异常，调整饮食习惯。

2. BTR 策略建议

（1）至少有 1/2 甚至多达 80% 的孤独症儿童有挑食的行为，这和他们的感官处理有一定的关联。因此当患儿出现挑食现象时，家长应予以重视，力求改变。客观上患儿本身也不想故意挑食来引起家长的不满，而且挑食也不是大人们"令行禁止"就能改变的。要执行改变的主体还是患儿，因此要用拇指法思想去接纳现实，包容患儿，不给患儿贴上"挑食"的标签。但在准备 食物的时候要用心变着花样,尽可能给患儿多样化、易消化而且可口的食物。当患儿对新的食物做了一点点尝试的时候就要给予肯定的表扬;注意不要在患儿不同意的情况下随意加码,增加患儿的压力。

(2)在改变患儿挑食的过程中,全家成员要行动一致,不要在患儿主餐不吃好的情况下给患儿零食;也不要简单、一味地满足患儿对食物偏好的要求,可以在不引起患儿"反抗"的前提下,延缓满足、减量满足,来引导患儿对其他食物的尝试和接纳。

(3)在患儿有严重挑食时,首先需排除医学上的原因,比如食物过敏、消化不良、胃酸反流、胃炎、肠炎、牙病、吞咽困难等。必要时做相关的检查,并及时做针对性治疗。

3. 教具准备 舒适的桌椅;手套、冰棒、海绵棒、温水、压舌板及纱布等;种类丰富的食物。

4. 训练程序

(1)感觉刺激训练:康复师根据儿童情况选择触摸法(由远到近触摸儿童手、头、脸、牙龈、唇、用棉棒或牙刷刺激颊黏膜)、震动法、温度刺激法(冷、热刺激)、本体感觉刺激法(对儿童下颌、咬肌的敲、压和抵抗运动,对唇肌、舌肌的牵拉、震动等来增加口部器官的本体感觉)等方法来给予口腔感觉刺激,以改善儿童口腔感知觉异常。

(2)摄食训练

1)让儿童对食物建立耐受:由能与食物共处一室过渡到看自己面前的食物。

2)与食物进行互动:由协助食物准备过程过渡到使用其他食物与挑食食物互动。

3)让儿童触碰食物:由一个手指的指尖过渡到舌尖,舌面接触。

4)让儿童品尝食物:由舔嘴唇或牙齿,用舌尖尝味道过渡到咬下一块,咀嚼数次并吐出。

5)让儿童吃下食物:由咬、咀嚼,咽下一部分吐出一部分过渡到独立咀嚼并咽下整个食团。

十五、患儿喜欢玩口水

1. 教学目标

(1)通过对情境的控制,将问题行为转化为功能性的行为。

(2)通过口肌课程提高口腔敏感度,增加双唇闭合能力,改善流涎的情况。

(3)体验社交互动的快乐感受,教会患儿更多更好玩的游戏方式,替代其玩口水行为。

2. BTR 策略建议

(1)如果患儿玩口水行为无法立即制止,可以引导患儿玩与其自我刺激感觉上相似的活动,比如患儿喜欢在床上跳,可以让患儿在蹦床上跳;喜欢玩水,可以让患儿在水池里玩;患儿爱玩口水喜欢黏腻的感觉,可以给患儿玩橡皮泥、泡泡水等。通过这些活动促进患儿与我们互动,减少独自玩。并在患儿能接受其他活动,暂时中断玩口水时,予以积极肯定的表扬。如果找不到相类似的活动,也可以引导患儿玩其他感兴趣的来转移注意力;而不是下无效的禁止命令。

(2)当具备制止这种行为的时间、场景等条件时,如在已经明确提前预告不能玩口水的场合依然玩口水时,可以果断、坚定地用肢体行为辅助阻止患儿这种不当的行为,这时尽量少用语言提醒,比如,"你别吐了""别玩了";而是用坚定而又严肃的眼神,制止患儿这种行为的立场;不能执行时再辅助语言提醒。

(3)如果患儿爱吐口水,要注意是否存在消化功能的问题,可以通过食疗促进消化功能;

如果患儿玩口水、吐口水时,带着异样的眼神,或伴有其他强迫刻板的行为,或伴有精神异常,这时需寻求医学、医药的帮助,调节行为和精神状态。

3. 教具准备 牙刷、杯子;海绵刷、吸管、饮料;泡泡水。

视频 6-17
患儿喜欢玩
口水

4. 训练程序 患儿喜欢玩口水是一种认知理解发育落后的表现,也有可能是患儿的口肌问题无法控制流涎的情况,需要进行专门的口肌训练课程帮助患儿控制流涎的情况(视频 6-17)。

(1)刷牙漱口:康复师适当创设合理的情境,如每次饭后带患儿去洗手池去刷牙漱口,引导患儿含水吐水,表扬患儿在饭后在洗手池吐水的行为,从而增加患儿无故吐口水的行为,并锻炼唇部控制能力。

(2)饮料吸吸乐:口肌课上,康复师可以通过使用海绵刷按摩口腔,改善口腔的敏感度,提高患儿的口部肌肉运动的能力,及时吞咽唾液;同时可以通过使用吸管吸取饮品以增加双唇闭合力量,从而减少吐口水的情况。

(3)玩"水":康复师引导患儿认识各种各样的水,如加了颜料会变色的水,以及可以吹出泡泡的好玩的泡泡水等,用手指沾颜料水画画、玩吹泡泡游戏等形式替代患儿玩口水的行为,增加患儿愉快的社交体验,引导患儿正确地玩水。

5. 注意事项 口肌训练使用吸管吸取饮料时,需根据患儿的情况适当增加液体饮品的浓稠度,以增加双唇闭合力量。

十六、患儿喜欢玩生殖器

1. 教学目标

(1)通过感觉统合游戏消化患儿的精力,减少自我刺激。

(2)培养规律如厕的生活习惯,减少憋尿的机会。

(3)通过结构化教学,合理安排患儿的作息,减少患儿独处时间。

2. BTR 策略建议

(1)从患儿的儿童心理出发,可能是由于患儿感官刺激引起的快感,所以喜欢这样做。观察到这种情况可以先从源头做些预防工作,比如给患儿穿舒适的内裤和裤子,避免摩擦引发的性快感问题;此外不要给患儿太多闲散时间,尽可能用有意义的活动占住患儿有限的时间,以减少因无聊造成的问题行为。

(2)当每次见到患儿在玩生殖器时,不要指责,不要大声批评,避免强化印象。可以不经意地用其他的活动将其打断,转移到其他有意义的事情上,并持续坚持。

(3)当患儿这种行为过于频繁,且有明显或过早的性发育时需咨询儿童内分泌专家,是否存在性早熟或性功能异常的问题;当上述行为伴随着精神异常,或异样的自我陶醉的情感,需寻求精神心理专家的帮助。

3. 教具准备 跳袋、玩具、篮子、串珠、跳绳、音乐。

4. 训练程序 如果患儿突然出现玩弄生殖器的行为,首先需要关注患儿有无存在泌尿道感染或是生殖器不适的情况,排除病理情况的同时也需要注意患儿的手卫生,然后再通过适当的行为矫正的方法进行纠正。

(1)袋鼠跳:袋鼠跳能很好地提供本体觉输入,改善运动企划能力,同时可以帮助患儿把多余的精力消耗掉,热身活动之后,让患儿站在一个大袋内,然后放入一个软的毛绒玩具,患儿双手握住袋口,向前跳跃直至目的地,再将毛绒玩具投掷到篮子内,可根据患儿具体情况和场地大小设定次数,每组五个来回为宜,完成后给予奖励。

(2)规律如厕:以14天内如厕情况作为基本资料,找出患儿小便时间的规律并画出基线;从记录中选择开始训练的时间;执行训练计划,如每隔半小时让患儿如厕,根据情况灵活调节,尽量减少孩子因憋尿玩生殖器的行为。

(3)结构化教学:训练中多安排需要双手操作的项目,并且各项目之间的间隔时间尽量缩短,减少患儿独处的时间,从而使患儿没有机会自我刺激。例如串珠、跳绳、音乐律动等。

5. 注意事项 在玩袋鼠跳时患儿需要首先掌握跳跃的技巧,并且有足够的空间让患儿跳跃,并确保失去平衡跌倒时不会撞伤,注意场地安全设置。

十七、患儿反复乘坐电梯

1. 教学目标

(1)通过感统训练改善前庭失调的状况。

(2)发展患儿的认知理解能力等综合能力。

(3)通过规则训练,减少患儿的重复行为。

2. BTR 策略建议

(1)当患儿的反复乘坐电梯的行为没有影响到公共设施安全和公众秩序时,在一定范围内是可以让患儿保持这种兴趣的,并在家长和大人的保护和指导下,通过乘坐电梯增强患儿的观察能力,并拓展相关知识,如数一数电梯有多少人,帮大家按楼层等。这是拇指法思想。

(2)当患儿这种行为影响到公共设施安全及患儿自身安全和公众秩序时,要及时制止。指令不要拖泥带水、不要犹豫不决,更不要半推半就;要让患儿感受到命令力和威严。同时在患儿停止这种行为后,把患儿的注意力转移到其他活动中去。

(3)当患儿这种行为完全不具有观察活动意义,只是明显刻板、单调活动,并伴随着强迫动作,或精神异常时,需寻求医学干预,必要时予以调节患儿情绪和精神的治疗。

3. 教具准备 大笼球。

4. 训练程序

(1)摇摆大笼球:热身活动后,康复师扶住患儿的小腿,让患儿俯卧于大笼球上,唱着摇小船的歌,并随着节拍前后左右摇动,并不断观察患儿的面部表情,若患儿感觉不适,需调整摇摆幅度或停止活动,提升前庭适应。

(2)认知训练:可以把患儿的这种刻板兴趣变得有意义、有价值。比如利用电梯让患儿学习数字、先后顺序、空间感等;对能力弱的患儿,用摁开关培养他对因果关系的认识;对能力好的患儿,可以让他们自己设计一些用开关控制的简单装置等,或通过这些刻板兴趣,练习患儿提要求、沟通以及完成美术/精细类作业的能力等。

5. 注意事项 大笼球训练摇动时避免患儿头部着地,并鼓励患儿用手按地,加强防护性支撑的反应,在周围放置软垫以保证安全。

十八、患儿不愿意午睡

1. 教学目标

(1)通过本体、触觉等活动提升患儿的感官调节能力。

(2)增强认知理解水平和规范意识,提升指令性和执行能力。

(3)提升语言表达能力,在游戏中泛化规则从而内化为自己的行为规范。

2. BTR 策略建议

(1)患儿入睡困难,特别是午睡不眠是一种常见的状态。由于入眠是需要一种好的情绪和安静的环境,因此当患儿难以入睡和不愿睡觉时是首先要理解和接纳这种状态,这是拇指法思想。可以给予患儿安抚,给患儿唱些缓和轻松的儿歌,讲些温馨的儿童故事,同时可以给患儿做些躯体的轻抚按摩。如果患儿不睡觉,而且可能干扰到其他患儿睡觉,这时可以静静地把患儿带离,再进行睡眠训练。

(2)如果患儿在不睡觉的同时提出诸多无理要求,或故意搞事、恶搞,这时不要予以过多关注,更不要予以支持。可以平静的,但要必须安排患儿在一个宁静的空间静静待着。如患儿有入眠困难,要帮助患儿制订合理的睡眠制度,并严格执行,做到不要睡懒觉、不要睡倒觉、不要睡零碎觉。

(3)平时不要给患儿进食有兴奋因素的食品,如巧克力、苏打水、茶、咖啡等。当患儿有顽固性入睡困难时,首先要排除患儿身体原因造成的,例如阻塞性睡眠呼吸暂停或胃食管反流。这些情况需要寻求医学帮助,做相应治疗。如果排除了医学器质性障碍导致的顽固性睡眠障碍,也可以通过医学干预,阶段性应用一些利眠药物,如褪黑素、唑吡坦类的速效、短半衰期的药物。

3. 教具准备 软垫、厚被、大笼球、社交故事、洋娃娃。

4. 训练程序 患儿不午睡首先要考虑环境问题,光线或声音干扰等以致难以入睡;排除外部因素,患儿不午睡有可能是本体觉、触觉失调,自我调节能力弱,影响睡眠。

(1)美味三明治:患儿躺卧在软垫或厚被内,用软垫或被子包裹住患儿的全身,但需注意露出头部,康复师在包裹着的身体上按压,按压的力度不宜太大,并需不断观察患儿的反应确保安全。对于触觉敏感的患儿宜用较软的垫子,还可用大笼球在软垫由身体的一端慢慢推压至另一端,以强化全身整体感觉。

(2)社交故事:可以根据患儿的具体情况,讲解相应的社交故事:每个患儿都需要午睡,我也要午睡,午睡时我要眼睛闭上小嘴巴合上,保持安静,妈妈和康复师都夸我是好孩子。

(3)假扮游戏:带洋娃娃睡觉,康复师引导患儿把洋娃娃放到床上盖好毯子,并且告诉洋娃娃要安静地乖乖睡觉,患儿的操作越详细越好,如康复师可以操控洋娃娃动来动去,引导患儿去提醒洋娃娃不可以乱动,要安静睡觉。

5. 注意事项 感觉统合训练时注意不能用垫子或被子包住患儿的头部,若患儿觉得不舒服便需调节力度或及时暂停游戏;假想游戏中需要尽可能地提升患儿的参与度。

十九、患儿不愿意洗脸

1. 教学目标

(1)降低触觉防御能力,提高触觉适应。

(2)以游戏介入,提高患儿对洗脸行为的接纳。

2. BTR 策略建议

(1)在引导患儿配合洗脸的过程中,可以应用拇指法思想激发患儿愿意配合任务,激起与他人积极互动的动力。在实际操作中,要通过趣味性、游戏性来激发患儿的兴趣。在作息安排上,要给患儿预留足够的时间,不要因为时间仓促来催促患儿,引发患儿的违拗反抗。

(2)由于洗脸过程其实是不需要患儿深度配合的活动,因此在执行的时候,训练目标是通过洗脸的作业养成良好作息行为,将洗脸和洗手、换衣服等日常行为组合在一起进行,培养良好的作息行为。

(3)当患儿强烈拒绝洗脸行为,伴有强烈的刻板和强迫情绪和表情,或伴有异样的精神、眼神时,要及时寻求医学的干预。

3. 教具准备　塑料箱、小玩具、意面、糯米粉、水;常用的感知物料,例如冰毛巾、润唇膏、剃须膏、软毛刷子、质感较粗糙的刷子、手套或海绵等。

4. 训练程序

(1)狗狗挖宝(触觉适应训练):准备塑胶箱,倒入未煮的螺蛳或贝壳意大利面,里面藏小玩具,请患儿找出来,如果患儿还是排斥,就从利用工具开始,如用小铲子去寻宝。当患儿可以用手进行,就可以利用颗粒比较小的豆子种子,来取代意大利面,接着再用稍微煮过的意大利面,也就是湿的材质,让患儿多接触不同质地的材料,提高触觉适应。

(2)搓汤圆:可以先从糯米粉开始,让患儿接触粉状物,逐渐加水,一般不会太沾手,在趣味性的搓汤圆活动中亲自接触不同质地的材料,慢慢提高触觉适应。

(3)照顾玩偶:准备一个玩偶和常用的触觉感知材料,康复师引导患儿照顾玩偶洗脸洗头等,充分利用水、泡泡、海绵、刷子、手套等不同质感的刺激,提高对不同触觉的适应以及对洗脸的接纳度。

5. 注意事项　有触觉敏感的患儿做脱敏时,一般要从干的材料开始训练,循序渐进,让患儿逐步适应。

二十、患儿喜欢抠伤口结痂处

1. 教学目标

(1)完善感知觉体系,提升感知觉的敏感度。

(2)通过认知理解训练和行为干预,减少患儿的强迫行为。

2. BTR 策略建议

(1)对患儿的这种刻板行为,要予以理解,患儿可能因为伤口不适而不停地抠伤口,因此不要过分责怪患儿。可以帮助患儿包扎好处理好伤口。如果患儿是因为感知觉异常,寻求撕扯感的自我刺激,可以在此基础上利用合适的感觉统合教具来满足触觉刺激,转而减少通过抠伤口来寻求触觉刺激。

(2)当患儿抠伤口的行为伴随有明显的刻板行为,或表现出精神异样、眼神异样时要寻求医学干预,调节患儿的情绪和精神。

3. 教具准备　不同质地的布料、大毛巾、胶布等;滑板;伤口形成和处理的科普绘本、视频等。

4. 训练程序　软组织康复结痂过程中新生细胞带来的瘙痒感会使得感知觉异常的患儿忍不住去抠弄解痒,故而需要通过感觉统合训练缓解触觉寻求;提高认知理解能力、加以行为干预训练改善该情况(视频 6-18)。

视频 6-18
患儿喜欢抠伤口结痂处

(1)草地爬行或滚动:在康复师的指导下,患儿模仿小动物如小马、小狗等进行四点跪动作,或以转身滚动的方式在铺满不同质感物料的地垫上滚动,活动速度由慢而快,提高全身触觉适应。

(2)滑板:①康复师将滑板放置平地,患儿俯卧在滑板车上,以腹部为中心,将身体紧贴在滑板车上,抬头挺胸,头颈部抬高,目视前方,双腿并拢伸直抬高,双手放在滑板两侧,指尖朝外,双手同时着地从前往后滑行,沿着规定路线滑完全程,双脚尽量不着地;②康复师将滑板车放置滑梯平台,让患儿俯卧滑板车后,双脚往后墙用力推,滑板车向下滑行。充分锻炼前庭刺激,提高前庭适应能力,在滑行过程中锻炼本体觉的定位指向能力,同时加强自身的行为控制能力,减少不必要的活动。

(3)认知理解训练:康复师带领患儿观看伤口结痂的形成、伤口的处理相关的科普知识,让患儿正确地认识伤口结疤的现象。同时安排丰富的教学活动,如音乐律动,社交游戏等,减少患儿由于无聊而抠伤口的行为。

5. **注意事项**　在草地爬行滚动训练时确保患儿移动时不被撞伤,需在周围布置软垫以作防护。同时注意伤口的保护,避免因频繁抠动造成的感染发炎。

二十一、患儿喜欢咬下唇

1. **教学目标**
(1)改善唇部异常感知觉,减少咬下唇的频率。
(2)满足儿童口腔唇部或咬合需求。

2. **BTR 策略建议**
(1)患儿喜欢咬下唇有可能是精神、情绪紧张的可能,因此要给予患儿足够的宽容和包容,不一味阻止、指责,而是基于相应的关心、关爱。同时可以尝试冷处理,表面上不要过度关注此行为,淡化这种行为,以免让患儿产生压力;同时引导患儿参与更有趣的活动,比如唱歌、吹泡泡等。

(2)当患儿的刻板咬嘴唇产生皮肤损失或其他损害时,可以通过其他活动快速改变状态,比如给患儿喝水、给患儿吃食物、给患儿玩吹气游戏以及引导患儿做有趣的口部游戏吹泡泡等。坚持不懈地通过及时的终止和转移有效减少咬嘴唇的频率。

(3)频繁地咬嘴唇的刻板行为要注意是否有抽动障碍;咬嘴唇的行为是否伴随有异样的眼神,或精神异常,这些都需要寻求医学的帮助,可以针对性服用氟哌啶醇、硫必利,或服用利培酮和阿立哌唑等药物来调节和治疗的。

3. **教具准备**　海绵棒、雪条棒、冰水、酸奶、颜料。

4. **训练程序**　在进行教学之前康复师需要观察儿童出现咬下唇的行为环境,是由于寻求唇部刺激的刻板行为,还是在要求得不到满足之后出现的不良行为,这两点要区分对待。

(1)唇部及口腔感觉刺激
1)康复师准备好海绵棒、咬牙胶、冰水、酸奶等工具。将海绵棒蘸酸奶然后轻轻刷擦儿童上、下唇部,以及牙龈的位置,上下唇来回滚动 3 次,口腔内部的牙龈上下滚动 3 次。后面可以尝试使用海绵棒沾湿常温水或冰水。让儿童感受不同的温度刺激。

2)康复师准备两条雪条棒,然后示范使用上下嘴唇含住雪条棒,坚持 20 秒,然后示意患儿模仿。根据患儿表现,后面可在雪条棒两端叠加硬币增加重量,提高难度。这个方法可以提供丰富的唇部感觉,同时可以改善唇部力量,减少流涎的情况。

(2)行为干预:康复师首先需要记录儿童出现该行为"咬下唇"的时间频次和发生场景

等信息。在教学过程中指导患儿有意地进行吹泡泡的活动或吹汽笛的活动,当发现患儿在吹泡泡或吹汽笛的过程中没有出现咬下唇的情况的时候,及时进行表扬"宝宝好棒,没有咬嘴唇,有奖励"。

5. 注意事项 在进行口唇方面的感知觉训练的过程中,可以和家人了解患儿喜欢的食物。通过儿童喜欢的食物为介入点(有的儿童口腔高度敏感对于口腔接触十分抵触)。同时可以增加类似苹果条、饼干条的食物满足儿童口腔需求。

二十二、患儿不能容忍身体或衣物有水渍

1. 教学目标

(1)触觉训练,改善触觉敏感情况。

(2)通过触觉活动逐渐脱敏,直至可以接受身体或衣物有一点点水。

(3)提升需求表达的主动性,通过合适的语言表达要求。

2. BTR 策略建议

(1)患儿爱干净是正面的表现,可以树立讲卫生的思想和习惯,按拇指法精神是予以支持的。在帮患儿提高适应性,接受有点水渍的小概率情况时,可以轻松而又关切地询问患儿"怎么回事呀?""怎么弄脏的呀?""那怎么办呢?"这样因势利导来促进社交沟通。也可以很热情地跟患儿说"宝宝,你等等,我马上就来处理",而行为上我们可以稍做拖延,这样顺势培养患儿的等待能力。在清除"污迹"的时候还可以有意让患儿做配合动作,比如帮忙递洗衣粉,帮忙晒衣服等,淡化患儿马上要换衣的行为。

(2)如果患儿过于娇气,在事情发生后进行必要的关切回应后,可以坚定地让患儿再等会儿,不要马上满足患儿换衣服的需求。

(3)当患儿不能容忍衣服有一点点湿,可能与其触觉敏感有关,这时候需要寻求医学的帮助,分析是否感觉过敏,或有过敏体质,并做针对性治疗。

3. 教具准备 大笼球、触觉刷、毛毯;泡泡玩具、钓鱼游戏、水盆、乒乓球、小熊公仔、儿童小毛巾;洗手练习。

4. 训练程序 患儿的感知觉异常是需要首先改善的问题,不能容忍身体或衣物有一点点湿,可能是触觉敏感的表现,需要调整触觉感受性,提升耐受性;其次要引导患儿正确的行为和言语表达;通过感觉统合活动和行为脱敏的方式逐渐改善患儿这一情况。

(1)触觉适应训练:用各种不同质地的毛刷、干布摩擦刺激手指、手掌、躯干、四肢的皮肤;可以玩毛巾游戏,用大毛巾把患儿裹起来,让患儿在毛巾中滚动,刺激身体的不同部位;让患儿身体靠墙,或用两张垫子把患儿挤在中间,从轻到重挤压身体的不同部位;用梳子梳头,用吹风机(冷热)吹动身体不同部位;穿越彩色山洞、翻滚、四肢爬行;仰卧或俯卧在垫子上,用大笼球进行全身不同部位的挤压按摩;在波波池中,让患儿模仿开汽车或跳跃等姿势等。

(2)活动脱敏:吹泡泡游戏 + 水上吹球比赛 + 给小熊洗脸游戏 + 揉面团游戏。

1)康复师准备泡泡玩具,吹出漂亮的泡泡,引导患儿用手戳破泡泡。让患儿在游戏过程中逐渐接触水,减少触觉敏感。

2)准备一个水盆,盆中放置适应水量,将乒乓球放置在边缘起点位置,做出示范,引导患儿将球吹到对面,或用小手推着小球前进。

3)准备小水盆,和略微打湿的毛巾,做出示范给小熊洗脸。引导患儿照顾小熊,给小熊洗脸(小熊摔跤了,手上和脸上脏了,我们一起给小熊洗脸吧)。

4)准备面团(橡皮泥)与患儿一起揉搓面团,制作长长的毛毛虫。之后洗手。让患儿在游戏中逐渐适应手或衣物被打湿。

(3)言语表达训练:在日常生活中,一些小朋友在身体或衣服被打湿的时候,会情绪很激动,出现哭闹的行为。我们可以积极引导,让患儿通过正确的言语或行为表达需求(妈妈,我的衣服湿了,我要换衣服)。

5. 注意事项 对患儿这一行为要持有温和的态度,有时候确实是患儿身体被打湿会感受到明显的不适感,引导患儿可以恰当表达自己的需求后进行回应和满足。

二十三、患儿喜欢乱扔物品

1. 教学目标

(1)学习抛接球活动。

(2)提升认知理解:了解抛扔物品带来的后果,改善行为。

2. BTR 策略建议

(1)根据拇指法的精神,可以先以互动的方式跟患儿玩,比如说一些毛茸茸的玩具、枕头,跟患儿玩扔枕头的互动游戏,这样在减少这种故意乱扔物品行为的同时,转化成了有意义的互动。也可以引导患儿把东西扔到一个目标,比如一个筐里。这样在满足患儿扔物的刺激需要同时,锻炼了患儿运动协调能力。

(2)可以坚决地用示指法思想快速地纠正这种行为。当患儿刻板地、野蛮地往地下扔物品时,可以态度坚决地没收患儿的物品,并在一段时间内都不让他有扔物品的机会。再扔的时候,坚定地用同样方法对待,直到不故意乱扔物品为止。

(3)当患儿在扔物品的时候带着一种淡漠的表情,或强迫的情绪,这时候需要寻求医学的帮助,做相应的评估分析,必要的时候做调节情绪和行为的治疗。

3. 教具准备 皮球、沙包;日常生活物品:刷子、勺子、杯子、遥控器、梳子;强化物,常见的本子、纸巾、塑料杯等。

4. 训练程序 对于儿童乱扔东西,可以从两方面着手。①通过正确的球类运动,提供给患儿足够的抛扔机会,改善行为的同时,提升大肌肉及手眼协调能力;②正确物品操作的练习,以及正向行为的强化(视频 6-19)。

视频 6-19
患儿喜欢乱扔物品

(1)抛扔游戏(给小动物喂食物):在引导示范后,示意患儿站在蹦床上,在蹦床上自由跳起,康复师递沙包给小朋友,让患儿在蹦床的过程中将小沙包喂给小动物吃(扔进蹦床前的篮子里)。20 个 1 组,2~3 组(根据患儿年龄大小,可以调整难度,小龄儿童,站在蹦床上即可,向下丢小球到目标篮子里)。

(2)投篮游戏:儿童站在距离球筐 20~50cm 的距离,将皮球扔进球筐里(10 个 1 组,2~3 组)。

(3)物品的功能操作练习(学习物品如何使用):找到日常生活物品,如梳子、水杯、遥控器、牙刷、勺子。教导患儿模仿我们对该物品的操作。如康复师示范用梳子梳头,让患儿进行模仿,学习正确的物品操作。

5. 注意事项 注意患儿所处环境物品的陈放,规避危险尖锐的物品在患儿扔物时造成伤害。平时锻炼患儿收纳整理的习惯,将物品分类归纳整理,减少扔掷。

二十四、患儿喜欢翻乱收拾好的玩具

1. 教学目标

(1)提升患儿游戏规则意识,明白"等待""结束""奖励"的意思。

(2)物品收纳练习,养成玩完游戏主动收纳的好习惯。

2. BTR 策略建议

(1)患儿爱翻箱倒柜,是一种活力的表现,也是一种对周围事物探索的一种表现。在合适的场合可以不用干预,或跟患儿一起"翻箱倒柜""寻宝探索"。如果程度太甚需要干预,也可以通过趣味的方式,引导患儿一起收拾物件,"我们一起送玩具回家吧!"参与整理的过程。

(2)同时可以应用示指法思想予以及时的制止。制止不是对着患儿大吼大叫打患儿;而是冷静地发出停止的指令,可以是严肃的眼神示意,辅助加以动作制止,可以抓住小手示意停下并冷静。当患儿能意识到错误并平静下来后,可以和他一起收拾好玩具。同时告诉他要如何爱惜物品,收拾物品,保持环境整洁。

(3)如果患儿翻箱倒柜的时候伴随着一种异常亢奋,或精神异常表现时,可能需要寻求医学的帮助,做进一步分析,针对性调节情绪。

3. 教具准备
积木玩具箱,小汽车玩具箱、蔬菜模型玩具箱;儿童喜欢的玩具或食物。

4. 训练程序
儿童出现将箱子里的玩具倒出来的行为,或是刚收拾好又倒出来的行为,多由于以下几点原因:①儿童以此吸引他人关注,看到他人生气从而获得快乐;②还想要玩游戏,但是却被收起来了,因此发脾气;③不明白正确的游戏规则或无收纳意识。故而可以下面从以下几个游戏活动切入。

(1)游戏规则教学:奖励、等待、交换、结束。儿童初期对于喜欢的玩具的需求是很急切的,想要立刻得到,可能出现伸手去抓或哭闹的方式索求玩具。康复师在教学过程中首先将玩具收纳好,不能被患儿轻易拿到。

1)在患儿要求玩具的时候,可以提出一个小要求,如拍拍手,儿童执行之后,告诉患儿:"完成得很棒,奖励玩车车"。多次回合,让患儿逐渐明白完成任务才可以得到奖励的这个规则。

2)在患儿想要得到某物的时候,也可以告诉患儿:"手放好,请等待"然后数数(1~10),然后再将物品给到患儿。

3)给到患儿玩玩具的时间要设定好,30秒或1分钟,时间到之后。坚决地收回玩具。并且明确告诉患儿,时间到了我们要收玩具了(如果患儿哭闹,温和地告诉患儿时间到了,下次再玩。)

(2)收纳:首先准备患儿喜欢的零食或其他强化物。在地垫上摆放一些散落的玩具积木,告诉小朋友"积木掉在地上了,你可以帮老师一起捡起来吗?"做出动作示范,示意患儿将积木捡起来放到盒子里。患儿完成任务之后,与患儿一起盖上盖子,放到柜子里。并及时夸奖小朋友,并且告诉患儿"宝贝,帮老师把积木放到了盒子里做得很棒!"其他教学中也可以多多运用,让小朋友帮助我们一起收纳,并及时描述夸奖儿童的行为"小明,帮老师把玩具收到盒子里了,做得很棒哦!"在家中玩完玩具之后,也可以进行收纳练习。

（3）分类游戏：准备一些积木块、几辆小汽车以及两个小篮子。让小朋友们先坐好等待。康复师先进行示范，将桌面的积木拿起放到前面的积木篮子里。然后下达指令：请把积木都放到红色篮子里；把车子都放到蓝色篮子里。最后示意患儿将篮子依次收进柜子里。学习分类归纳整理的技能。

（4）不良行为的干预：若在进行前3项教学之后患儿若依旧会出现不良行为，可以看到后立刻给予患儿反馈，这样做不对，并要求患儿捡起所有倒在地上的玩具。并且告诉患儿由于患儿将玩具倒在了地上，玩具摔坏了，因此这次不可以玩玩具。从实际的行为反馈中，习得正确玩玩具和收纳，减少故意翻乱玩具的行为。

5. **注意事项**　康复师在教学过程中要注意培养儿童的游戏规则意识，以及形成收纳的完成常规。在教学中发现儿童有收纳表现，或遵守规则要及时夸奖，捕捉好的行为。碰到不合适的行为可以采取忽略的方式。或及时指正反馈给患儿他这个行为是不对的，并告诉他应该怎么做。

二十五、患儿喜欢玩球

1. 教学目标
（1）提高儿童对球类玩具的认知，认识球类。
（2）主动向家人提出请求，然后正确地操作球类玩具。

2. BTR 策略建议
（1）患儿喜欢玩球（或其他玩具）达到痴迷程度，甚至成为一种刻板行为，如果分析这种行为原本是有益的（比如爱打篮球爱投篮），是可以利用的。因此首先要应用拇指法精神予以支持。可以主动加入到患儿玩球的活动中，产生更多的交流互动机会，进而扩展患儿的兴趣和活动内容，比如患儿喜欢打篮球，可以锻炼患儿的运球投球能力，学习打球的技巧等。用极大的包容去对待这种行为，发展为有意义的活动。

（2）如果有条件干预刻板行为时，也可以在合适的场合，转移或剥夺患儿这个"痴迷的玩具"，终止这种刻板行为，引导患儿转移兴趣和注意力，减少对某样物品的兴趣狭隘。

（3）如果患儿在痴迷玩球的时候伴随着某种强迫行为和精神异常，这样可能要寻求医学的干预，通过医学手段调节患儿的情绪和精神。

3. 教具准备　足球、篮球、大笼球、圆球，球类卡片。

4. 训练程序　儿童对于球类的喜欢，需要界定他对于球类的玩法，是否正确操作该球类，以及是否在正确的场合玩耍相应的球类，从而进行教学干预。比如有的小朋友喜欢在操场踢足球，这个行为是合适的。而有的小朋友喜欢拿着球做着刻板重复的动作，或是对于不同球类的玩法都很单一，这一类行为需要进行干预，引导患儿正确操作玩具。

（1）球类物品的指认和命名：教导认识各种常见的球类玩具，球类的认识与命名，足球、篮球、皮球、大笼球等，并将球类和对应场所配对，提高对不同球类玩法的认识，明白在对应的场所进行合适的活动。

（2）使用语言表达想要玩球的需求：将小球放在患儿眼前，患儿想要拿到，可以提示患儿说出："老师，我要玩球""老师，可以给我小球吗？"等句子，之后再将小球给到小朋友。需要引导患儿通过正确的语言或行为提出要求，从而得到玩具。

（3）球类玩具的操作模仿练习（以足球为例）：在感觉统合教室或空的教室，吸引患儿目光,引导患儿模仿自己的动作,康复师做出踢足球的动作,并把球踢出,可以先行辅助患儿模仿动作。后面撤去辅助,儿童独立进行。儿童可以正确踢出足球之后,可以在前方 1m 左右远的位置摆放足球门网,提示患儿将球踢进门网,或摆置空瓶,提示患儿用球踢倒空瓶。通过学习正确的球类运动方法,将对球的兴趣发展到恰当的活动中去。

(4)社交游戏:组织 5~6 名小朋友一起游戏,分派 1 个小朋友守门,其他小朋友排队轮流进行踢球,踢中 1 个贴 1 颗小星星。比赛看看哪个小朋友踢进得多(家中也可以进行玩耍)。将对球的兴趣发展到有意义的社交活动中去。

5. 注意事项　患儿出现对于球类的喜欢,可以积极引导。让小朋友可以掌握正确的球类玩法,从而间接减少儿童对于球类的刻板重复的操作。亦或是通过球类运动培养儿童运动能力以及社交游戏能力。

二十六、患儿害怕坐扶手电梯

1. 教学目标
(1)改善前庭失调,提升前庭适应能力。
(2)逐渐尝试乘坐电扶梯,或是用正确的语言表达需求。

2. BTR 策略建议
(1)患儿害怕做某样事情,可能是因为感觉敏感而恐惧、害怕和拒绝。我们要予以充分的理解和包容,不要指责。可以在充分保护的前提下,试着让患儿一点点尝试。比如先要患儿去看看电梯,给患儿讲述电梯的趣事和知识,以增加患儿对电梯的认识和好感;再然后让患儿去摸摸电梯的履带扶手,再抱着患儿乘坐电梯,最后试着拉住患儿的手搭乘电梯。害怕电梯是由于患儿的感觉系统和认知模式和常人不一样,不是患儿的主观错误,不应该强行改变。

(2)如果患儿的害怕达到一种病态,要注意是否存在感觉统合异常,需寻求医学帮助做相关的检查,并进一步做针对性的治疗。如果患儿在“害怕”的同时伴有异样的眼神和强迫的情绪,这时候需要医学干预,做调节情绪、精神的治疗。

3. 教具准备　阳光隧道、滑梯、滑板、大笼球、秋千。

4. 训练程序　对于患儿出现这类问题,首先家长和康复师可以多收集患儿在该场景下的表现,害怕坐电梯的情绪与行为表现,了解出现该行为的原因。

(1)儿童出现害怕扶手电梯的原因有以下几种:①害怕电梯上行或电机发出的声音;②曾经有过糟糕的乘坐体验;前庭觉敏感,乘坐电梯的时候感到不舒适等原因。需要根据原因,从而制订不同的措施。

1)前庭活动(大象运小动物):在感觉统合教室摆置“阳光隧道”,用万象组合拼搭山洞,先行引导示范,然后示意患儿四点爬位,后背放置小公仔,让小朋友钻过障碍物,将小动物,运送到终点。5 次 1 组,根据患儿状态进行 4~5 组。

2)前庭与本体活动(给小动物喂食):先行引导示范,然后示意患儿站在蹦床上,在蹦床上自由跳起,康复师递小球给小朋友,让患儿在蹦床的过程中将小球喂给小动物吃(扔进摆在蹦床前的篮子里),20 个 1 组,2~3 组。

3)前庭活动(俯冲滑梯推球):示意儿童,趴在滑板车上,然后引导患儿从滑梯上滑下,在滑下来的过程中,将摆在前面的小球向前推出,10 个 1 组(2~3 组)。

（2）模拟电梯游戏"我是小小快递员"：在感统教室摆放几个障碍物，起点儿童坐在滑板车上，手上拿好小"快递"（需要运送的物品），由康复师在前方拉着滑板车缓慢前进，通过3个障碍物，到达终点，将快递交给重点的康复师手中，5个来回1组，共3~4组。

（3）电扶梯适应性练习（家庭训练）：家长可以选择非高峰时间，或人流量小的电扶梯，特意空出时间，有意与患儿进行练习。准备好患儿喜欢的玩具或食物。引导患儿乘坐电梯。前期如果患儿不愿自己站立乘坐，可以父母抱着。电梯坐到终点后，及时夸奖患儿。根据患儿状态，反复进行3~5次。

5. **注意事项**　在进行感觉统合活动的时候要密切关注患儿的活动安全。训练活动要多以故事的方式切入，如：我们一起帮叔叔运快递吧。小动物们过不了河了，需要大象帮助它们，你愿不愿意帮助小动物们呢？通过先讲故事的方法，让患儿感觉在游戏而不是做任务，从而减少抵触感。

第七节　感知觉异常训练

一、患儿摔跤不懂得表达

1. 教学目标
（1）提高触觉感受性，提升触觉感知能力、平衡能力。
（2）强化运动企划能力，根据环境调整行动，规避风险。
（3）提升需求表达的主动性，提高心智观察和联想表达能力。

2. BTR 策略建议
（1）看到患儿摔跤后，要给予足够的关心和同情，要及时询问患儿的伤情，给患儿以恰当的安抚和处置。通过言传身教，有利于患儿建立共情、互爱的积极人格。

（2）同时要注意患儿是否有前庭觉、触觉、本体觉等感知觉问题，必要时进行感觉统合相关方面的测试，检查是否由于感知觉异常导致患儿痛觉不明显或是其他原因，需要结合医学检查和医学干预。

3. 教具准备　触觉板、其他感觉统合器材、基础情绪卡、情境卡。

4. 训练程序　患儿的感知觉异常是需要首先改善的问题，摔跤反应不明显可能是触觉迟钝的表现，需要提高触觉感受性；其次要提高患儿识别危险规避危险的能力，可以通过感觉统合器材的万象组合设计，设计不同难度障碍等组合，引导患儿跨越障碍物来锻炼运动企划能力；最后需要提高患儿对自己危险情境的识别能力，提高对危险、求助等情绪的体验和表达，通过心智解读训练加强对情境的识别和表达。

（1）触觉板：康复师引导学生双脚站在触觉板上，双手侧平举，目视前方，双脚轮流交替向前行走，从头到尾走完触觉板拼接成的平衡步道；根据学生能力发展可以逐渐拼接更长的平衡步道，提升触觉感知和适应。

（2）万象组合：根据已有感觉统合器材布置万象组合，引导学生按顺序完成任务，根据路线规划需要进行的活动，提高运动企划能力。万象组合可包括爬、跳、跑、转等任务，设置一定障碍物,提高问题解决能力。

(3)心智解读:康复师先引导患儿识别喜怒哀惧四种基本情绪,掌握后观察情境图片,描述情境事件,推测情境中人物的感受,应该怎么做等,可以模仿情境进行表演,提高对情境的观察和联想表达能力,提升共情能力。

5. 注意事项 感觉统合训练时可引导学生先看康复师是怎么做的,再独立进行;想法及情绪解读的训练需循序渐进地开展,对情境的观察描述可以过渡为以患儿为主人公进行,加强沉浸式体验,提升对情绪的感知。

二、患儿喜欢摸毛茸茸的物品

1. 教学目标

(1)提升触觉感知能力,适应触觉刺激。

(2)提高对不同物体的触觉适应和兴趣,减少对单一触感的刻板依赖。

2. BTR 策略建议

(1)患儿对柔软温暖的物品产生好感依恋,是一种常见的现象。一般情况下是可以接受的不用强行改变,但也不强化这种行为。如果 6 岁以后还仍然一刻不离;或因此明显干扰生活;或在离开依恋物表现出过度的烦躁、暴怒等行为异常,我们应进行相应的行为干预,并把注意力转移到其他事情上,减少不恰当的刻板依赖。

(2)当患儿过度痴迷毛茸茸的东西表现出一种强迫状态,或在重复刻板地触摸毛茸茸的物品时,呈现出一种精神的异样、眼神空灵时,要从医学角度去分析,并针对性做出综合的干预。

3. 教具准备 触觉板,常用的感知物料,如冰毛巾、润唇膏、剃须膏、软毛刷子、质感较粗糙的刷子、手套或海绵等。

4. 训练程序 特别喜欢摸毛茸茸的东西,是对某种质地触觉的刻板刺激,需要引导患儿提高对不同触觉的接受性,降低对单一触觉刺激的依赖。

(1)触觉板:将数块触觉板平铺地上,康复师引导学生平躺后,翻滚身体从一端到另外一端,也可以来回翻滚,提高身体肌肤和触觉板的接触,在翻滚的过程中感受压挤的刺激,提高触觉的感受性,减少触觉敏感。

(2)照顾玩偶:准备一个毛茸茸的玩偶和常用的感知物料,康复师引导学生帮助玩偶洗脸梳头等生活照顾,充分利用水、泡泡、海绵、刷子、手套等不同质感的刺激,提高对不同触觉的适应,减少对单一刺激的依赖。

5. 注意事项 不同质地的触觉适应训练要从简到繁,不宜一次设置过多触觉刺激,逐步提高对不同触觉的适应性。

三、患儿喜欢撞头

1. 教学目标

(1)完善前庭平衡及本体觉体系,提升视觉空间异位感。

(2)强化前庭功能,增强触觉感知能力。

(3)提高本体觉适应性,锻炼本体觉的定位指向能力。

2. BTR 策略建议

(1)患儿刻板撞头的行为有可能对患儿造成伤害,因此在生活中要及时制止。制止的方法要果断有效,比如温柔而坚定地抱住患儿的头,或用双手托住患儿的脸颊,并且严肃地看着患儿双眼,让患儿感受到大人反对的态度。对患儿能主动减少或暂时停止撞头的行为,则要真诚地表扬患儿和奖励患儿。

(2)当患儿的撞头行为伴随着强烈的、刻板、焦虑或执着,以及显示出精神异常时要寻求医学帮助,进行精神分析,严重时要进行针对性的精神药物的治疗。

3. **教具准备**　大陀螺、大笼球、滑板。

4. **训练程序**(视频6-20)

视频6-20
患儿喜欢
撞头

(1)大陀螺:康复师将大陀螺放在地板上,让患儿盘腿坐在大陀螺里面,双手抓住大陀螺的边,运用身体的力量转动大陀螺,可以适时转换转动方向;提升本体觉控制能力和前庭适应能力。

(2)大笼球:康复师引导学生俯卧在大笼球上,腹部贴到球上,双臂向前伸出,康复师抬起学生双腿,左前后俯推动作;患儿仰卧或俯卧在大笼球上,康复师扶住患儿身体,转动球体做全身触觉适应练习和前庭适应练习;强化前庭刺激,提高触觉适应,在转动过程中提升本体定位和平衡能力。

(3)滑板:康复师将滑板放置平地,让患儿俯卧在滑板车上,以腹部为中心,将身体紧贴在滑板车上,抬头挺胸,头颈部抬高,目视前方,双腿并拢伸直抬高,双手放在滑板两侧,指尖朝外,双手同时着地从前往后滑行,沿着规定路线滑完全程,双脚尽量不着地;康复师将滑板车放置滑梯平台,让学生俯卧滑板车后,双脚向后墙用力推,滑板车向下滑行。充分锻炼前庭刺激,提高前庭适应能力,在滑行过程中锻炼本体觉的定位指向能力。

5. **注意事项**　俯冲、滑行类感觉统合任务,要注意环境安全设置,患儿的双手在滑行过程中要注意避免压伤,俯冲过程要注意边角保护。

四、患儿喜欢甩手

1. **教学目标**

(1)提高触觉适应能力,减少对单一质感触觉刺激的刻板需求。

(2)提升双手运动操作能力,充分发挥手指运动的能动性。

2. **BTR策略建议**

(1)运用拇指法的教学思想,在日常生活中或训练过程中,对于患儿搓手、甩手的刺激行为,可以在轻松的气氛中找到一些恰当的活动来改善,比如在患儿甩手的时候引导患儿跳舞、做手部游戏;或进行手工活动画画、剪纸、搭积木等。从而在患儿原来无意义的甩手动作基础上变成了一种有积极意义的社会活动。

(2)如果患儿的刻板甩手行为过于严重也可以予以坚决地制止和纠正,比如抓住患儿双手,严厉地看着患儿,让他感受到自己行为的错误。对于患儿能保持一段时间不甩手或在一定时间内频率减少,要及时夸奖患儿,鼓励患儿继续努力。

(3)若是患儿甩手、搓手的行为影响到日常生活,或伴随有过于强迫的情绪,或眼神空洞、精神异常,则需要在医生指导下可以采用药物干预与教育相结合的方式,调整患儿情绪和精神,进而纠正行为异常。

3. **教具准备**　毛刷、毛巾、梳子;橡皮泥、黏土、沙子;颜料。

4. 训练程序(视频6-21)

(1)触觉适应训练:用各种不同质地的毛刷、干布摩擦刺激手指、手掌、躯干、四肢的皮肤;可以玩毛巾游戏,用大毛巾把患儿裹起来,让他在毛巾中滚动,刺激身体的不同部位;让患儿身体靠墙,或用两张垫子把患儿挤在中间,从轻到重挤压身体的不同部位;用梳子梳头,用吹风机(冷热)吹动身体不同部位;穿越彩色山洞、翻滚、四肢爬行;仰卧或俯卧在垫子上,用大笼球进行全身不同部位的挤压按摩;在波波池中,让患儿模仿开汽车或跳跃等姿势。

视频6-21
患儿喜欢
甩手

(2)手指精细训练:橡皮泥、黏土、沙子造型课,康复师引导患儿用手指直接接触橡皮泥、黏土、沙子等,通过揉搓捏挤等动作,模仿创造出各种造型,有效提升手指的触觉适应能力和手指精细运动能力;可以利用颜料等让学生用手指、脚掌等身体部位做一些趣味身体画、手指画等。

5. 注意事项 患儿可能会对某种的单一的触觉刺激特别喜欢或恐惧,观察患儿的触觉体验,减少对某种触觉刺激的刻板依赖行为,从简到繁逐步提升触觉适应性,并在适应过程中提高双手运动能力。

五、患儿喜欢看旋转的物体

1. 教学目标

(1)提高视觉追踪能力,锻炼视觉追踪的能动性。

(2)改善前庭失调,强化前庭适应能力,促进本体觉的定位指向能力。

2. BTR策略建议

(1)按拇指法的思想,在日常生活中患儿喜欢旋转的物体,是患儿认识世界的方式之一。因此,可以引导其去观察这些物体的特点,并学习这些物体的功能等,通过这些过程增进患儿与我们的交流,提升对外界的有益关注。

(2)如果患儿出现强迫、频繁地看旋转的物体,以至于影响其对其他事物的认识和对其他刺激的反应,可以运用示指法方法对患儿的行为进行及时的纠正。比如及时、智慧地把患儿带离那个环境,或用其他有趣的物品转移患儿的注意力。

(3)如果患儿在这种刻板行为的过程中表现出异样的眼神和异常的精神反应,则可能需要医学的干预,要在医生指导下针对性采用药物干预,调节患儿的情绪和精神。

3. 教具准备 气球、飞机、泡泡枪;时光隧道;大笼球。

4. 训练程序

(1)视觉追视训练:康复师可准备气球、飞机、泡泡枪等教具,引导学生追气球、飞飞机、追泡泡、吹泡泡等来做视觉追视训练,也可以引导学生操控遥控汽车、遥控飞机等来锻炼视觉追视训练,在满足其视觉注视需求的同时锻炼运动企划能力和手眼协调能力。

(2)前庭觉、本体觉训练:康复师可以跟患儿玩时光隧道的游戏,先让患儿自己在隧道里自由探索,康复师在另一端出口等待,鼓励患儿爬向康复师;再玩的时候,康复师可以尝试用大件物品(如大笼球、大玩偶等)阻挡隧道出口,令患儿积极推开物件爬出来,增加趣味性;若患儿躺在隧道内,康复师可有节奏地轻拍隧道,缓缓地把隧道转动或摇摆,以引起患儿的注意。过程中,等待患儿同时给予讯号如眼神接触、语言表达等,再继续动作。有效训练和刺激患儿的前庭觉,满足他的视觉需求。也可以让患儿爬过不同障碍物,以提供丰富的触觉、本体觉及前庭平衡觉体验,并提升动作计划及组织能力。

5. 注意事项 在做前庭觉的感觉统合训练时患儿有可能会沉迷于前庭觉眩晕的感觉刺激,康复师要注意观察学生的状态,不宜做过长的训练,每个训练 2~3 次为佳。

六、患儿喜欢转圈

1. 教学目标

(1)刺激和满足前庭需求,完善前庭平衡及本体觉体系。

(2)增强身体双侧协调能力,强化前庭功能,提高运动企划能力。

2. BTR 策略建议

(1)患儿这种喜欢转圈的行为一般情况下是无害的,按照拇指法思想无需简单粗暴地加以禁止,而是可以加入患儿转圈圈的活动中,并进而形成更多的互动游戏活动,比如追逐、躲藏等。

(2)当患儿的转圈行为完全不合时宜,或具有安全隐患时要及时加以严格的制止。这时不要停留在口头命令,而是要令行禁止。可以抓住患儿的双手限制其活动,也可以用患儿喜欢的玩具吸引其安静下来。在患儿能及时停止转圈活动后立即予以真心的表扬。

(3)如果患儿转圈的刻板行为伴有精神游离、眼神空洞、茫然时,要及时寻求医学帮助,做相应的评估,并在医生指导下针对性采用药物治疗,以调整患儿的精神和行为。

3. 教具准备 大陀螺、滑板、秋千、滑滑梯。

4. 训练程序 患儿喜欢转圈说明他有前庭感觉刺激需要,可以通过感觉统合训练来刺激和满足患儿的前庭需求,从而改善患儿的前庭觉(视频 6-22)。

视频 6-22
患儿喜欢
转圈

(1)旋转大陀螺:康复师将大陀螺放在地板上,让患儿盘腿坐在大陀螺里面,双手抓住大陀螺的边,运用身体的力量转动大陀螺,可以适时转换转动方向;提升本体觉控制能力和前庭适应能力。

(2)滑板:康复师将滑板放置平地,让患儿俯卧在滑板车上,以腹部为中心,将身体紧贴在滑板车上,抬头挺胸,头颈部抬高,目视前方,双腿并拢伸直抬高,双手放在滑板两侧,指尖朝外,双手同时着地从前往后滑行,沿着规定路线滑完全程,双脚尽量不着地;康复师将滑板车放置滑梯平台,让学生俯卧滑板车后,双脚向后墙用力推,滑板车向下滑行。充分锻炼前庭刺激,提高前庭适应能力,在滑行过程中锻炼本体觉的定位指向能力。

(3)荡秋千、滑滑梯:秋千的前后摆动可以刺激前庭感觉,患儿通过协调身体保持稳定也可锻炼身体双侧协调运动能力,康复师可引导患儿正坐、趴坐,也可以康复师摆动秋千前后、左右、旋转等形式充分刺激前庭。滑滑梯的俯冲向下冲力对前庭刺激较大,同样可以引导患儿正坐,俯趴来滑滑梯。

5. 注意事项 灵活控制训练次数和强度,避免患儿过度沉迷前庭刺激,做俯冲滑行训练时注意安全防护。

七、患儿爱咬手指

1. 教学目标

(1)提高触觉适应性,减少对单一触觉刺激的刻板依赖。

(2)提升手部精细动作能力,强化手部动作的创作能力,用有趣的活动代替单一的咬手指行为,增加手部有效运动的时间。

2. BTR策略建议

(1)在日常训练过程中,对患儿老爱咬手指的行为,可以予以制止,也可以加以利用。在制止时,可以找一些恰当的合适的活动来让患儿的口腔"有事做",如咀嚼水果条、牛肉干等;或让患儿做些口腔游戏,比如让他吹泡泡、吹气球。这样就可以达到令行禁止、立竿见影的效果。

(2)若是患儿出现影响日常生活的刻板行为,甚至咬伤了手指,考虑采用医学干预,一是要及时妥当地处理受伤的手指;二是要确实保护好手指不让患儿再能咬到;三是要通过精神分析,患儿咬手指是强迫刻板行为还是焦虑所致,再进一步做针对性的治疗,以调节患儿的情绪,终止患儿的不当行为。

3. 教具准备 黏土、橡皮泥、沙子;颜料;彩纸、卡纸;触觉毛刷、毛巾、梳子、按摩球等。

4. 训练程序

(1)任务代替:在集体课上,康复师可以有目的地强化新行为来替代咬指甲的行为,比如让患儿手拿笔、手放口袋、手玩玩具等,只要出现这些新行为时就给予强化。当患儿手放嘴巴前,康复师立刻挡住患儿手,递一支笔给患儿拿着,并强化说:"小明真棒,我们拿笔画一画吧。"

(2)手部操作训练:橡皮泥、黏土、沙子造型课,康复师引导患儿用手指直接接触橡皮泥、黏土、沙子等,通过揉搓捏挤等动作,模仿创造出各种造型,有效提升手指的触觉适应能力和手指精细运动能力;可以利用颜料等让学生用手指、脚掌等身体部位做一些趣味身体画、手指画等。

(3)手部触觉适应训练:用各种不同质地的毛刷、干布摩擦刺激手指、手掌、躯干、四肢的皮肤;可以玩毛巾游戏,用大毛巾把患儿裹起来,让患儿在毛巾中滚动,刺激身体的不同部位;让患儿身体靠墙,或用两张垫子把患儿挤在中间,从轻到重挤压身体的不同部位;用梳子梳头,用吹风机(冷热)吹动身体不同部位;穿越彩色山洞、翻滚、四肢爬行;仰卧或俯卧在垫子上,用大笼球进行全身不同部位的挤压按摩;在波波池中,让患儿模仿开汽车或跳跃等姿势。

5. 注意事项 多陪伴患儿进行一些互动性的操作性活动,减少独处的时间,在有趣活动的同时锻炼手指的操作;手指触觉训练一开始的刺激不要太强烈,可以先是黏土、温水相对温和质地的刺激,后期慢慢加入刷子、触觉板等较强烈的刺激来适应。

八、患儿听到刺激声音会捂耳朵、烦躁

1. 教学目标

(1)提高听觉适应性,提升对不同声音的接受度。

(2)锻炼听觉反馈,强化听觉收集和筛选信息能力。

2. BTR策略建议

(1)有些孤独症患儿对声音特别敏感,并表现出特别难受的反应。由于这种反应是客观存在的,要予以充分的理解和关怀,不要责备。对于患儿能克服困难、勇于面对、勇于尝试的行为都要进行表扬和奖励。但对其因为受声音刺激后表现出过激的自伤,或破坏行为,要进行及时坚决的制止,事后再平静地跟患儿讲清楚事件由来,提高对不同声音的适应性。

(2)若是患儿对声音敏感过于严重,要及时就医对神经和听觉系统做必要的检查。如果是单纯性听觉过敏,可以给患儿佩戴耳塞、耳罩。如果患儿在听觉过敏的同时,还存在精神和行为的异常,可以在医生指导下采用药物干预,针对性调节精神和情绪,有助于听觉过敏的缓解。

3. 教具准备　轻音乐、纯音乐;击打乐器(如沙锤、三角铁、鼓等);警车声、汽笛声等音频。

4. 训练程序(视频6-23)

视频 6-23
患儿听到刺激声音会捂耳朵、烦躁

(1)听觉适应训练:可以播放一些轻快的纯音乐,一边听音乐一边看书或玩玩具,在熟悉的活动中自然地引入对音乐的接受度,可以让患儿寻找声源,在靠近的过程中感受响度的变化,提高对不同音量音色的接受度;也可以在音乐课时让学生击打一些乐器,如锣鼓、八音琴、沙锤、三角铁等,在参与的过程中感受不同音色的区别,并且清楚乐器的发声,减少对发声物体和音色的害怕。还可以结合不同的节奏引导学生配合儿歌或节奏击打乐曲,锻炼听觉反馈能力;也可以带患儿户外游玩时让患儿多注意大自然中的声音,比如小溪流水的叮叮声、林间鸟鸣声、风吹落叶沙沙声等,让患儿细心感受大自然中各种各样的声音,从而不再对某一声音过分关注及敏感。

(2)听觉反馈训练:可以做些听指令做动作协调游戏,比如跟患儿玩一些口令游戏,例如萝卜蹲。代号白萝卜、红萝卜、绿萝卜,口令为"白萝卜蹲、白萝卜蹲,白萝卜蹲完红萝卜蹲",在念口令时身体需配合蹲下。这种游戏可以让患儿听觉处于高度集中,锻炼患儿的听觉与动作的协调能力。也可以将"萝卜"换成不同的声音刺激,如警车声、汽笛声、钢琴声,提高对不同声音的接受和反馈能力。

5. 注意事项　不同音色的刺激要注意从弱到强,患儿在训练过程中出现对某种声音反应激烈时,不要马上关掉声源,可以先尝试调小声音,然后引导学生寻找声源,听听像什么声音,看清楚是怎么发出来,逐渐调大音量,引导患儿面对未知的声音并了解它接纳它。

九、患儿闻到某种气味有情绪反应

1. 教学目标

(1)识别不同的气味,提高嗅觉适应性。

(2)提高对不同嗅觉信息的辨别反应能力,改善对某种嗅觉的夸张反应。

2. BTR 策略建议

(1)患儿对一些气味不能接受这不是患儿主观故意所为,要予以充分的理解和关怀,不要责备。对于患儿克制自己去接受一些"难闻的气味"要进行表扬和奖励,以提高其意志力。

(2)若患儿出现明显的嗅觉异常(过敏)需要做必要的医学检查,并做针对性治疗。如果患儿在嗅觉敏感的同时伴随着精神和行为的异常,可以在医生指导下采用精准的药物治疗,调节精神和情绪,从而缓解患儿的症状。

3. 教具准备　芳香带一点刺激气味的水果,如橙子、柠檬、百香果等;调味料,如盐、糖、醋、酱油、辣椒等;带香味物品,如薰衣草、香草、薄荷等。

4. 训练程序

(1)嗅觉认知训练:可以把一些不同气味或味道的食物向患儿逐一展示,例如水果(橙子、柠檬、香蕉等)、面包、调料等,在这个过程中让患儿认识不同食物的外形、气味、味道,丰富患儿的味觉嗅觉经验,并让患儿慢慢接受这些气味,使患儿对食物有一定的认识,可以让他们蒙起眼睛单凭气味分辨不同食物。

(2)嗅觉适应训练:康复师可以让患儿听着喜欢的音乐,同时让患儿接触一些让人舒缓、平静的气味(如薰衣草、香草等),等患儿接受了这些气味再慢慢过渡到一些较强烈、让人提神的气味(如香水、薄荷、辛辣、酸味等),丰富患儿的嗅觉经验,从而达到对异味脱敏。

5. 注意事项 不同气味刺激不宜过分浓烈,先从比较温和的气味刺激做起,如橙子、香草等,逐渐过渡到薄荷、柠檬等,慢慢提高对气味的适应性。

第八节　情绪、问题行为训练

一、患儿情绪低沉,无欲无求

1. 教学目标 建立恰当的身体知觉,唤醒患儿的神经系统,对环境刺激做出适当的反应。

2. BTR 策略建议

(1)在两指法思想里,应更多地应用拇指法的积极鼓励和包容,去引导患儿对外界产生兴趣。激发患儿的动机,用游戏、玩具或食品,还有大人的热烈的笑容和饱满的情绪,去激动患儿、感染患儿、吸引患儿。在这个过程中,要善于识别患儿的需要和厌恶,抓住患儿感兴趣的动机,循循善诱。在患儿获得满足,形成一定的积极情绪基础后,可以对患儿正向反馈给予更多的赞许和表扬。

(2)当患儿的情绪过度低沉,且伴有强迫行为,精神游离或异常时,要及时寻求医学帮助,进行精神分析,必要时给予精神药物治疗舍曲林等,以调节患儿的精神状态,提高患儿的情绪,进而改变其行为。

3. 教具准备 玩具长尾巴若干。

4. 训练程序(视频6-24)

视频 6-24
患儿情绪低沉,无欲无求

(1)介绍游戏规则:康复师引入尾巴概念,介绍不同动物的尾巴。然后引入踩尾巴游戏,介绍游戏规则:所有参与者既要保护自己的尾巴不被别人踩断,同时又要用脚踩断他人的尾巴,尾巴被踩断者被淘汰出局,最后一位尾巴没有被踩断者为胜。然后给每个人裤腰带上挂上一条用纸条做的尾巴,根据各人的身高不同尾巴长短不一。通过相互追逐的游戏氛围,提升患儿参与集体活动的兴趣。

(2)学会原地"踩尾巴":康复师们示范如何踩尾巴,然后请儿童当踩尾巴的人,轮流踩康复师的尾巴,康复师及时辅助与提示,儿童成功踩到尾巴后要及时给予奖励,享受踩到尾巴的成功感和兴奋感。

(3)学会追着"踩尾巴":当儿童掌握踩尾巴技能时,康复师开始跑着躲避,不让儿童踩到自己的尾巴,另外一个康复师提示辅助儿童去追康复师踩到尾巴,儿童成功踩到尾巴后要及时给予奖励。

(4)学会保护"尾巴":康复师请儿童戴上尾巴,然后康复师去踩儿童尾巴,辅助的康复师帮助儿童躲避康复师的"追捕"保护自己的尾巴,逐渐减少辅助至儿童学会躲避。

(5)当儿童懂得了"踩"和"躲",可以让儿童之间相互进行游戏,最后胜利者可以拿到奖励。

5. 注意事项

(1)若儿童对尾巴不感兴趣,可以换成气球或患儿喜欢的玩具。

(2)当儿童成功踩到尾巴要及时给予鼓励。

(3)训练时间不宜过长,以免儿童失去兴致。

二、患儿不能等待必须马上得到

1. 教学目标　遵守游戏规则,提升自控能力,学会忍耐和等待。

2. BTR 策略建议

(1)对患儿的合理需求应该给予及时的回应,但不要简单快捷地全部满足。当患儿有想要的东西时,可以适当穿插小任务,通过延迟满足患儿的需要,在过程中让其接受等待,提升社交。

(2)当患儿因为没有及时满足而出现哭闹打滚的行为时,在时间和场合条件都允许的情况下,可以坚决不满足患儿的要求,最终让其妥协,并认识到没有等待且撒泼撒野的错误行为是无法得到想要的物品的。这样逐渐形成反射和记忆,改变完全不能等待的行为。

(3)当患儿不能等待的行为伴随有多动行为、暴躁情绪时,要及时寻求医学帮助,必要时调节患儿情绪,纠正多动、暴躁的行为。

3. 教具准备　患儿喜欢的物品。

4. 训练程序(视频 6-25)

(1)延迟满足:可以用患儿喜欢的物品做简单的延迟满足训练,如引导患儿安坐 5 秒后,可以玩一下车子;逐渐延长时间,让患儿理解等待。

(2)轮流等待规则:可以组织 2~3 名儿童共同参与玩具分享游戏,提前告知轮流玩具规则,需要等其他两个小朋友玩完了之后再到自己,中途如果争抢或离座则撤销奖励或延长等待时间,从而习得轮流等待的规则。

视频 6-25
患儿不能等
待必须马上
得到

(3)社交游戏泛化:可以组织寻宝游戏、捉迷藏游戏等,在游戏中学习寻找、等待、轮流等规则,泛化等待规则的运用,提高社交能力。

5. 注意事项　等待时间可以由短到长,让患儿逐渐适应;同时引导患儿用语言表达自己的需求,减少直接用动作去争抢的不恰当行为。

三、患儿难以适应新环境

1. 教学目标　让儿童情绪平稳地适应新环境 / 人物。

2. BTR 策略建议

(1)如果患儿到一个新的环境(如亲戚朋友家或幼儿园)会有哭、吵着要回家等不安的表现,这时候要充分理解患儿的不安和焦躁,多一些耐心,引导患儿关注一些感兴趣的事物。平时可以多带患儿认识新环境,帮他介绍环境中的人(如叔叔、阿姨、康复师等),或是和他玩互动游戏,减低患儿的紧张情绪。事先做好充分的预备工作,包括带上患儿平日里喜欢的毛绒玩具或娃娃等。

(2)平时对患儿的需求不要过分迁就、过度满足。在适当的时候要让患儿经历一些挫折性锻炼,对患儿过分的要求坚决不予满足,对患儿能够尝试和适应的表现给予充分的肯定和赞许。

(3)如果患儿这种焦虑行为伴随有强迫行为,或异样眼神和情绪时,要寻求医学帮助,做相关的分析和针对性处理,调节精神状况,控制异常情绪,提高患儿的适应能力。

3. **教具准备**　患儿喜爱的玩具。

4. **训练程序**

(1)新环境适应:平日要多带患儿接触新鲜的环境和人物,减少对环境未知的恐惧;在带患儿去新场所之前,可以做提前预告,告知患儿我们去哪里做什么,有哪些人物,同时可以提供一些照片提前让患儿熟悉,尽可能减少对未知环境的不安恐惧,可以让患儿带一两个自己喜欢的玩具,在紧张时可以舒缓情绪。新环境的人物,如新幼儿园的康复师,初期要和患儿建立积极友善的关系,及时提供帮助,让患儿信任并跟随康复师去做事情。

(2)独立操作能力:生活中要锻炼患儿的独立操作能力,比如自己收纳玩具,自己整理衣物,自己去超市买糖果等等,在有一定的独立操作能力时患儿也更有自信可以面对问题解决问题,减少对环境对人的依赖,从而提升环境适应能力。

5. **注意事项**　可在日常生活中向患儿解释小朋友长大了要去学校学习知识,可配合儿歌和图片加深患儿对上学和学校的认识,减少未知的不安,并联想在学校可以和小伙伴们一起玩耍等积极场景。

四、患儿害怕到公共场合

1. **教学目标**　儿童能辨认公共场所及对应的场所内容。

2. **BTR 策略建议**

(1)当患儿在公共场合表现出恐惧时,很可能是因为外界太多未知的信息导致的不安和恐惧,大人们要给予足够的包容和充分的保护,做到理解患儿的情绪,保护患儿的身体,温暖患儿的心灵。告知患儿是安全的,可以陪伴他一起做一些有趣的事情,帮助患儿建立对公共场合的积极认知。

(2)平时可以坚持做一些降低难度的"脱敏实验",比如在患儿身体状态和情绪状态都很好的时候,坚持带患儿去公共场合转悠一些时间,并尽量坚持长一点的时间再离开。并逐渐延长时间,其间可以带患儿多做一些观察和互动活动,如在公园放风筝、吹泡泡等。

(3)当患儿非常害怕到公共场合时,要注意患儿是否有感知觉异常,并作相应医学检查,并做针对性处理。当患儿这种行为伴随着过于强迫,或精神异常时,要针对性做医学干预,调节患儿的情绪和精神,使其有基本稳定的身心状态去适应公共场合。

3. **教具准备**　各种公共场所的图片。

4. **训练程序**　康复师准备好各种公共场所的图片,并标注上名称,引导儿童认识不同场所场景。当患儿能够比较稳定指认场所卡片后,可以教导儿童学习认识每个场所对应的内容有什么,可以做哪些好玩的事情,以及应该遵守的场所规则,在对公共场所有一定认识的基础上,再带患儿到对应场所进行实地体验,减少对未知信息的不安,同时对患儿能够适应环境的表现作出积极的奖励。

5. 注意事项 可以让患儿和熟悉的人一起去不同的场所,减少患儿的不安,同时让患儿带自己喜欢的玩具一起去,比如带喜欢的泡泡水去公园,在公园可以吹泡泡,尽可能地把积极情绪和场所进行联系,提升患儿对环境的接纳度。

五、患儿不能表达需求时,情绪反应大

1. 教学目标 提高儿童自我需求的表达能力。

2. BTR 策略建议

(1)患儿有需求表达不出时,着急生气时,要以拇指法精神对患儿的行为进行理解和包容,先对患儿进行安慰,例如拥抱、轻拍背部等,表示知道他说不出来很难受,提醒其先冷静下来;进而对患儿发脾气的原因进行分析,如果患儿的需求是合理的,可以满足患儿,引导其下次要好好表达出来不能乱发脾气;如果患儿的要求是不合理的,引导患儿冷静后,把患儿的注意力转移到其他更有趣的事情上去,忽视不合理的要求。

(2)当了解到患儿的要求是不合理的,而且患儿是完全有能力用语言表达出来的,在场景允许的情况下,要坚决而又冷静、严肃地拒绝患儿的需求,哪怕是患儿发再大的脾气,直到患儿冷静为止。在患儿停止发脾气后,再温和地指导患儿如何表达需要。这样一方面可以不让患儿的无理取闹得逞;另一方面可以利用患儿的内驱力,促进其主动表达合理的需求。

(3)当患儿的不表达是因为能力问题,要给予足够的理解和同情,并寻求医学的帮助,医教结合提升患儿的表达能力。当患儿的不表达伴随着明显的强迫行为、淡漠刻板或精神游离时,要寻求医学的帮助,进行相关的评估分析,做出针对性的治疗,以改变其精神状态和行为问题。

3. 教具准备 小火车玩具。

4. 训练程序 康复师向儿童展示小火车,引导儿童模仿康复师说"要,我要火车"来得到小火车玩具。刚开始患儿不一定马上能表达出来,可以引导患儿先指一指,说"要",再逐渐过渡到完整的句子表达。每当患儿有用恰当的语言或动作表示时,都要给予积极的回应,让患儿知道正确表达需求才能满足。

5. 注意事项

(1)训练前先让儿童看到小火车,小火车也可以换成儿童喜爱的其他玩具。

(2)当儿童说出自己需求时要及时给予鼓励。即使儿童发音不清晰,只要表达了就要给予反馈。

六、患儿有时会莫名其妙地笑

1. 教学目标 丰富情绪认知和体验,提升儿童对"笑"这个表情的辨认能力。

2. BTR 策略建议

(1)尽管知道患儿这种莫名其妙的笑是无意义的、是不正常的,但也不要粗暴禁止。可以与患儿共情、会心地对笑,以争取患儿的有意义的回应。也可以依循患儿发笑的心理,与患儿对话询问患儿为何发笑,并进一步展开对话内容,将患儿的笑用在有意义的互动上。

(2)当患儿是处在一个自我封闭状态中,寻求刺激,不停傻笑或玩手等行为,这时可利用患儿感兴趣的事物来吸引患儿,改变患儿的兴趣,转移其注意力,打断这种行为。

(3)当患儿的这种发笑行为伴随着其他症状,如刻板拍打、自言自语或精神异常等行为,

需寻求医学干预,改变其精神状态,终止其行为,进而将其行为转移到有意义的事件上。

3. **教具准备** 不同表情的照片。

4. **训练程序** 康复师准备一些不同表情的照片(如喜、怒、哀、乐等),并引导儿童分辨配对相同情绪的表情。结合情境图片,解释不同情绪的由来。可以通过情景剧、绘本阅读等形式,让患儿深刻体验不同情绪感受,丰富情绪感知,明白情绪的由来。在开心的时候,可以更多地和患儿互动对话,引导患儿将自己积极喜悦的情绪表达出来。将"笑"的发生和外界产生有意义的联系。

5. **注意事项** 可让儿童辨认不同的场景下的"笑",让他去观察为什么会"笑",提高情绪认知减少无意义的笑。

七、患儿不开心时嚎叫

1. **教学目标** 提高儿童正确表达自己的情感的能力。

2. **BTR 策略建议**

(1)当患儿不开心而嚎叫时,不要过早给患儿贴标签认定患儿是"不开心","嚎叫"是患儿表达情绪或需求的一种方式,可以弱化对"嚎叫"的关注,转而关注患儿的需求,帮患儿构建恰当的表达渠道。问问患儿"你想干什么呀,请你说出来,叫的话听不明白哦。"这是对患儿的包容。同时可以提前防范患儿引发嚎叫的因素,不是简单地溺爱和一味迁就,而是避免形成不良的条件反射。如在给患儿干预的过程当中,所安排的任务可以适当降低难度,避免患儿有畏难情绪而用嚎叫来选择逃避。

(2)当患儿这种行为形成一种恶性故意的条件反射时,在条件具备的时候给患儿一定的负反馈,让患儿感受恶意嚎叫的后果。比如,在患儿嚎叫的时候,全部人都不理他;或把他带到一个角落、一个房间,告知其先冷静才能进行下一项活动;或警告他再不停止将剥夺其某样玩具、失去某样机会,并坚决执行。

(3)当患儿这种"一点就爆"的行为伴随有多动、易怒的情绪时,可能得寻求医学帮助,做相关的行为分析和针对性的治疗。

3. **教具准备** 患儿喜欢的玩具,情绪情境认知卡片、绘本。

4. **训练程序**(视频 6-26)

视频 6-26
患儿不开心
时嚎叫

(1)需求表达训练:在有一定认知语言基础上,引导患儿用语言表达自己的需求,如"我想要……"如语言能力较弱,也可以通过动作指物来表达需求,当患儿有用恰当的语言行为表达需求时,要积极地表扬和回应患儿的需求,鼓励患儿主动恰当地表达需求。

(2)提升情绪认知和问题解决能力:从基础的喜怒哀惧情绪开始学习,告知患儿生气不开心是正常的情绪,这个时候可以怎么做来改善自己的情绪。比如没有得到喜欢的玩具生气了,这个时候可以举手示意康复师,表达自己的需求,得到想玩的玩具;或和别人交换玩具等。情绪认知能力和问题解决能力提升后,患儿不恰当的情绪行为方式自然而然就减少了。

5. **注意事项** 大部分患儿不能马上理解情绪的由来和处理,在此之前要帮助患儿构建表达的渠道,能够通过一些合理的方式舒缓自己的情绪,表达自己的需求,如生气时可以叉腰跺脚来表达自己的不满等,通过合理的渠道建立,减少不恰当行为产生的机会。

八、患儿总是"唱反调"对着干

1. 教学目标 通过行为分析和矫正,提高患儿对指令的服从性,减少对立违抗的行为。

2. BTR 策略建议

(1)当患儿总是故意"唱反调、对着干"的时候无须过度紧张,不要给患儿贴负面标签。而是充分利用患儿"唱反调"的内容进行轮回对话,并鼓励和肯定患儿这种愿意交流对话,表达想法的行为。在取得患儿的同理心后,把患儿拉到一条道上,相向而行,比如一起讨论想做某件事可以怎么做。

(2)如果患儿唱反调达到一种恶性程度,扰乱秩序或伤害他人,这时可以以坚决的态度和严肃的表情对患儿的行为予以严厉的驳斥和坚决制止,并让患儿付出行为代价,如撤销掉某个奖励等,使患儿深刻认识到错误。当患儿及时悔改或有主动和好意愿的迹象时,要予以肯定和表扬,给患儿一个台阶。

(3)患儿唱反调的行为更多是社交技巧欠缺和对立违抗行为,很大程度上不需要用医学干预的。但需要比较长时间的教育和感化,使患儿主动认可和跟从社会规则。

3. 训练程序(视频 6-27)

(1)无理要求:康复师设计一些儿童不喜欢的场景,与儿童展开对话,让儿童学会用"我不喜欢……我不想……"去拒绝无理要求。如请儿童吃他不喜欢吃的食物等。让儿童理解表达拒绝所对应的场景,减少不恰当的使用。

(2)合作游戏训练:设置一些合作性游戏,如两人运物,二人三足等,让儿童在有趣的合作互动中,主动遵守合作的游戏规则,减少对立违抗。

(3)我是小裁判:可以让患儿做游戏小裁判,向小伙伴解释游戏规则,并引导大家遵守规则进行游戏。通过角色互换,理解规则遵守的重要性,引导患儿主动遵守规则,减少违抗行为。

视频 6-27
患儿总是
"唱反调"
对着干

4. 注意事项 对儿童积极挑战和完成的态度给予表扬,同时对儿童合理表达自己的拒绝和想法也要给予肯定和鼓励。

九、患儿喜欢在桌子、墙壁涂画

1. 教学目标 让患儿有目的地进行画画。

2. BTR 策略建议

(1)患儿喜欢在墙上乱画其实是一种儿童时期正常的行为。如果墙面上是允许患儿画的,比如有些家庭布置有专门让患儿图画的区域,或公共场合的涂鸦区,这样可以鼓励患儿去创作图画。鼓励患儿涂鸦可以增进患儿与我们的交流、增强患儿向世界表达的意愿。平时可以为患儿准备些画画工具,如绘画本和笔,当患儿想画画时,引导其在本子上画。当患儿能够遵守规定不在墙上乱画时,要给予肯定的表扬。

(2)对患儿不听指令,非得在墙上乱涂画的行为,特别是当禁止后还大发脾气的行为,要予以坚决及时地改变。这是不需要患儿主动配合的硬规则,事先跟患儿讲清楚规定,发生的时候就需要及时禁止。

(3)如果患儿在胡乱涂画的时候带有一种强迫刻板情绪或茫然的精神状态时,要及时寻求医学帮助,做相关的评估分析,并及时做出针对性的治疗,以改变患儿的情绪异常和精神状态。

3. 教具准备 纸、画笔、画画活动安排表。

4. 训练程序 患儿有画画的兴趣,要正向引导患儿发展自己的兴趣爱好,同时加强患儿对规则的理解执行,在合适的场景去做可以做的事情。患儿喜欢画画,可以在每天的活动中设置相应的画画时间,并以此作为一种正向的强化,如完成了任务可以奖励画画,在提升规则感的同时,也发展了画画的兴趣爱好。

5. 注意事项 对患儿喜欢的画画活动也要设置一定的规则遵守,如时间设置,按时开始结束,自己收拾画笔画纸等,开发爱好的同时培养规则感。

十、患儿不喜欢穿鞋

1. 教学目标 通过感觉脱敏、穿鞋技能学习,让患儿适应鞋子质地并自己穿上鞋子。

2. BTR 策略建议

(1)从给患儿买鞋开始就尽量带患儿参与到全过程,比如带患儿去商场买鞋,征求患儿的意见,选什么样的款式、要什么样的颜色。最后选出软硬舒适,大小合适的鞋。当患儿穿上新鞋后给多些美言和赞誉。让患儿从内心喜欢上穿鞋。

(2)多带患儿去户外活动,让他走鹅卵石那样的地面,以及沙地、草地、碎石子地,使他感到不穿鞋行动会非常不便,这样会使患儿逐渐就会养成需要穿鞋的习惯。

(3)同时要注意患儿是否有感知觉异常,对不同质地材料接触是否非常抵触,并结合触觉训练做触觉适应提升。如果患儿在不愿穿鞋的同时伴有一种暴力情绪,或有一种强迫刻板情绪,或茫然的精神状态时,要及时寻求医学帮助,做相关的评估分析,并及时作出针对性的治疗,以改变患儿的情绪异常和精神状态。

3. 教具准备 洋娃娃、易穿的鞋子。

4. 训练程序

(1)准备轻便易穿的鞋子,引导患儿帮助洋娃娃穿鞋子,并表扬患儿帮娃娃穿鞋子的行为;告知患儿穿好鞋子才能和洋娃娃出门玩,可以和患儿一起比赛看谁先把鞋子穿好,穿好后马上给患儿奖励。

(2)提升触觉适应:前期要建立足底的触觉适应,如指压板、按摩球、沙地等,让患儿慢慢能接受不同质地的接触,提升对鞋子的接受度。

5. 注意事项

(1)准备易穿舒适的鞋子让患儿尝试,同时可以搭配患儿喜欢的一些元素,比如喜爱卡通形象图案的鞋子等等,让患儿提高接受度。

(2)刚开始只要儿童穿一下鞋子就要立即给予表扬,后面再慢慢延长时间。

十一、患儿睡醒就哭

1. 教学目标 给患儿建立良好的睡眠常规,提供足够安全感,安排有趣的起床活动减少哭泣。

2. BTR 策略建议

(1)首先要了解清楚患儿是否有生理需求,比如尿床了、饿了、渴了等。给患儿营造一个安静舒适的睡眠环境,同时保证充足的睡眠时间。患儿睡觉时给予相应的回应,如拥抱、抚摸患儿等,让患儿感受足够的安全感。在患儿睡醒哭的时候,要给予足够的耐心去关心患儿的需求。

(2)如果患儿有长期睡醒后哭的问题,要注意是否有医学问题,比如维生素缺乏、睡眠障碍、躯体不适或神经功能异常等,必要时做相关的检查和处理。

3.教具准备　儿童喜爱的食物或玩具、睡眠程序图。

4.训练程序

(1)环境布置:保证儿童睡觉的地方温馨、安全,让儿童能够有足够的安全感,在睡觉时也要给儿童一个安静、黑暗的环境,如果儿童怕黑,可以在床头装一个小夜灯,光线不强,不打扰儿童的睡眠。

(2)当儿童醒来的时候,要立即给予回应,告诉儿童"啊,你醒啦,爸爸/妈妈在这呢",给予儿童足够的关注。当儿童能保持一段时间不哭,立即给予表扬和奖励,给他喜爱的玩具或食物转移注意力,让患儿在开心和愉悦中醒来。

(3)制订合适的睡眠程序图:使用视觉化程序表可以帮助年幼的患儿或孤独症患儿理解睡觉前和睡醒后需要做什么。这样有助于患儿明白他每次睡觉常规都是按照相同的顺序做相同的事情,减少儿童睡醒后的焦虑。

5.注意事项

(1)儿童的睡眠程序图可以是:简短的,可预期,让患儿有期待的,如睡醒后可以玩喜爱的玩具。

(2)无论生活作息怎么变化,都要尽可能为患儿选好固定的睡觉时间和起床时间,培养生活习惯。

十二、患儿总是打人、抓人

1.教学目标　通过行为分析和行为矫正,改善儿童打人、抓人等攻击行为。

2.BTR策略建议

(1)碰到患儿总是打人、抓人的行为,在分析其原因的同时,必须及时制止。再根据具体的原因做出所针对性的干预策略。如患儿为了逃避任务而打人,则需把任务的难度降低,或缩短训练时间,或教导患儿正确的表达需求。

(2)如果患儿的打人行为伴有暴力情绪,要加强心理干预和行为训练。如果这种行为伴随着异常的精神,或强迫的情绪要及时寻求医学干预,做针对性处理。

3.训练程序(视频6-28)

(1)争抢玩具:康复师暂时隔离玩具,告知不可以争抢,规定每人玩2分钟,时间到就轮到下一个小朋友玩,让儿童学会轮流等待玩玩具。

(2)课堂任务难,患儿不愿意接受辅助:利用梳子、毛巾、海绵、软刷子、刺球等触碰患儿的身体以改善触觉超敏现象;并适当降低任务难度,鼓励儿童主动参与。

视频6-28
患儿总是打人、抓人

(3)患儿不愿意遵守课堂规则,甚至有对立违抗行为:①安坐能力训练:时间可以由短到长逐渐延长;②注意力训练:舒尔特方格、划消、听指令做动作等,训练可由易到难,提升患儿的注意集中度和对规则的理解执行,逐渐增加患儿的自信心,增强其课堂规则。

4. 注意事项 结合奖励和温和的惩罚方式对患儿的攻击行为进行矫正。让儿童学会正确、平和地表达自己的情绪、想法和需求。

第九节 生活自理训练

一、患儿不会如厕

1. 教学目标 儿童在有需要时能自行往厕所如厕。

2. BTR 策略建议

(1)康复师及家长在进行如厕训练的时候需要留意和记录患儿日常喝水、进食以及大小便的时间。按照两指法教学思想,排便的行为是需要患儿主观配合的,因此要充分应用好拇指法精神,要求康复师及家长一定要耐心地教学和引导,对于患儿把大小便拉在裤子里要多包容和理解,避免患儿对排便产生害怕和恐惧。当大人在训练中发现患儿小的进步,比如能发出大小便信号、能按时排便等,要给予由衷的表扬。

(2)在训练过程中要选择好时间段,坚持规律训练排便。比如,在每次冲凉之前,指引患儿去排大便,出门之前去排小便。当患儿暂时不能排出时,不要急躁、不要催促,要耐心等待,只要患儿能服从指令去厕所蹲会就要予以肯定和表扬。这样坚持下去,逐渐养成良好的排便习惯。

(3)当患儿出现顽固性便秘或顽固性小便失禁,以及大便失禁时,要寻求医学帮助,注意分析是否存在肠道功能问题、尿道功能问题、脊髓神经问题。当患儿有排便问题,同时伴有故意去玩大便的行为时,要注意是否有精神问题。在检查分析后做出针对性处理和治疗,以改善和提高患儿的生活质量。

3. 教具准备 如厕过程的图片提示、如厕绘本等。

4. 训练程序 将如厕过程分解成一个个小的回合进行训练(视频 6-29)。

视频 6-29

患儿不会

如厕

(1)表达如厕的需要。

(2)走到厕所。

(3)把裤子脱下。

(4)坐在(蹲在)厕上排泄(视年龄、能力、具体条件等具体情况而定)。

(5)伸手取和撕下厕纸。

(6)折好厕纸。

(7)擦干净。

(8)把厕纸丢进厕纸篓内。

(9)站起来。

(10)提起裤子。

(11)冲厕所。

(12)洗手。

5. 注意事项 根据儿童的具体情况先选择性训练以上步骤,保证患儿有充足的饮食、饮食,在固定的时间段带患儿进行练习,直至儿童能自行完成整个过程。

6. 教学建议

(1)家长／康复师先示范和协助,然后逐渐减少协助。

(2)注意鼓励和奖励。

(3)训练时可用儿童喜爱的厕所,或在厕所放一些患儿喜欢的玩具,提高对厕所的适应。

二、患儿不会自己穿衣服

1. 教学目标 培养患儿独立穿衣的能力。

2. BTR 策略建议

(1)结合拇指法的教学,在家居生活中,可以尝试将穿衣活动分解为一步步的小任务。耐心地引导患儿从第一步学起,逐渐提升难度。患儿穿得慢、穿得不整齐都不要责怪患儿,而是要予以肯定和指导。对已经学会穿衣的患儿,则坚持尽量让患儿独立完成,坚持自己的事情自己做,能做到的事情一定要做。避免因为患儿哭闹就妥协。

(2)当患儿在穿衣,或做其他动作显得不协调,"笨手笨脚"时,要注意患儿是否存在运动障碍,要寻求医学帮助,做相关的神经功能和神经反射检查。如有问题可以予以针对性的神经功能调节治疗,以提高患儿的运动能力。

3. 教具准备 儿童外套或其他衣物。

4. 训练程序 先将穿衣这一行为作简单的步骤分解。

(1)将衣服前面朝上放在桌面。

(2)双手拿起衣服。

(3)穿入一只手(如左手)。

(4)用右手或双手协助把衣服的领子绕过肩部。

(5)穿入另外一只手。

(6)扣纽扣。

5. 具体操作

(1)康复师双手拿起衣服(抓着衣服的领子),辅助儿童穿上外套的左袖,并说"小明,穿上衣袖",当儿童成功穿入衣袖立即给予奖励表扬和奖励。

(2)重复步骤1并逐渐减少辅助。

(3)当儿童能自行完成步骤1时,接着辅助儿童把外套领子绕过肩部盖在右肩上,说"小明,穿上右袖",并辅助他穿上右袖,当儿童成功穿入右袖立即给予奖励表扬和奖励。

(4)重复步骤1、3并逐渐减少辅助。

(5)当儿童能自行完成步骤1、3时,接着辅助儿童把纽扣扣上,说"小明,扣纽扣",当儿童成功扣上纽扣立即给予奖励表扬和奖励。

(6)重复训练整套动作,并逐渐减少辅助,直至患儿能独立完成整套动作。

6. 注意事项

(1)每次穿衣的程序,包括如何摆放衣服、穿左右袖的先后顺序尽量一致,让儿童能较容易掌握整个穿衣的程序。

(2)训练前儿童应能辨认衣服的结构组成(如上下左右、前后。衣袖、衣角、衣领等)。

三、患儿在学校可主动吃饭,回家却要喂饭

1. 教学目标 儿童能根据程序图展开活动任务。

2. BTR 策略建议

(1)按照两指法教育思想,在家长指导患儿吃饭的时候必须首先坚持拇指法的教学方法,吃饭进食是需要患儿主动配合的活动,需要良好氛围的。大人要积极、热情、轻松鼓励患儿去吃饭。在实施的时候,可以先从让患儿试着拿餐具玩着吃,再到独立吃下一口饭、吃下小半碗饭、吃下半碗饭、吃完,循序渐进的过程来做。同时在患儿完成进食的过程中,适时地予以真心的肯定和表扬。

(2)当遇到患儿原本已经能够自己吃,而偏要依赖大人去喂的情况,在选择适当的时机、适当的场合,可以适时应用示指法,坚定地坚持不要喂患儿,接下来不能让患儿随意吃零食等。最后让患儿明白"自己的事情自己做,能做的事情一定要做"。

(3)如果患儿平时都是进食慢、食欲缺乏,这时可能得注意是否存在消化功能不良,得及时寻求医学帮助,必要时做调节消化功能治疗,以改善患儿的消化功能和营养状况。

3. 教具准备 适合的餐具,可口的食物

4. 训练程序 患儿有独立进食能力时,要鼓励和表扬患儿能够主动吃饭。患儿回到家时,可以和患儿说:"老师说今天你在学校也吃了很多饭饭哦!今晚妈妈准备好多好吃的,我们一起比赛看谁先吃完吧!"为患儿创造轻松愉悦的就餐氛围,使患儿回到家也同样能主动配合用餐,并及时进行表扬。

5. 注意事项 在餐具准备上可以结合患儿喜欢的元素,提高患儿的主动配合度。

参考文献

[1] 郑玉玮, 张磊, 崔磊. 自闭症谱系障碍个体心理理论的特点. 鲁东大学学报(哲学社会科学版), 2017, 34 (6): 82-86.

[2] 罗向阳, 康琬娟. 用两个手指引领患儿健康成长. 广州: 世界图书出版公司, 2016.

（罗向阳　黄橙子）

第七章
孤独症 BTR 策略中的其他相关技术

第一节　神经调控技术

神经调控治疗是通过侵入性或非侵入性技术,利用磁、超声、电等物理性或化学性手段改变神经系统信号传递,调节神经元及其所在神经网络活动性,最终引起特定脑功能改变的生物医学工程治疗技术。根据不同的刺激手段,神经调控不但可以引起快速的、局部的功能改变,也可以引发持续的神经元功能和神经环路连接改变,如神经元可塑性变化及神经环路重塑。

目前,神经调控治疗在孤独症临床康复中的应用主要是非侵入性脑功能刺激,包括经颅磁刺激、经颅超声刺激、经颅直流电刺激等。本篇部分技术概述与应用参考相关指南、共识、临床研究报道及张迪等和封虹宇等的综述文献,结合临床实践整理,供儿童康复工作者参考。

一、经颅磁刺激

(一) 技术概述

经颅磁刺激(transcranial magnetic stimulation,TMS)是一种利用脉冲磁场作用于中枢神经系统,并通过磁场产生感应电场,进而影响脑内功能代谢和神经电活动,引起一系列生理生化反应,达到治疗疾病目的的非侵入性脑功能刺激技术。

1985 年,Barker 等在 *Lancet* 上报道了第一例利用 TMS 刺激运动皮层引发小指展肌肌电信号的案例。此后 30 年,TMS 发展成为一项成熟的神经调控技术,广泛应用于疾病的诊断与治疗。TMS 的原理可以追溯到 1831 年法拉第提出的电磁感应与电磁转换原理。TMS装置由刺激线圈和刺激器组成,刺激线圈中强大的瞬变电流产生的磁场穿透颅骨并在颅内转换为感应电流,改变附近神经元集群活动性。经颅磁场强度可以达到 1.5 特斯拉或更高,虽然经过头皮、颅骨、硬脑膜等有所衰减,但仍可以有效引起大脑皮层 2~3cm 内神经元集群的去极化并引起神经网络活动性改变。早期研究者通过改变 TMS 刺激范围,研究对大脑皮层兴奋性的调控方式及机制,发现 TMS 神经调控的效应与刺激频率、强度、方式和持续时间密切相关。

目前广泛应用于临床的 TMS 治疗方式为重复性 TMS（repetitive transcranial magnetic stimulation，rTMS），按频率分类，频率≤1Hz 称为低频，频率>1Hz 称为高频。高频 rTMS 刺激大脑皮层兴奋性，低频 rTMS 抑制大脑皮层兴奋性。同时，多阶段 rTMS 治疗可以产生持续 6 个月的长期效应，提示 rTMS 对神经网络的可塑性具有调控作用。临床试验和动物实验证明，rTMS 通过影响神经元关键信号通路、基因表达、特定酶活性及神经递质释放等原理，对兴奋性神经传递的长时程增强（long-term potentiation，LTP）或长时程抑制（long-term depression，LTD）的诱发及维持起调控作用。抑郁症是美国 FDA 批准的 rTMS 临床治疗的首个适应证，对左半球背外侧前额叶皮层的高频 rTMS 刺激和右半球背外侧前额叶皮层的低频 rTMS 刺激均可以有效改善抑郁症状并减轻复发率。除了治疗抑郁症，在大量的临床研究结果基础上，美国 FDA 批准 rTMS 用于治疗强迫症。由于 rTMS 安全、有效及非侵入性等优点，更多的临床研究集中在拓展其适应证上。大量临床研究显示，rTMS 针对癫痫、失眠、孤独症、认知障碍等神经系统和精神疾病均有确定疗效。现阶段进行的多中心规范化临床试验，rTMS 刺激位点、刺激模式及设计合理的更多临床研究将有助于拓展 rTMS 神经调控治疗的适应证。

（二）技术应用

1. 专家共识　依据 2018 年中国医师协会神经调控专业委员会电休克与神经刺激学组发布的《重复经颅磁刺激治疗专家共识》，结合孤独症强迫行为（刻板行为）、焦虑障碍、睡眠障碍、抑郁障碍、运动障碍、物质成瘾及共患障碍等临床表现可在临床治疗领域选择应用。

（1）设计个体化治疗方案：作为非侵入性刺激技术，TMS 作用于人脑引起神经活动的改变，可检测到运动诱发电位、脑电活动变化、脑血流、代谢和大脑功能状态改变。其微观作用包括细胞膜电位、动作电位、神经递质、受体、突触、神经可塑性发生变化。医生应掌握 TMS 工作原理和作用机制，并依据临床表现、实验室检查结果和影像学检查结果，设计个体化治疗方案，先根据大脑皮质功能解剖体表投影决定刺激位点，再决定刺激模式、强度、频率、间歇、疗程等。

（2）选择 TMS 模式

1）单脉冲刺激：刺激大脑皮层拇指运动区，用于测定运动诱发电位、测定治疗能量或运动皮层功能障碍定量评估。

2）成对脉冲刺激：同一个线圈在数十毫秒内先后发放 2 个脉冲，刺激同一脑区或 2 个不同线圈刺激不同脑区。常用于大脑皮层兴奋性评估。

3）重复脉冲刺激：按照固定频率连续发放多个脉冲的刺激模式。通常用于临床治疗和暂时性兴奋或抑制特定皮层功能区域。具体频率参数设置根据治疗或研究目的而定。

4）暴发式脉冲刺激：将一种固定频率脉冲嵌套在另一种固定频率脉冲中的刺激模式。常用暴发模式为 θ 暴发式脉冲刺激（theta burst stimulation，TBS），是将 3 个连续 50Hz 脉冲嵌入 5Hz 脉冲中。TBS 序列分为 2 种：连续 θ 暴发式脉冲刺激（continuous theta burst stimulation，cTBS）抑制皮层功能；间断 θ 暴发式脉冲刺激（intermittent theta burst stimulation，iTBS）（刺激 2 秒，间隔 8 秒）兴奋皮层功能。

（3）rTMS 治疗风险及评估

1）诱发癫痫及惊厥。

2）头皮刺痛、灼热感。

3)头颅或体腔内存在金属磁性物质(电子耳蜗、部分心脏起搏器等植入性医疗产品)时,不适宜行 rTMS 治疗。

4)听力损害。

5)服用可能诱发癫痫或惊厥发作风险的药物时接受 rTMS 可能会加重癫痫或惊厥发作。

6)说明:高频刺激有诱发癫痫或抽搐发作风险,但低频刺激可以用于抗癫痫治疗;12 岁以下患者佩戴耳塞可以最大程度上避免噪声对听力的损害。

(4)rTMS 安全操作及治疗规范

1)rTMS 治疗仪器属于大型用电设备,保证电压稳定、电流不会过载,消除安全隐患。

2)签署知情同意书并完成安全筛查评估。

3)首次治疗测定患者大脑皮层静息运动阈值(resting motor threshold,RMT)。患儿取坐位或仰卧位,使用单脉冲模式刺激利手侧(中国人多为右利手)拇指运动区皮层(M1),刺激 10 次,其中 5 次可以诱发拇指外展肌运动(诱发拇指外展肌诱发电位达到 50μV 以上),该刺激强度能量为 RMT。RMT 存在个体差异,且治疗能量大小是根据 RMT 进行制订,是开展 rTMS 治疗的必要环节。

4)根据治疗目的选定 rTMS 强度、频率和数目。应严格限制在安全序列范围内避免诱发癫痫风险的安全序列。

5)rTMS 治疗靶点定位常用治疗靶点脑区定位方法有 3 种:①先测定 M1 区,可以观测到外显运动反应进行确定,之后以 M1 区作为参照点,沿头皮各个方向进行定位;②参照国际标准脑电电极 10~20 导联系统定位;③借助脑影像导航技术定位。脑影像包括全脑 T_1、T_2 结构像、各类功能像等(如脑血流、静息态、功能区激活像等)。

6)治疗过程中不良反应的评定。

(5)rTMS 临床治疗推荐:以下摘选部分与孤独症治疗有关的共识循证依据。根据证据价值由高到低,分为 Ⅰ~Ⅳ 4 个级别。

1)抑郁症:美国、加拿大、新西兰、以色列已批准 rTMS 可以用于治疗抑郁。rTMS 可以单独或联合药物治疗。但是对于病情严重,伴有自杀观念的抑郁症患者不建议单独使用 rTMS。

临床推荐 1:rTMS 高频刺激左背外侧前额叶皮层(left dorsolateral prefrontal cortex,l-DLPFC)或低频刺激右背外侧前额叶皮层(right dorsolateral prefrontal cortex,r-DLPFC),用于抑郁症急性期疗效肯定,连续 4~6 周,必要时可延长治疗时间。Ⅰ级一致证据。

临床推荐 2:先前急性期 rTMS 治疗受益,目前复发的患者。Ⅰ级一致证据。

临床推荐 3:rTMS 可作为急性期治疗获益患者的后续或维持治疗。Ⅰ级一致证据。

临床推荐 4:rTMS 可以单独或联合抗抑郁药或其他精神类药物。Ⅱ级一致证据。

2)运动障碍

临床推荐 1:rTMS 高频或低频刺激辅助运动皮层或运动皮层改善帕金森病运动症状。Ⅰ、Ⅱ、Ⅲ级证据。

临床推荐 2:rTMS 高频刺激或低频刺激运动区 M1 或辅助运动区,用于治疗药物诱发震颤。Ⅲ级一致证据。

临床推荐 3:rTMS 高频刺激 l-DLPFC 治疗帕金森病合并抑郁症。Ⅱ、Ⅲ级证据。

临床推荐 4：rTMS 低频刺激运动区治疗肌张力障碍。Ⅲ级一致证据。

3）癫痫

临床推荐：rTMS 低频刺激皮层癫痫灶治疗癫痫发作。Ⅱ、Ⅲ级证据。

4）耳鸣

临床推荐：rTMS 低频刺激颞叶或颞顶叶皮层，高频刺激 r-DLPFC 治疗耳鸣。Ⅱ、Ⅲ级证据。

5）焦虑障碍

临床推荐 1：rTMS 高频刺激 r-DLPFC 或低频刺激 l-DLPFC 治疗创伤后应激障碍。Ⅲ级一致证据。

临床推荐 2：rTMS 低频刺激 r-DLPFC 和颞顶区治疗惊恐发作和广泛性焦虑。Ⅲ级一致证据。

6）强迫症

临床推荐：rTMS 高频或低频刺激双侧 DLPFC 治疗强迫症。Ⅱ、Ⅲ级证据。

7）精神分裂症

临床推荐 1：rTMS 低频刺激颞顶叶皮层治疗幻听。Ⅱ、Ⅲ级证据。

临床推荐 2：rTMS 高频刺激 l-DLPFC 或双侧 DLPFC 改善精神分裂症阴性症状。Ⅱ、Ⅲ级证据。

8）物质成瘾

临床推荐：rTMS 高频刺激 l-DLPFC 降低毒品渴求，目前证据提示没有长期效果。Ⅱ、Ⅲ级证据。

9）睡眠障碍

临床推荐：rTMS 低频 1Hz 刺激双侧 DLPFC 和顶枕区域治疗睡眠障碍。Ⅱ、Ⅲ级证据。

(6)关于临床治疗特殊群体的几点说明

1）孕妇：磁场强度随距离迅速衰减，所以胎儿不太可能受到 TMS 影响。抑郁症孕妇成功接受 TMS 治疗而未发现胎儿出现副作用。临床上孕妇接受 TMS 治疗应避免直接刺激腰椎。作为 TMS 操作者的孕妇应远离线圈至少 0.7m。

2）儿童：研究证实单脉冲和成对脉冲 TMS 用于儿童安全。发育过程中的因素确实影响 TMS 治疗的安全性，如：①皮质兴奋性水平(新生儿皮质兴奋性高，刺激能量过高需要注意 TMS 诱发癫痫可能)；②囟门关闭与否(未闭要特别注意避免机械损伤)；③外耳道生长(年龄小于 2 岁儿童需要特别注意保护听力)。儿童年龄小于 2 岁慎用。

(7)问题与展望：以往应用 TMS 的最大难题是如何精准刺激靶点。Karlstrm 和 Bohning 等于 1998 年将神经导航定位系统应用于 TMS，通过与 fMRI、CT 等影像技术结合实现了可视化 TMS，结合 PET、SPECT、DTI、fMRI、磁共振波谱等技术可以更好地探讨 TMS 的治疗机制。目前存在的主要问题包括：①治疗效果的影响因素；②各类疾病的作用机制；③rTMS 与药物治疗的结合。

2. 临床应用报道摘选 Sokhadze 等应用 rTMS 结合 ERP 开展了一系列研究，表明，作为 rTMS 治疗的结果，意味着在额部、中央顶骨、顶枕部感兴趣区域对靶目标和干扰刺激反应中，早期、中期潜伏期和晚期 ERP 成分有显著变化。其他学者的研究也表明，低频 rTMS 对双侧背外侧前额叶皮层进行阈刺激，可改变孤独症患儿的事件相关电位，从而改善患者的情绪,纠正异常行为,改善社会功能,其中日常生活改善最为明显。并且治疗后入睡时间提前、睡眠时间延长、睡眠习惯改变,从而可改善患者的睡眠质量,使患者睡眠后情绪明显好转。

Joshua 等发现使用低频 rTMS 抑制背外侧前额叶皮层(dorsolateral prefrontal cortex, DLPFC),孤独症患者重复性行为和烦躁情绪减少。

Sokhadze 等使用低频 rTMS 抑制 DLPFC,表示孤独症患者错误监控的能力明显提高。这表明 TMS 可以有效改善孤独症患者的情绪认知和心理理论能力,此外 TMS 对孤独症患者的社会知觉方面也有所改善。使用 rTMS 刺激左侧 DLPFC 并结合事件相关电位及执行功能的测试,发现接受 TMS 的刺激后,孤独症患者的执行功能有所改善,社会回避的程度减弱。

Enticott 等研究中直接使用 rTMS 刺激 DLPFC 来检查是否能改善孤独症患者的社会关系,结果显示患者的社交技巧和焦虑症状不但有所改善,而且在 1 个月后的随访中发现这种改善的效果仍然保持。

Barahona 等在总结近年来使用 rTMS 治疗孤独症的研究现状,证明 rTMS 对治疗孤独症有一定的效果。

Dapretto 等研究发现,孤独症患儿的额下回激活程度较正常儿童明显降低,而高频 rTMS 能激活孤独症谱系障碍患儿额叶的低兴奋性,改善大脑皮质功能不全。

杨芳等选取 60 例孤独症男童使用高频 rTMS 治疗,研究对象纳入标准:①符合美国《精神障碍诊断与统计手册(第 5 版)》(DSM-Ⅴ)孤独症谱系障碍的诊断标准;②年龄 3~6 岁;③右利手。排除标准:①患有精神疾病(如精神分裂症等)、癫痫、遗传代谢性疾病、严重神经疾病、颅脑金属植入及其他异物,以及颅脑外伤、脑出血、颅内感染等器质性疾病史;②脑电图有癫痫样改变。选取部位为双颞区,磁频率以每名儿童脑电图检查结果的 α 波峰值确定,依据 100% 的运动阈值确定治疗强度。每日 1 次,每次 20 分钟,15 日为 1 疗程,持续 6 个疗程,每个疗程之间间隔 15 天。研究提示,高频 rTMS 可以在一定程度上改善孤独症患儿的言语、认知、社会交往、自理等生活能力。干预后,研究组在感觉、交往、躯体运动、语言、生活自理各维度分数及 ABC 总分、CARS 总分均较干预前降低(P 值均<0.05);研究组智商 / 发育商、日常生活能力量表分数较干预前上升(P 值均<0.05)。

任莉等采用高频 rTMS 对 Broca 区展开治疗,结果显示儿童孤独症患者采用 rTMS 展开治疗可发挥有效的对性激素水平调节的作用,并可纠正孤独症异常行为,减轻临床症状,促进心理发育,特别在语言功能、躯体运动、社会交往改善方面,效果更为突出。

3. 关于高频 rTMS 刺激强度、疗程和安全监测建议

(1)高频 rTMS 频率:以每名儿童脑电图检查结果的 α 波峰值确定(建议采用 α 波峰值低限的 60%)。

(2)治疗强度:依据 100% 的运动阈值确定治疗强度。

(3)疗程建议:每日 1 次,每次 20 分钟,15 日为 1 疗程,可持续 6 个疗程,每个疗程之间间隔 15 天。

(4)监测脑电图:治疗期间,每月监测脑电图 1 次,观察波幅、频幅的变化,出现异常变化,及时调整。

(5)观察患儿行为和情绪:出现异常兴奋、睡眠问题、头痛或头晕,及时调整。

4. rTMS 禁忌证

(1) 头颅内有金属的异物。

(2) 带有心脏起搏器的患者。

(3) 心脏支架植入的患者。

(4) 有耳蜗植入者。

(5) 有颅内压明显增高的患者。

(6) 接近刺激线圈部位的金属或电子仪器,例如助听器、医疗泵等植入体内的异物有被破损的风险。

(7) 癫痫患者或癫痫家族患者应该禁止使用高频率、高强度的刺激。经颅磁治疗具有容易诱发癫痫发作的风险。虽然在 1998 年国际经颅磁刺激协会(International Society for Transcranial Stimulation Consensus,ISTS)发布的安全指南中指出,经颅磁刺激仪对预防癫痫病发作有很大作用,但对癫痫病患者或是癫痫病家族史的患者,即使使用常规高频率的治疗方案,也有诱发癫痫的可能性。因此,必须要与患者进行进一步交代该风险。但低频率(≤1Hz),尤其是超低频率(0.1Hz)的治疗是可以的。

二、经颅超声刺激

(一) 技术概述

经颅超声刺激(transcranial ultrasound stimulation,TUS)技术是新近发展起来的一种非侵入性脑功能刺激技术。TUS 使用具有治疗作用的超声波经颅骨直接作用于脑病变部位,通过改善脑部血液循环和提高脑细胞代谢水平,治疗脑部疾病,又简称"脑超声"。该技术中,超声能量透过完整的颅骨传递到脑神经组织进行刺激,能无创地调制大脑的神经活动。TUS 具有空间分辨率高、无损伤性、高穿透性的优点,并且它与功能性磁共振成像技术兼容性良好,为 TUS 的精确定位和神经生理研究提供了良好的条件。作为一种新兴的脑刺激技术,TUS 对于神经的调节已被证实具有兴奋与抑制两种效果,而且研究结果表明,神经组织的激发和抑制都不会损伤经颅超声刺激的组织。可以预见的,利用超声刺激,医学领域中很多令人头痛的神经疾病的治疗将会迎来新的突破口。

根据刺激频率、强度及持续时间等刺激模式的不同,聚集超声(focused ultrasound,FUS)可以通过热依赖或非热依赖机制对脑功能进行调控,高强度聚集超声(high intensity focused ultrasound,HIFU)可以在局部组织产生高热并损毁组织。一项在原发性震颤患者中进行的临床随机对照试验表明,在 MRI 的引导下,对丘脑的 HIFU 可有效改善震颤症状。在大量临床试验基础上,美国 FDA 于 2016 年批准了 FUS 用于治疗原发性震颤。目前,许多类似的研究(包括 FUS 治疗帕金森症、强迫症及脑肿瘤)也正在开展。与 HIFU 不同,低强度聚集超声(low intensity focused ultrasound,LIFU)可以在对神经元无损毁的基础上,通过对神经元双层磷脂层的机械作用力改变膜电位,从而对神经元功能及神经环路活性进行调控。最早的哺乳动物超声神经调控报道于 2010 年,由 Tufail 等使用经颅脉冲超声对小鼠运动皮层刺激,引起外周肌肉收缩。之后,研究者纷纷在不同物种(包括非人类灵长类动物)中验证了超声神经调控对各种神经环路的调控作用。超声神经调控在人群中的研究也已经开展,多项以健康人群为研究对象的临床随机对照试验证实:对体感皮层进行经颅 FUS 干预明显影响受试者的触感及体感皮层的活动性;对健康受试者视觉皮层进行经颅 FUS 刺激,同样可以引发视觉反应;同时使用功能磁共振监测发现:FUS 干预,不但激活视觉皮层,同时也激活了与视觉处理相关的多个脑区;有趣的是,超声刺激本身可以影响血 - 脑脊液屏障通透性。因此,超声与超声敏感纳米颗粒包裹药物的联合应用还可以为药物穿过血 - 脑脊液屏障提供新的途径。对于超声神经刺激的机制研究;多中心的进一步临床应用;如何在空间分辨率上进一步提升其刺激位点的准确性仍有待探索。

(二) 技术应用

结合实验数据、文献报道、临床实践、设备许可说明,低强度 TUS 在下列儿童神经康复领域中得到应用。但在临床推荐使用中,需注意观察患儿情绪和行为表现,定期监测脑电图,并制订个体化的治疗方案。

1. 作用原理

(1) 促进血液循环,改善局部组织营养,提高细胞组织的活力。

(2) 对神经系统可起抑制和兴奋作用。

(3) 提高心血管系统的调节能力,增强抵御疾病和适应环境变化的能力。

2. 探索中的适应证 ①脑损伤综合征;②脑发育异常;③智力发育障碍;④发育性语言与言语障碍;⑤注意缺陷多动障碍;⑥孤独症谱系障碍;⑦睡眠障碍;⑧强迫症;⑨原发性震颤;⑩脑瘫。

3. 已有提示的禁忌证 ①严重脑水肿;②颅内高压进展期;③颅内化脓性炎症;④颅内恶性肿瘤患者;⑤有颅骨缺损的患者;⑥骨折的肢体;⑦严重皮肤病者;⑧体内有金属植入物者;⑨急性化脓性炎症;⑩出血倾向。

4. 文献报道摘选 何雄英等观察经颅超声 - 神经肌肉刺激治疗仪在儿童发育迟缓治疗过程中的应用效果显示,观察组患儿在治疗后,其适应性行为能力提高率、大动作适用率、精细动作适用率、语言能力提高率、个人 - 社交能力提高率均明显优于对照组患儿。

刘振寰等应用针刺联合脑血管超声波治疗配合综合康复的早期干预方法对脑损伤综合征有良好的治疗效果。在治疗中针刺和脑血管超声波治疗具有协同效应,较二者的单一应用有明显的优势。该疗法对脑损伤综合征患儿的智力、粗大动作、精细动作、语言发育均有明显的促进作用,且有助于改善患儿脑血流供应障碍的情况,并对短期内预防神经后遗症的发生有积极的作用。

三、经颅直流电刺激

(一) 技术概述

经颅直流电刺激(transcranial direct current stimulation,tDCS)是一种非侵入性脑功能刺激技术。tDCS 使用外置电极将特定模式的低强度电流直接施加于特定脑区,持续的促进或抑制神经的过程,达到调节大脑皮质兴奋性的目的。其作用原理基于微弱直流电,可以有效地透过颅骨,在大脑皮层诱发极性相关电活动,即阳极刺激使神经元的放电增加,提高大脑皮质的兴奋性;阴极刺激使神经元的放电减少,降低大脑皮质的兴奋性。tDCS 的急性作用通过直接改变神经元膜电位极性,改变神经元兴奋性。除了急性作用,长期 tDCS 也有类似TMS 的持续效应,主要通过类似 LTP 或 LTD 的原理调节突触可塑性,进而改变神经活动。研究表明,tDCS 很可能并不直接引起 LTP 或 LTD,而是促进 LTP 或 LTD 的形成。因此tDCS 的疗效与个体内源性神经传导特性密切相关。值得注意的是,tDCS 本身不引起动作电位。因此相对于其他神经调控方式,它的安全性最高。tDCS 已在神经系统疾病(例如癫痫、帕金森、耳鸣等,以及部分精神疾病,如抑郁症、阿尔茨海默病、成瘾等)有比较明显的疗效。由于 tDCS 容易操作、安全、不良反应小,近 10 余年来越来越多学者研究其在儿童神经和精神心理疾病治疗中的作用。然而,为了获得更加稳定的疗效,还需要更多的研究,以规范不同适应证的最佳 tDCS 参数(电流强度、刺激时间、刺激位置、电极极性等);同时,tDCS 是否可以与药物和其他治疗手段联合使用并产生协同效果也需要进一步探索。

(二) 技术应用

1. 循证治疗指南 依据国际神经精神药理学会《经颅直流电刺激应用于神经精神疾病的循证治疗指南(2020 版)》(原文在线发表于 2020 年 7 月的 *Int J Neuropsychopharmacol*),结合孤独症言语障碍、强迫行为(刻板行为)、焦虑障碍、睡眠障碍、抑郁障碍、运动障碍、物质成瘾及共患障碍等临床表现,可在临床治疗领域选择应用。

(1)癫痫:阴极 tDCS 通过使癫痫病灶超极化,从而抑制癫痫活动。阴极 tDCS 刺激癫痫病灶区可能减少癫痫发作频率,并且安全(没有诱发癫痫发作),B 级推荐。

(2)抑郁症:抑郁症患者的左 DLPFC 脑血流减少,代谢减慢,而右侧 DLPFC 代谢亢进。大多数 tDCS 治疗选择增加左 DLPFC 的兴奋性,以达到调节大脑情感环路,缓解抑郁症状的目的。左 DLPFC 的阳极 tDCS 刺激可有效用于治疗 MDD,A 级推荐。

(3)强迫症:基于影像学研究发现强迫症患者的辅助运动前区(presupplementary motor area,pre-SMA)活动减少。临床对强迫症患者的辅助运动前区使用阳极刺激,以调节潜在的异常脑网络,减少强迫症状。pre-SMA 的阳极 tDCS 刺激可能改善强迫症状,C 级推荐。

(4)精神分裂症:幻听可能与大脑皮层和大脑皮层下神经网络调节紊乱相关,如额颞区域活化联系失常等,可采用 tDCS 对其进行调节。左侧前额叶皮层的阳极刺激加左侧颞顶联合区的阴极刺激,极大可能改善精神分裂症患者的幻听症状,B 级推荐。

(5)物质成瘾:采用 tDCS 调节 DLPFC 的活动,能够有效减少物质依赖者的自发渴求水平,改善受损的认知功能及负面情绪,疗效持续稳定。右侧 DLPFC 阳极加左侧 DLPFC 阴极 tDCS 可能有效减少酒精成瘾的复发或渴求,B 级推荐;可卡因和甲基苯丙胺暂时无推荐。

(6)帕金森病:帕金森病主要是由于黑质多巴胺能神经元变性丢失引起的神经性疾病,tDCS 可以对大脑皮质起到刺激作用,促使黑质多巴胺的分泌增加。① tDCS 阳极刺激 M1/SMA 可能有效改善运动功能障碍,C 级推荐;② tDCS 阳极刺激 PFC 可能不能改善运动功能障碍;③ tDCS 阳极刺激左侧背外侧前额叶皮层(DLPFC)极大可能改善认知障碍,B 级推荐。

2. 临床文献报道摘选 Schneider H D 和 Hopp J P 将 10 例年龄为 6~21 岁的孤独症患者纳入研究,给予 30 分钟 tDCS 治疗,阳极放置在左背外侧额叶区,阴极放置在右侧眼眶,电极大小为 5cm×5cm,电流强度为 2mA,即 0.08mA/cm²。治疗前后,采用双语失语症检测法(bilingual aphasia test,BAT)对受试者进行语言语法的评估,结果发现,经过一次 tDCS 治疗后受试者的语法有明显进步,这提示单用 tDCS 刺激即对孤独症儿童语言障碍有一定的治疗效果,为儿童语言治疗提供了新思路。对左背外侧额叶区这一与认知功能相关的大脑区域给予兴奋性 tDCS 刺激,可能加强了该区域与语言中枢、基底核区的联系,从而改善患儿的语法障碍。但研究者在治疗结束后即刻进行语言功能测验,而并未追踪长期效应。因此,该治疗对孤独症儿童的语言功能是否有持续的治疗效果不明确。

Amatachaya A 等发表了一个随机双盲对照临床研究的结果。研究者将 20 例年龄为 5~8 岁的孤独症男性患儿随机分配到 tDCS 真性刺激组和假性刺激组，真性刺激组给予左背外侧额叶阳极 1mA 电流刺激，每天 20 分钟，连续 5 天。结果显示，接受阳极真性刺激的患儿治疗后，儿童孤独症评定量表（Children Autism Rating Scale，CARS）和孤独症治疗评估量表（autism treatment evaluation checklist，ATEC）得分均有改善，主要体现在社交行为、感觉、认知方面，而假性刺激组未见改善。但在语言方面，他们并未得到与 Schneider H D 研究中语言改善一致的结果。虽然这两个研究都是给予左背外侧额叶兴奋性 tDCS 刺激，但结果显示改善患儿功能的侧重点不同，可能与刺激强度相关，这提示同一脑功能区在不同刺激强度下有可能兴奋不同的区域或神经递质。这两个结果提示大脑神经功能机制复杂，tDCS 治疗参数稍有不同即可产生不一样的治疗效果。因此，临床工作者在进行 tDCS 治疗时应深入了解大脑功能解剖和神经功能机制，掌握疾病的病理生理机制，在此基础上选择不同的 tDCS 治疗参数，包括刺激方式、部位、强度等。

Amatachaya A 的研究小组又继续对这群孤独症患儿进一步研究，对受试患儿进行脑电图监测后发现，阳极刺激组患儿的峰值 α 波频率更高，前额叶的活动更活跃。结合电生理检查采集客观数据对机制进行探索发现前额叶的活动增加，而这可能是患儿认知能力得到改善的原因。但脑电图波形改变受多种因素影响，如受试者的精神紧张度、呼吸状态、精神类药物等，因此结果也存在了一定的混杂因素。而目前功能 MRI 技术不仅能检测大脑区域的兴奋性，还能反映各区域联络水平，更有助于探索神经功能机制，增加研究的可信度与探究深度。

Costanzo F 等对 19 例平均年龄为 (13.7 ± 2.4) 岁读写障碍但智力正常的儿童和青少年给予一次 20 分钟的 tDCS 治疗。刺激方式有：①阳极放置在左侧颞顶叶区，阴极放置在对应的右侧区域；②阳极放置在右侧颞顶叶区，阴极放置在左侧对应区域；③假性刺激方式。真性刺激电流强度为 1mA，治疗 20 分钟。所有受试者均为先接受左侧颞顶区阳极刺激，然后为右侧颞顶叶阳极刺激，最后为假性刺激。每种刺激方式结束后即刻测试他们的读写能力。结果提示左侧颞顶叶区阳极刺激可以改善这些患儿的读写能力，而如果用阳极刺激右侧区域则读写能力更差。

3. 关于 tDCS 的电流强度和安全性 既往研究显示，tDCS 在成人的治疗中未产生明显严重的并发症，一些动物研究表明 tDCS 刺激不会对脑组织造成损伤，但建议电刺激密度不应超过 $4.29mA/cm^2$，超过该电流理论上会对脑组织造成损伤。实际临床应用中的电流密度远低于该值，一般为 $0.029~0.080mA/cm^2$。与成人相比较，儿童的头颅大小、脑脊液容量和皮肤电阻等不相同，tDCS 在儿童疾病治疗中的安全性受到关注。Minhas P 等对一例 12 岁健康儿童和一例 35 岁健康成年男性给予 tDCS 刺激并采用 MRI 和计算机技术进行模型合成，结果发现由于皮肤、颅骨、脑脊液等差异，相同电流强度下，脑组织接受的平均电流强度儿童是成人的 1.5 倍。研究者建议儿童使用 tDCS 刺激强度不应超过 1.5mA。该研究采用了电脑合成并利用数学模型做了客观的数据分析，但仅对两例健康的受试者测验，而脑功能障碍者的皮质兴奋性与健康人有差异，结果可能与实际脑功能障碍患儿的刺激效果有差异。以后相关研究应纳入更多的疾病患者，以更客观真实地反映 tDCS 在疾病治疗中的安全性，同时在进行一般的临床研究时记录统计不良反应也可为 tDCS 的安全性提供临床依据。

Krishnan C 等对 48 个包含了超过 513 例儿童和 / 或青少年非侵入性脑刺激临床研究进

行综合统计分析,发现 tDCS 在 18 岁以下人群中最常见的不良反应是皮肤刺麻感,发生率为 11.5%,其次为皮肤瘙痒,发生率为 5.8%,这些不良反应均为短暂非持续性的;而另一项重要的非侵入性脑刺激技术——经颅磁刺激最常见的并发症头痛在 tDCS 研究中未见报道,且未出现癫痫这一严重并发症。有研究发现 tDCS 只影响活动状态的神经元,而对休眠状态的神经元无影响,这点与经颅磁刺激不同,这可能是 tDCS 出现不良反应较经颅磁刺激少的原因之一。文章中 Krishnan C 纳入统计分析的研究在设计、疾病种类、年龄等方面均有差异,无客观的标准量表去记录不良反应,仅记录了治疗当时的不良反应,并未跟踪是否有迟发的不良反应,统计结果有一定的局限性。从目前对 tDCS 在儿童和青少年中的探索治疗看,tDCS 是安全的,将来在相关的研究中需要更客观统一的不良反应评定量表记录不良反应种类、程度等,以更加明确 tDCS 的安全性。由于儿童青少年还处于生长发育期,对不良反应的记录不仅要记录治疗过程中的不适,更应进行长期跟踪随访,了解是否有滞后不良反应发生。

tDCS 作为一种便携、相对便宜、安全性高的非侵入性脑功能刺激,首先应用于康复治疗领域,近几年开始探索在儿童和青少年中的应用。部分研究结果发现 tDCS 在儿童青少年疾病治疗中有良好效果,提示 tDCS 能为儿童青少年疾病提供新的治疗手段,同时也为进一步研究设计提供了参考。比如从 Schneider H D 和 Amatachaya A 这两个研究对孤独症儿童进行不同区域刺激而得到不一样的效果中提示,进行 tDCS 需要准确的刺激区域定位,以更好得到相应的效果。对于刺激参数的选择各个研究不尽相同,目前研究一般选择阳极刺激,电流强度多为 1~2mA。但目前对儿童青少年的临床研究的设计也存在一些不足,如纳入的受试者数量偏少,对照组的设立缺乏,少有跟踪随访疗效、不良反应等。为明确 tDCS 在儿童青少年疾病治疗中的应用前景,十分需要大样本的随机对照研究,同时与 fMRI、EEG 等技术结合,以期得到更加可信的结果,也期待进行一些机制研究以便为治疗提供理论基础。

(龚建华)

第二节 音 乐 疗 法

常用于孤独症儿童的音乐疗法为聆听音乐疗法,常选择中医五行音乐、佛经音乐、斯美塔那的《伏尔塔瓦河》、亨德尔的《水上音乐》、肖邦的《夜曲》、舒伯特的《摇篮曲》等舒缓曲目,每天聆听 4~6 次,每次 30~45 分钟。还有打击乐,如敲鼓、弹钢琴。其他音乐疗法还有奥尔夫音乐疗法,美国罗宾斯即兴演奏音乐疗法等。通过中医五行音乐来调理孤独症儿童,以徵音养心安神,达到改善语言沟通,调节人际交流。通过角音、羽音来补肾水,养肝阴。五音可以调畅情志、疏肝理气,使肝气疏泄,气机条畅,功能正常,心情开朗;可以改善孤独症儿童目不视人,主动回避眼神的表现,促进患儿的目光、眼神交流。

一、音乐治疗孤独症谱系障碍儿童的原理

(一)神经内分泌学说

音乐通过听觉传导路传入大脑皮质相关中枢(经典认为位于右侧颞叶与海马及边缘系

统),使局部皮质兴奋,并将冲动传至脑干网状结构及其他部位进行整合加工,通过传导纤维传导冲动影响下丘脑、垂体等结构的内分泌功能,促使其分泌一些有利于健康心理行为的多巴胺神经递质等活性物质,调节局部血流量,提高细胞兴奋性,改善神经、心血管、消化及内分泌等系统的功能,维护正常生理节律和心理平衡。如有研究表明,音乐能提高人体内啡肽(一种天然止痛镇静剂)和免疫球蛋白(增加免疫力)含量,对改善患儿术后疼痛及提高抗感染能力具有重要意义。

(二) 共振学说

音乐是一种和谐的声波振动,可使颅腔、胸腔、腹腔及其内部的脏器组织产生共振,进而影响人体的脑电活动、心律及呼吸节律等。亦有学者认为,人体的各个细胞时刻都在进行着微小的振动,音乐作为一种外源性振动,可通过共振使这些细胞的振动更为和谐,产生类似细胞按摩的作用,调节了机体细胞的兴奋或抑制程度,最终达到改善孤独症谱系障碍儿童大脑的神经突触与传导功能。

(三) 心理学机制

随着现代社会生活节奏的加快,工作学习压力越来越大,心身疾病越来越多。现代医学心理学认为,这些疾病的发生主要是由于情绪过分受到压抑而失去平衡所致,自我情感的宣泄是解决这一问题的有效手段。音乐恰好具备了这种需求,为孤独症谱系障碍儿童提供了一种情绪宣泄的方式。音乐疗法营造了各式各样的情感意境,可根据患儿的需要选择不同的音乐方式,在参与音乐活动的过程中,空间和时间感随之消失或改变,为患儿带来良好的心理状态,起到调节情绪的良好作用。

二、音乐对孤独症谱系障碍儿童的治疗作用

(一) 音乐能广泛地改善孤独症儿童身心功能及调节情绪

音乐能广泛地作用于人类的生理、心理,从而改善人们的身心功能。音乐刺激能影响大脑某些递质如乙酰胆碱和去甲肾上腺素的释放,从而改善大脑皮层功能。音乐能直接作用于下丘脑和边缘系统等大脑主管情绪的中枢,能对人的情绪进行双向调节。如当儿童的情绪障碍时会出现"紧张状态"或"应激反应",机体分泌的肾上腺素会增加,引起心率加快、呼吸加快、血压升高、血糖水平升高等变化。音乐能使儿童情绪放松,紧张消退。通过五行音乐放松治疗,可以缓解应激后的血压下降、呼吸减缓、心率减缓、皮温增高、肌电下降、血容量增加、脑电反应 r 波增多,使人的内稳态恢复。而对另一种孤独症儿童常见的障碍:注意力不集中、反应迟钝、语言表达沟通力降低的情绪低落状态,音乐也起到很好的调节作用。

轻松愉快的音乐能使儿童兴奋起来,因为音乐能作用于人的脑干网状结构,脑干网状结构接受了音乐刺激,促进大脑皮层觉醒,音乐能使人精神焕发,消退低落的情绪。情绪活动的中枢下丘脑、边缘系统及脑干网状结构与自主神经系统密切相关,音乐能调节人的情绪,也能帮助治疗心身疾病。

(二) 音乐有镇痛作用

大脑听觉中枢与痛觉中枢同在大脑顶叶,音乐刺激听觉中枢对疼痛有交互抑制作用;同时音乐可提高垂体脑内啡肽的浓度,脑的内啡肽能够抑制疼痛,所以音乐有镇痛作用。

(三) 音乐有助于提高记忆力及大脑的发育

加拿大麦克马斯特大学的研究人员进行的一项研究显示,儿童尽早接触音乐有助于提

高记忆力。研究人员在一年的时间里对 2 个小组年龄在 4~6 岁的儿童进行了 4 次测试,其中一个小组的儿童在幼儿园放学之后上音乐课,另一个小组的儿童则不上音乐课。结果发现在 4 个月时,2 个小组的儿童在记忆力方面就有区别。接触音乐的儿童被问及有关曲调、节奏及音调等音乐常识,研究人员让他们听一系列的数字、记住这些数字并重复出来。尽管此前有研究显示,那些接触音乐的儿童会比仅接触戏剧的儿童智商更高,但这项研究却首次显示出了儿童接触音乐后整个大脑的发育都在进步。

三、孤独症谱系障碍儿童音乐疗法的评估与实施

(一)孤独症谱系障碍儿童音乐治疗的流程

根据近年来的研究和实践经验,国际著名儿童音乐治疗大师美国纽约大学音乐治疗系创始人罗宾斯教授总结了对孤独症儿童音乐治疗的流程,认为应包括以下 10 个阶段。

1. 申请或转介音乐治疗 由家长、学校教师或医护人员把需要进行音乐治疗的孤独症儿童,转介给音乐治疗师。

2. 了解患儿的情况 音乐治疗师与孤独症儿童首次见面,相互认识,初步建立起"师生"关系,对其身心功能状况有初步的观察,对其音乐兴趣、偏爱及能力初步了解。

3. 能力评价 对患儿的能力给予评价,包括语言交流能力、认知能力、感觉 - 运动能力、音乐能力、心理 - 社会、情绪、行为表现。

4. 设定音乐治疗目标、需要改变或培养的靶行为。

5. 观察和分析有关靶行为的表现,并作相应记录。

6. 拟订音乐治疗策略 根据情况选择以下其中 1 种或 1 种以上的做法:

(1)与行为治疗相结合,把儿童喜欢的音乐活动或音乐体验作为正性加强物予以奖赏。

(2)与语言治疗相结合,通过音乐活动,从旋律的因素入手,改善语音和表达能力。

(3)与社会康复相结合,除单人一对一辅导外,有时也要参加集体性的音乐活动。

7. 制订音乐治疗计划 音乐治疗计划为治疗过程展示了一份可行的方案。有序的目标层级,为诊疗计划设立过程中的行为标记,提供了一份治疗指导图。

8. 实施音乐治疗计划 在治疗过程中不断评估,目标修正,技术采用,一步步实现各层级的目标。

9. 评估音乐治疗效果 治疗是否成功,主要目标是否已达到,有无收获,对未来音乐治疗的建议。

10. 结束音乐治疗 如治疗目标已达到或患者无法继续治疗,以及未得到音乐治疗好处,此时可由音乐治疗师提出终止音乐治疗。

(二)孤独症谱系障碍儿童常用的音乐疗法

孤独症儿童的音乐疗法要以多样性、即兴性为主。目前在国内发展比较成熟的适合孤独症儿童治疗的音乐疗法有以下几种。

1. 节奏性音乐疗法 节奏性音乐疗法(rhythm-based therapy,RBT)是以节奏为基础的音乐疗法,帮助孤独症儿童重建有节奏的运动方式。在进行 RBT 时,很重要的一点就是音乐治疗师要探索每一个孤独症儿童所适应的、所需要的具体的节奏,这个节奏不但能使他(她)的运动快慢适中,活动协调,不会因太急促而不知所措,也不会因太慢而致无所作为,而且这个节奏还是他 / 她的生活方式的一个组成部分。外在的音乐节奏如果与他 / 她内在的

身心活动节奏相一致、相融合时,这个儿童就会接受这样的节奏,并能自动地以这样的节奏来协调生活,显得比较适意自在。这一点已被一些有经验的音乐治疗师所证实,因此,要耐心探寻适宜于患孩的节奏及相应的音乐。

实例分析:

心心,女,3岁2个月,诊断为小儿孤独症谱系障碍。

(1)问题行为分析:患儿无目光交流,常自言自语,理解能力差,仅能理解日常生活用语及语言沟通;主动性差,注意力不集中,表情呆板,四肢运动协调差。患儿行为较孤僻,常自言自语,不能听指令,表达能力差,音乐反应差。身体协调性欠佳,认知欠佳,行为退缩,交流欠佳,注意力集中欠佳,听指令差。出现后果:情绪欠佳,交流障碍,理解及表达能力差,无目光交流,情绪障碍。行为发生诱因,行为反应,确定靶行为:改善交流,提高理解及表达能力。

(2)训练目标:长期目标以促进表达及交流能力,提高智力。

(3)短期目标

1)音乐活动内:尽量完成整首儿歌表演,训练听节奏敲打乐器,训练节奏感,多和患儿交流。

2)音乐活动外:训练目光交流,注意及时鼓励患儿,对良性行为进行强化,注意调动课堂积极性及集中注意力。

(4)治疗方法。①歌曲欣赏:《小星星》《世上只有妈妈好》;②歌曲表演:《数小鸭》《两只老虎》《向左向右》;③乐器表演:《一起来打鼓》《铃儿响叮当》《小白船》。

患儿首次进入音乐治疗室,面部表情呆板,行为缓慢,反应迟钝,对乐器和儿歌缺乏兴趣,和治疗师无目光交流。

老师播放"小星星"歌曲,然后和患儿面对面坐下来,老师一边唱歌一边做动作,试图让患儿放松,同时也引起患儿的注意,慢慢地老师对患儿说:"一起拍手,好吗?"患儿就跟着老师一起拍起了手。接着,老师跟患儿表演《数小鸭》,患儿跟着拍手,但是不做其他的动作,可以和老师有目光交流。老师把小鼓拿给她,她自己接过了小锤,在老师的引导下可以有节奏的敲鼓,整节课情绪欠佳,注意力不集中。

经过两周的治疗,患儿可以对乐器进行简单的演奏,进入治疗室后主动走到乐鼓的前方然后坐下,在老师的要求下可以和老师握手,可以和治疗师有一些目光交流。老师慢慢用钢琴弹《数小鸭》,患儿可以跟节奏拍手。在老师慢慢引导下可以做动作,但是记忆力差,每次都不能独立完成,而且速度很慢,听音乐可以独立完成"嘎嘎嘎""数不清到底多少鸭"(挥自己的右手)、"胡子白花花"(两个手交替摸自己的下巴)、"快快上学校"(两手向右侧上举)。可以点头回答治疗师的简单问题,例如在敲鼓时,问患儿要不要敲鼓,患儿可以"点头或摇头"表示"要或不要""好或不好"。在进行下一项摇铃铛时,对患儿说:"换一个乐器好不好?"她也会自己主动表示,在摇铃铛时,老师手拿铃铛一会儿上、一会儿下,一会儿左、一会儿右,患儿可以跟老师一起做,同时老师明确唱出"叮叮当,叮叮当,铃儿响叮当,左摇摇右摇摇双手摇一摇;叮叮当,叮叮当,铃儿响叮当,上摇摇下摇摇双手摇一摇",慢慢加入"左右意识",在歌曲中患儿反应较慢。

经过两个月的治疗后,患儿情绪很大改善,可以主动跟治疗师说你好,可以跟治疗师的简单节奏(如四二拍的节奏)独自敲鼓或摇沙沙锤,对节奏的变化有反应,主动性有所增强,可以跟着治疗师一起完成整首儿歌歌曲的大动作表演,例如,可以完整表演《数小鸭》《两只老虎》,情绪较前明显改善,对简单指令可以独立完成,理解力有所提高。在敲鼓结束时可以帮老师把乐鼓放回原处,在治疗结束时可以跟治疗师说再见。

在治疗结束后,治疗师一般会跟家长布置相应的家庭作业,可以不断复习在课堂上的知识,并且生活化。同时治疗师也会建议家长给患儿听相应的音乐,因为聆听对患儿也很重要。例如海顿的《小夜曲》;莫扎特的《G大调弦乐小夜曲》第二乐章、《如歌的行板》;舒伯特的《小夜曲》;斯美塔娜的《伏尔塔瓦河》;亨德尔的《水上音乐》组曲、歌剧《阿尔齐娜》之《进入愉快梦境》;德彪西的《梦想》;中医五行治疗音乐心CD、肝CD、肾CD;每次聆听背景音乐25分钟,每日6~8次。

音乐治疗对儿童的康复作用还有很多,在培养自我意识、对身体的感知、发展社交、游戏技能、发展语言和非语言交流能力,以及各感官接受分析能力的提高都有很大的作用。

2. 诺道夫·罗宾斯创造性音乐疗法　诺道夫·罗宾斯创造性音乐疗法是美国著名音乐治疗大师罗宾斯等人创立的,也称接受式音乐治疗。2007年7月罗宾斯在佛山市南海区妇幼保健院进行了7天的专题讲座与音乐技术操作培训。罗宾斯主张,治疗师应具备根据患儿的现场表现作针对性的即兴表演和创作音乐作品的能力,其中在他推荐的儿童打击乐中,还增加了手琴,目前在此医院儿童康复中心运用于孤独症儿童和智力障碍儿童,取得了良好的效果。

实例分析:

婷婷,女,7岁9个月,诊断为小儿孤独症谱系障碍。

(1)行为反应:语言理解尚可,不能进行简单的对答与交流,语言表达能力差。视线交流障碍。身体协调性欠佳,行为不主动,反应迟钝,急躁。

(2)确定靶行为:改善情绪,缓解紧张,促进身体协调,发展肢体语言。

(3)训练长期目标:提高智力,促进语言发展及表达能力。

(4)训练目标

1)音乐活动内:运用节奏训练敲打乐器,训练节奏感,缓解紧张,选择节奏简单的儿歌,发展语言及肢体语言,多和患儿交流。

2)音乐活动外:加强肢体的协调性,改善情绪,加强注意力及自我表达的训练。

(5)治疗方法。①歌曲表演:《上学歌》《幸福拍手歌》《老师爱小孩》;②乐器演奏:《大家一起来打鼓》《小鱼游游》《向左向右》《小星星》。患儿本身喜欢音乐,听到音乐就很高兴,同时也容易紧张,因此治疗师选择合适的音乐对患儿很重要。

第一次上课,患儿参与音乐活动积极性强烈,治疗师运用XX|XX的节奏,训练患儿敲鼓,一开始要求患儿双手一起敲鼓,患儿对节奏难以把握,治疗师放慢速度,以患儿的节奏为主进行训练,慢慢地,患儿可以和治疗师的节奏融合在一起。在儿歌表演里,治疗师选用《老师爱小孩》这首歌,跟着患儿一边唱、一边进行肢体表演,患儿很高兴,做动作也很积极,虽然发音不清晰,但是患儿很努力,整节课注意力好,听指令好。经过两周的治疗后,患儿可以在XX|XX的节奏下敲鼓,紧张有所缓解,治疗师教患儿在木琴上演奏"小星星",刚开始患儿在琴上乱敲,后来可以在老师的指导下慢慢地敲木琴,但是注意力不够集中。可以基本完整唱《老师爱小孩》这首歌,而且对肢体动作可以完成,可以用手指表示"你",拍自己的胸脯表示"我",用大拇指表示"他"。但是在唱歌时动作难以完成,或在做动作时容易忘记歌词,需要老师不断地提示。在《上学歌》里,患儿也可以在老师的提示下完成动作,在治疗

中患儿情绪好,积极配合,上肢协调有所改善。两个月后,患儿可以唱3首节奏简单的儿歌,把双手举起来。在敲鼓和摇铃铛时,可以很好地左右转换,而且左右意识很强,节奏感强,可以跟随治疗师节奏的变化而变化。在音乐中治疗师可以和患儿很好地融合,每个动作也可以和音乐很好地融合。

音乐治疗对于残障儿童来说,诺道夫和克莱夫·罗宾斯创立的"创造性音乐治疗"被我们所广泛应用。它是以音乐即兴演奏为主要手段,针对残疾儿童的个体治疗方法。这一方法的核心观念是治疗对象通过即兴乐器演奏的方式,唤起和使用自己的内部力量,而不是通过外部干预来达到治愈或康复的目的。

音乐作为治愈的基本媒介,激发治疗对象的内部资源。在创造性音乐治疗中,残障儿童把自己内部的冲动转化为合理的音乐活动,并使其处于意识的控制之中。患儿通过音乐活动发现自己及周围世界的最深层的感受,消除恐惧、压抑和不健康的自我控制,体验自我的自由表达和人际互动的感受,发现新的自我,改变旧的自我,增强自信和独立,从而逐渐改善内部自我的健康状态。患儿通过音乐活动以及与治疗师的良好关系来学习如何在现实生活世界中与他人相处。

3. 奥尔夫音乐教学法 奥尔夫音乐教学法的特点是将唱、动、奏三种音乐表现融为一体,形成一种音乐游戏的模式。在特殊儿童音乐教育中,对奥尔夫音乐教学法的运用主要强调手段的丰富性、灵活性、生动性,淡化技巧的深度训练,其中让孤独症谱系障碍儿童在音乐伴奏下即兴表演的启发式教学形式,十分适合发展水平参差不齐的孤独症儿童共同体验音乐。

目前,奥尔夫教学体系在我国已经发展得比较成熟,每年在中央音乐学院音乐教育系等都有奥尔夫协会专家组织的定期培训班,并有相关的理论书籍、音乐光盘等教学辅导资料。

4. 群体的音乐治疗 群体音乐治疗的对象,是各种各样的具有发展方面的残障问题及多种残障的儿童和成人,组织形式为群体,治疗使用经过专门选择、创作、改编或即兴的音乐活动。每一种活动,无论是一首器乐编曲、一首歌曲、一段音乐游戏,还是音乐剧或某种形式的动作,其选择都要适于患者群体的成熟水平,能够唤起群体中尽可能多的患者的兴趣。每一种作品的设计,都要能够激发患者愉快和满足地参与治疗。当群体的活动融为音乐中生动的和有意义的活动,每位个体的投入才能得到最为有效地实现和回报。

治疗活动可以通过各种方法呈现给群体成员。其旨在唤起他们对活动的兴趣以及融合他们的合作和参与,实现每一种活动的潜在的体验。这些贯彻一致的、循序发展的活动,一方面强调患儿在群体取得成就的过程中,拓展和丰富他们整体个人的、音乐的、和社会交往的发展,另一方面旨在鼓励他们在反应力方面有所发展。

当治疗师感觉到一个群体已经准备好去迎接一首新歌或一种新的器乐活动的时候,他/她会为这个特定的群体即兴创作出新的活动。即兴活动也可以用于让儿童更好适应、融于集体。利用即兴的音乐作支持,鼓励组员向群体表达个人的想法和关注的问题。借助歌曲形式,又可以帮助群体对这位组员作出回应,分享音乐师与患儿的交流,并鼓励这个交流的延伸。

群体音乐活动的治疗目的,一般着眼于培育成熟的情绪和发展社会能力,以及协助知觉力、集中力、注意力的维持;建立自信心和取得成就的满足感;锻炼提高语言表达能力;减轻退缩、歇斯底里和其他情绪障碍。群体活动分为以下四类要点:

（1）歌曲和歌唱：①更加注重个体的音域、歌曲的音高范围、转调；②自身对歌词的感悟；③个体在旋律和节奏上的配合；④用于学习目的的歌曲；⑤用于发展言语和语言的歌曲；⑥歌唱中的自信心；⑦能够唤起并有助于个体融入群体的歌唱；⑧能够营造特定的社会交往情境的歌唱。

（2）打击乐器活动：各种不同的适合的打击乐器——从简单的打击乐器到手铃；打击乐器活动的音乐的特点；打击乐器的编曲准备，设计音乐情境中的各个环节的部分；打击乐器活动中的各种不同情绪的体验；使用乐器的音乐故事；个体能力与打击乐器部分复杂性的相对；弹奏和指挥的技巧；团体作业；发展数概念的器乐作品；器乐弹奏是发展协调感和身体控制力的途径。

（3）Pif-Paf-Poltrie 音乐疗法：工作游戏；群体要求，实际的需要；游戏的介绍、导入；以言语残障为对象；扫地的重要性、目的和其支持；集中力；言语与动作——领导者的角色；心境、音乐和歌曲——钢琴者的弹奏；游戏的内容；儿童经验的整体性、个体的主动性；重复、参与能力的发展。

（4）音乐剧本和故事：对个体和整体环境的效果、影响；与个体的能力及成熟水平相适应的主题、内容和心境；角色分配；音乐支持下的对话和动作；表达心境和内容及描述人物所需的歌曲；音乐的戏剧性和结构性的运用；促进言语发展；言语合唱的角色；服饰；器乐活动和戏剧活动的结合；经验的积累；排演技巧；编剧和制作。讲座结合学员的参与，可使用录像和幻灯。

（三）个体的音乐治疗

诺道夫-罗宾斯治疗法的个体音乐治疗的要点，即兴演奏和声乐即兴在治疗师与各种残障儿童和成人开始接触，以及后来发展关系和互相交往过程中所扮演的角色；全面的文献档案的重要性；视听录影治疗过程的必要性。

1. 创造性音乐治疗　创造性音乐治疗是多方面的。这个专业是由共同的原理、过程和动力组织而成，但同时亦是广泛和多变的。由于这当中包含着极为不同的个性、条件、需要、能力、残障和状况，再加上在临床实践中有着大量音乐资源供选择，自保罗·诺道夫与克莱夫·罗宾斯、卡罗尔·罗宾斯与克莱夫·罗宾斯等创立的诺道夫-罗宾斯音乐治疗法培训的音乐治疗师的临床工作经验。从这些材料中可以看到创造性音乐治疗方法在临床、理论和哲学方面的含义。

2. 音乐聆听法　即在音乐治疗师的指导下，通过聆听特定的音乐以调整人们的身心，达到治疗健身的目的。当今因各国不同的文化传统，形成了不同的聆听治疗技术和方法。

（1）聆听讨论法：这是美国常用的方法，包括歌曲讨论和编制个人"音乐小传"等。由治疗师或求治者选择歌曲，在聆听后按治疗师指导进行讨论；聆听这些音乐的同时回忆往昔的情景，常引起强烈的情绪和身心反应。一般用语言回忆往事，患者比较客观、冷静，而有恰当的音乐相伴的回忆就富于强烈的情感色彩。

（2）音乐冥想法：音乐冥想法聆听是思想、精神、意识达到深度放松的治疗方法。该法在当今日本运用广泛。音乐治疗家渡边茂夫所著的《新音乐疗法》对该法有详细介绍。该法吸收了古瑜伽修行的"冥想"技术。"冥想"即指深沉的思索和想象。他认为音乐可成为开发"自我治愈力"最安全、最简易的手段。音乐冥想法是按照音乐的功能，选择不同乐曲编制特定的音乐带，进行聆听冥想。这些乐曲分别用于人的起居和情绪调节的各个方面，如：

应用于起居的"早晨的音乐""催眠音乐",调节情绪的"焦虑不安时的音乐""怒气不息时的音乐""悲伤时的音乐",用于治疗疾病的"血压升高时的音乐""肠胃不适时的音乐"等。编制的乐曲主要是西欧古典音乐或现代音乐,也有专门制作的音乐。如用于焦虑不安的乐曲有里姆斯基的《野蜂飞舞》、斯特拉文斯基的《火鸟》等。实施音乐冥想时有一定的程序,如"进入冥想""退出冥想",聆听时也有规定的姿势。日本的音乐冥想法有专门的唱片发行。

(3) 积极聆听法:国内曾将聆听法归为"被动式"。其实有意识的聆听并非被动。美国唐·坎贝尔在《莫扎特效应》一书中,提出积极聆听概念。聆听则指的是一种能过滤声音、选择性集中并形成记忆和持续反应的能力。《莫扎特效应》介绍了治疗专家为培养积极聆听能力治疗训练技术,发明了"电子耳"能让听者听已滤除低频的音乐,主要是利用音乐中保留的中频和高频,以刺激中耳的镫骨肌,达到改善听力传导信息速度与准确性的目的。"听力体操"可用来强化耳内肌肉。它的治疗机制是基于耳朵带动大脑成长的理论。耳朵相当于电脑的中央处理器,起到自动调节的作用,是人神经系统的总指挥,能整合声音信息,组织语言,控制声音,还具有感觉水平和垂直的能力,良好的听力可以呈现出人良好的外在气质。

3. 音乐引导联想法 这是在美国得到较大发展的一种音乐疗法。由治疗师诱导患者进入放松状态,在特别编制的音乐背景下产生想象,想象中会出现视觉图像,图像的象征意义与患者潜意识中的矛盾有关。在听音乐过程中,治疗师引导患者诉说产生的想象,音乐结束后与患者讨论想象内容的意义。这种疗法在 20 世纪 70 年代还形成了一套完整系统的技术,称"引导意象和音乐"(guided imagery and music,GIM)。对于 GIM 这一治疗方法,必须提到七种音乐模式:"积极肯定音乐""死与复活音乐""体验音乐""分析抚慰音乐""感情疏导音乐""想象音乐"和"集体体验音乐"。每一种音乐模式又分不同的阶段,每一阶段运用不同的乐曲。如积极肯定音乐中,就分六个阶段:准备阶段、进入阶段、建立阶段、目的阶段、安慰阶段和回归阶段。这些阶段包括如何使听者进入交替意识层,如何到达交替意识层,如何作用于交替意识层,最后如何引导听者从交替意识层回到意识中来。

4. 体感振动音乐疗法 体感振动音乐疗法(vibroacoustic therapy)是挪威专家 Olav S 在治疗脑瘫儿时开创了体感振动音乐疗法。他利用体感音乐床垫进行脑瘫患儿康复理疗,患儿不但表情明显,还表现出愉悦感,肌肉痉挛也很大程度地得到缓解放松。因此,他在国际上第一次提出"体感音乐疗法"的概念。其后,美国、日本及欧美各国相继开展了利用体感音乐疗法对于脑损伤所导致的重度运动障碍患者的康复治疗。主要目的是改善肌肉紧张痉挛、减轻疼痛、改善脑功能等。

音乐疗法能通过音乐的物理作用,直接对体内器官产生共振效果。在正常情况下,声音是以气传导为主的。正常的听觉范围内的声压级在 30dB 左右,这个声压级别的声波的物理作用是很弱的,对于人的生理影响很微弱。只有在声压级高达 100dB 的迪厅内,人才能开始感觉到声波引起的体感振动。在迪厅里震耳欲聋的声响气氛中,人们可以感觉到身体被音乐振动。其实,如果使用频响宽、声压级高的音乐播放器材,在扬声器附近的声压级达到 100dB 左右的话,人都会感觉到很舒服。这就是因为音乐声波引起体感振动的效果所致。而采用骨传导方式可以改变其不足。体感振动音响技术,是将乐曲中 16~150Hz 的低频部分电信号分拣出来,另外经过增幅器放大,通过换能器转换成物理振动,然后透过特制的床垫或椅垫,将振动传导到人体起到治疗作用。因为 16~150Hz 的低频部分的重低音感大大增强,伴随着振动感和冲击感,能够给人的心理和生理带来愉悦的快感,迅速地使人达到最佳的精神放松效果。

体感振动音乐治疗是由体感振动音乐、治疗方案和体感音响设备三方面组成。体感振动音乐是一类特殊制作的、富含低频、以正弦波为主的治疗性乐曲。治疗目的不同,体感音乐乐曲有所差别。治疗方案是在临床研究的基础上确定。内容包括治疗对象身心状态评估、体感振动音乐的选择和确定音量、振动强度和治疗时间等。体感音响设备主要形式为体感振动音乐治疗床、垫和沙发等。其效用是使人在聆听音乐的同时身体也能感受到音乐声波振动。体感音响设备不同,音乐声波频率范围和振动强度有所差别。

传统的聆听音乐治疗是利用音乐对人情绪的影响来降低和解除疾病的痛苦。体感振动音乐疗法是在此基础上,附加低频音乐振动的生物学效应,以强化人体音乐感知,提高音乐治疗效果。在临床应用方面,聆听音乐治疗侧重于情绪和心理上的调整,如减轻患者的恐惧、不安和疼痛。而体感振动音乐治疗可增强聆听音乐治疗的效果,在短时间内使人平静和放松,同时,其低频音乐振动可使横纹肌肌肉放松,血流速度加快,微循环改善,胃肠不适症状的改善等。在国外,体感音乐治疗多用于脑损伤所致的运动语言和认知障碍、抑郁焦虑状态、睡眠障碍、便秘、肠易激综合征、胃肠功能障碍等。据报道,用于痉挛性脑瘫儿童,体感振动音乐治疗对骨骼肌的松弛作用,优于单用音乐疗法。

(四) 中医五行音乐在孤独症谱系障碍儿童中的应用

中医音乐疗法可以追溯至春秋战国时期,其中以《乐记》的音乐理论和《黄帝内经》的五音学说为集中代表,形成早期中医音乐疗法的思想体系。《乐记》把五音(角、徵、宫、商、羽)的理论确定下来,并探讨了音乐的作用。《黄帝内经》中指出:肝属木,在音为角,在志为怒;心属火,在音为徵,在志为喜;脾属土,在音为宫,在志为思;肺属金,在音为商,在志为忧;肾属水,在音为羽,在志为恐。把五音阶中的宫、商、角、徵、羽与人的五脏(肝、心、脾、肺、肾)和五志(怒、喜、思、忧、恐)用五行学说有机地联系在一起。

1. **土乐——宫音** 以宫调为基本,风格悠扬沉静、淳厚庄重,给人有如“土”般宽厚结实的感觉,根据五音通五脏的理论,宫音入脾,对中医脾胃功能系统的作用比较明显。

2. **金乐——商音** 以商调为基本,风格高亢悲壮、铿锵雄伟嘹亮,具有“金”之特性,商音入肺,对中医肺功能系统的作用比较明显。

3. **木乐——角音** 以角调为基本,风格悠扬、生机勃勃,有生机盎然的旋律,曲调亲切爽朗、舒畅调达,具有“木”之特性,角音入肝,对中医肝功能系统的作用比较明显。

4. **火乐——徵音** 以徵调为基本,旋律热烈欢快、活泼轻松,构成层次分明、情绪欢畅的感染气氛,具有“火”之特性,徵音入心,对中医心功能系统的作用比较明显。

5. **水乐——羽音** 以羽调为基本,风格清纯、凄切哀怨、苍凉柔润,如天垂晶幕、行云流水,具有“水”之特性,羽音入肾,对中医肾功能系统的作用比较明显。

中国音乐学院编制的中国五行音乐是比较符合中医五行理论的一套音乐。该音乐用于辨证施治。如水乐归肾,阳韵为《伏阳朗照》,有温补肾阳、固精益气的作用,适用于腰膝酸软、畏寒肢冷者;阴韵为《冰雪寒天》,有清心降火、滋肾定志的作用,适用于心烦意乱、眩晕耳鸣者。这在脑瘫儿音乐治疗中有一定的指导意义。如脾肾不足型脑瘫儿可选用土乐和水乐中属阳韵的音乐,有利于健脾益肾。

古老的中国音乐表达朦胧、超越的艺术意境,与人类精神心理紧密相连,而其中音乐与情绪的相关。中医认为人的各种情志之间具有相互滋生和相互制约的动态关系,针对情绪过激变化,中医提出了情志相胜理论。《素问·阴阳应象大论》提到:怒伤肝,悲胜怒;喜伤心,恐胜喜;思伤脾,怒胜思;忧伤肺,喜胜忧;恐伤肾,思胜恐。当某种情绪过甚时,可以用另一种"相胜"的情志来制约、平衡它。举例说明:如肝阳上亢类型的脑瘫儿,多表现为易怒、脾气暴躁,可应用"悲胜怒"的方法,给予有商调式或悲伤色彩较浓的音乐聆听,如《小胡笳》《江河水》《汉宫秋月》《双声恨》《病中吟》等,能有制约愤怒、稳定情绪的作用。又如肾气不足的脑瘫儿,多表现为易惊,可应用"思胜恐",给予宫调式音乐聆听,如《关山月》等,具有发人幽思的十分强烈的感染力,从而制约其恐惊的情绪。

孤独症儿童易出现焦虑、紧张、自卑等情绪障碍,音乐疗法能平衡身心、调和情绪,能融合于其他康复治疗之中,因此在辅助治疗孤独症儿童方面具有广阔的前景。定五行音乐的辨证选择方案。

(1)肝肾亏损型:可选用《碧叶烟云》《冰雪寒天》《伏阳朗照》以滋养肝肾、强壮筋骨。

(2)脾肾虚弱型:可选用《黄庭骄阳》《伏阳朗照》以补益脾肾。

(3)心肾不足型:可选用《荷花映日》《黄庭骄阳》以补肾养心。

中国五行音乐聆听,每天可进行 4~6 次,每次 20~30 分钟,可配合语言认知康复与特殊教育同步进行。

(五)孤独症谱系障碍家庭音乐疗法及注意事项

根据患儿不同的兼症应选取不同的曲目以更好地使家庭音乐治疗达到最好的效果。

(1)语言沟通障碍儿童的选曲:伴有沟通障碍的孤独症儿童能以多种方式在音乐治疗中。歌唱包括演说和语言,更具体的还有听觉记忆,音调的和谐与流畅。声音和管乐器训练为患儿具体的练习提供了创造性的环境。它可以与语言治疗结合使用。

治疗的目的包括正确语言表达、音调变化、呼吸和语速的改善。

不具备语言的患儿更适合音乐治疗。他们没有我们所使用的众多的沟通手段,需要学习其他的方法表达自己。音乐治疗可以提供加强沟通的方法及电脑辅助的音乐方法,使这些患儿通过音乐表达他们的感情和想法。

伴有感觉损伤的患儿可能会有视觉、听觉或二者兼有的障碍。音乐感觉刺激和有震动感韵律的暗示性音乐,可以帮助有听觉损伤的儿童在演说和身体运动方面的能力有所恢复。当视觉损伤的儿童发展他们的听觉和音乐能力时,可以从音乐治疗中受益,通过音乐的调节,使不确定的或僵硬的动作变得更加灵活和自然。患儿在集体课中,作为一种群体导向的干涉因素,音乐治疗适用于不同程度和能力的患儿,使每个参与者都能展现出他最好的一面。当患儿在集体教室中一起学习时,音乐治疗使孤独症患儿在教室里有积极的互动行为。在家庭音乐治疗中,父母作为伙伴的配合或邀请邻居共同参与的小音乐聚会,也可起到明显的治疗效果。父母可以选择适合有沟通障碍儿童适宜聆听的治疗性乐曲如莫扎特的《C 大调第二十一钢琴协奏曲》第一乐章、《G 大调第三小提琴协奏曲》第一乐章、《嬉游曲》《土耳其进行曲》以及中医五行音乐等。

(2)孤独症谱系障碍儿童的选曲:孤独症儿童从出生就把自己心灵的窗户紧紧地关闭,不与别人(包括自己的父母)说话,不对自己周围的事物给予注意和理会,更不要说发生兴趣了。这世上仿佛就是只有他／她一个人,所以这种病症叫"孤独症"。孤独症一般在 3 岁便可明确诊断,在明确诊断之前,有孤独倾向的患儿应予以积极的干预治疗和引导。临床已证明了通过音乐治疗可以帮助孤独症儿童走出孤独,回到家人爱的氛围中,回到这个充满爱的世界。英国著名音乐治疗家阿尔文女士曾经报告她治疗几个孤独症儿童的宝贵经验。她让孤独症儿童从小听音乐,唱歌、弹奏乐器(如击鼓、弹木琴),更重要的是让家长长期参与音乐治疗过程,让美妙的音乐作为媒介,把患儿和家人联系起来,让音乐的经验成为黏合剂,把患儿和家人黏紧,彼此亲密无间地交流和沟通。她发现孤独症儿童喜欢听温柔的、亲切的、连续不断地流淌的、节奏较明显的音乐,如斯美塔娜的《伏尔塔瓦河》、亨德尔的《水上音乐》都对孤独症儿童的心灵有较好的影响。如果能引导孤独症儿童在听音乐时配合做些运动,效果更佳,可以帮助他们打开心灵的窗户,释放内心的感觉,扩展内心的空间,接纳亲人,接纳身边的事物。父母可以选择适合有孤独倾向患儿适宜聆听的治疗性乐曲如斯美塔娜的《伏尔塔瓦河》、交响乐《我的祖国》、亨德尔的《水上音乐》组曲、舒伯特的《篮曲》、巴赫的《小步舞曲》等开启儿童的心智、心灵之门。

(3)孤独症谱系障碍共患注意缺陷多动障碍的选曲:国内以前通称此症为注意缺陷多动障碍(attention-deficit hyperactivity disorder,ADHD)。孤独症谱系障碍常常共患 ADHD。家庭音乐治疗中父母应该选择能安定情绪、放松的音乐让 ASD 伴多动、注意力不集中的儿童聆听。选择适合 ADHD 儿童的音乐如海顿的《小夜曲》、莫扎特的《弦乐小夜曲》第二乐章、《如歌的行板》《舒伯特小夜曲》、斯美塔娜的《伏尔塔瓦河》、亨德尔的《水上音乐》组曲、歌剧《阿尔齐娜》之《进入愉快梦境》、德彪西的《梦想》等,以安定合并多动、注意力不集中脑瘫儿的情绪放松,中医五行治疗音乐如心 CD、肝 CD、肾 CD 也可以应用。情绪激动、哭闹的儿童在聆听了佛经音乐后逐渐平静、放松下来。

四、注意事项

(一) 适度听音乐

大多数父母认为让婴儿长期听音乐,一方面可以安抚婴儿,另一方面可以培养婴儿温和的个性。但如果婴儿常听音乐,可能会养成沉默、孤僻的个性,还会丧失学习语言的能力。所以,在婴儿咿呀学语的时候,父母不能每天长时间给婴儿听音乐。

(二) 不要给幼儿听立体声音乐

加拿大著名儿科专家卡迪里安教授反复告诫,不要给 9 岁以下的儿童,特别是婴幼儿听立体声音乐,因为 9 岁以下儿童的听觉器官正处在快速发育阶段,鼓膜、中耳听骨及内耳听觉细胞都很脆弱,听觉器官容易受到严重的损害。儿童对声波的敏感度很强,而对声音的辨别力较弱,很容易发生听觉疲劳,若给儿童戴上立体声耳机收听音乐,由于音量较大,耳机闭塞外耳道口,立体声音乐进入耳道内没有丝毫的缓和与回旋余地,声压传递到很薄的鼓膜上,可直接刺激听觉器官,引起听神经异常兴奋,时间一久,儿童的听力就会受到影响,产生疲劳现象。另外,音量较大的立体声音乐也是一种噪声,儿童长时间接触这种有害的声音,容易对身体造成伤害,加上内耳耳蜗听神经末梢细胞在长期的高音刺激下,会发生萎缩,也会因此而逐渐导致听力减弱。

(刘振寰)

参考文献

[1] Hanser SB. The New Music Therapist's Handbook [M]. third edition. Boston, US: Berklee Press, 2018.

[2] 刘振寰, 张丽红, 赵勇. 五行体感音乐对痉挛型脑性瘫痪患儿肌张力的影响. 中国康复理论与实践, 2013, 19 (8): 771-774.

[3] 王冰. 奥尔夫音乐治疗方法对孤独症儿童的实践研究. 医学与哲学, 2017, 1 (1): 74-76.

[4] 聂曼蒂, 李霞. 音乐疗法对儿童孤独症康复训练的影响. 中国继续医学教育, 2017, 8 (1): 192-193.

[5] LI Y W, ZHANG R. Development of studies on acupuncture treatment of childhood autism. Acupuncture research, 2012, 37 (3): 242-246.

[6] ZHANG X J, WU Q. Effects of electro acupuncture at different acupoints on learning and memory ability and PSD-95 protein expression on hippocampus CA1 in rats with autism. Zhongguo Zhen Jiu, 2013, 33 (7): 627-631.

[7] Bilgehan E R E N. Profiles of the most preferred and the most effective music therapy approaches being utilized with children with autism spectrum disorders according to the opinions of music therapists in the U. S. Journal of Education and Practice, 2017, 8 (20): 115-128.

[8] KAPLAN R S, STEELE A L. An analysis of music therapy program goals and outcomes for clients with diagnoses on the autism spectrum. J Music Ther, 2005, 42 (1): 2-19.

[9] 杨玉凤, 杜亚松. 儿童孤独症谱系障碍康复训练指导. 北京: 人民卫生出版社, 2020.

第三节 中 医 治 疗

一、孤独症中医病因病机

在中医典籍中，并没有"孤独症"病名记载，但有大量与孤独症相似症状的记录，如《左传·成公十八年》有"周天子有兄而无慧，不能辨菽麦"、《国语·晋语四》记载"童昏不可使谋"、《诸病源候论·小儿杂病诸候》曰"数岁不能行候""四五岁不能语候"、《阎氏小儿方论》记载"心气不足，五六岁不能言"、《小儿卫生总微论方》曰："心气怯者，则性痴而迟语。心系舌本，怯则语迟也。"等，说明古人已观察到了孤独症的一些临床症状。现代医家将孤独症归入"语迟""呆病""童昏""无慧"等病范畴，其发病以胎儿期、新生儿期、婴幼儿期居多。

中医学对孤独症的认识是以"整体观念、辨证论治"为基础的，其中以病位在脑，与肝、心、脾、肾有密切联系的理论为主要辨证特点。孤独症儿童目无对视、听而不闻、语言重复、嗅觉异常等异常行为其根本原因是脑神紊乱所致。如《素问·五脏生成》曰："诸髓者，皆属于脑"、《灵枢·海论》曰："髓海不足，则脑转耳鸣，胫酸眩冒，目无所见"、《医林改错》："鼻通于脑，所闻香臭归于脑。"可见，五官在生理病理上与脑息息相关，五官表现出来的异常行为病位在脑神或心神。

《灵枢·邪客》曰："心者，五脏六腑之大主也，精神之所舍也"。《黄帝内经·素问·灵兰秘典论篇》曰:"心者,君主之官也,神明出焉"。神功能正常,精神振奋,反应敏捷,思考灵活。神功能异常,则精神萎靡,反应迟钝等。孤独症儿童不识亲疏,不爱交际,表情淡漠,听而不闻,言语重复,行为怪异等表现都是心神失养所致。同时肝主疏泄,有调理情志和调节气机的作用。肝开窍于目,肝的经脉上系于目系,肝的功能也可以反映于眼睛的活动状态。大多数孤独症儿童后天脾胃虚弱,普遍存在长期便秘、腹泻、胃食管反流、腹痛、偏食、挑食等肠胃问题。后天不足造成水谷精微来源不足,严重影响儿童的生长发育;脾运化水湿功能异常,则会滋生痰湿。痰之为物,随之升降,无处不到。痰入于心入于脑,扰乱神明则出现睡眠障碍、自伤、摇头、尖叫、傻笑等;痰湿郁久化热,痰火热炽心营,致心营耗损、心神失养,致多动、注意力不集中、旋转、狂奔等。

二、孤独症常用中医治疗方法

孤独症儿童具有显著的个体差异,中医学从孤独症患者的症状入手,在中医基础理论指导下,通过脏腑、六经、八纲、三焦等辨证分析其病因病机,通过药物配伍、标本兼治,可以根据每个人的具体病情灵活处理,实现了孤独症的个体化治疗,从而使其症状得到缓解和改善。因此,中医辨证论治孤独症具有一定的优势。中医对孤独症的治疗主要以临床治疗为主,主要包括中药辨证治疗、针刺疗法、推拿疗法等。

(一) 中药辨证治疗

对于孤独症的辨证分型临床并未完全统一,但主要分为肾精亏虚型、心肝火旺型、心脾两虚型、痰蒙心窍证等证型。孤独症的中药治疗多基于病位在脑,与肝、心、脾、肾关系密切的中医理论,结合孤独症儿童的临床症状进行辨证施治,通常以口服用药为主。

若患儿以肝肾亏虚、肝阳上亢为主要临床表现,以滋养肝肾、平肝息风为治疗原则,常用六味地黄丸、左归丸、天麻钩藤饮、丹栀逍遥散等化裁;若患儿以心脾两虚为主症,以养心安神、益气健脾、燥湿化痰理气开窍为治疗原则,常用归脾汤、养心汤、加味温胆汤等化裁;若患儿以心肾不交、阴虚火旺为主症,以滋阴降火为治疗原则,常用黄连阿胶汤、交泰丸等加减。

此外,基于文献分析,孤独症不同证型的治疗原则与常用药物各有不同,肾精亏虚型常用熟地黄、山茱萸、山药、菟丝子等药,以填精益髓,滋补肝肾;心肝火旺型常用天麻、生龙骨、生牡蛎、柴胡等药,以平肝清心,安神定志;心脾两虚型常用生晒参、茯苓、益智仁、炙黄芪等药,以益气健脾,养心益智;痰蒙心窍型常用石菖蒲、法半夏、陈皮、远志等药,以宁心豁痰,醒脑开窍。在临床治疗中,应根据孤独症儿童的病情进行辨证论治,选用适合的中药汤剂及药物治疗。

(二) 针刺疗法

目前,许多研究证实了针刺疗法改善孤独症儿童核心症状的有效性和安全性,而且单纯的针刺疗法相比单纯的康复训练能够改善孤独症儿童的相关症状效果更加明显,尤其对改善孤独症儿童智力及社会适应能力、语言障碍等有明显的作用。针刺疗法能有效缩短孤独症儿童事件相关电位 P3 潜伏期,使神经冲动传导加快,大脑对外界信息的认知加工时间缩短;针刺疗法还可以促进发育受阻的儿童的神经纤维的生长发育,增加大脑皮质突触的数量和质量,从而表现为针刺治疗后儿童 P3 波幅升高。

临床上用来治疗孤独症的针刺方法有多种,常用的针刺疗法有头针、体针、舌针等,其中,头针疗法的应用取得了显著的疗效。

1. **头针疗法** 头针疗法又称头皮针疗法,是在头部的特定区域或穴位进行针刺治疗的一种方法。头针疗法是在中国传统针灸学及现代医学理论基础上发展形成的,治疗脑部疾病的疗效得到中外学者的认可。头针疗法的刺激部位主要为头部大脑皮质功能定位相关的记忆、思维、语言等头皮相应投射区,其主要功能为加快投射区域局部血液循环,迅速建立起脑血管的侧支循环,增加脑组织的血氧供应量,促进受损神经功能的恢复。从而改善孤独症儿童的社交、语言、认知等能力。

临床常用的头针疗法有焦氏头针、林氏头针、靳三针头针以及头穴新治疗区等。

焦氏头针由山西焦顺发提出,是以大脑皮层功能定位为理论依据,以针刺为手段治疗各种脑源性疾病的头针疗法,属反射区头针疗法的一种,其重点突出了功能定位,主治较专一。林氏头针由林学俭教授提出,是根据大脑皮质功能定位结合神经生理学,以及脑功能与血流分布的关系来确定头针刺激区的一种反射区头针疗法。靳三针疗法由广州中医药大学靳瑞教授提出,是根据经络属性和穴位所在部位的解剖学特点(包括脑的功能定位与颅外解剖)有机结合,以邻近的经穴(或以经穴为进针处,或以穴位为透刺所过处)三针为一区的定位方法,属于经穴头针疗法的一种。

常用的头皮针治疗区有智九针:额五针(图 7-1)、四神聪(图 7-2)、颞三针(林氏头针)(图 7-3)、言语一区、言语二区、言语三区(焦氏头针)(图 7-4)。

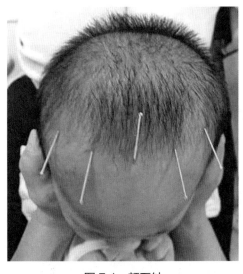

图 7-1　额五针

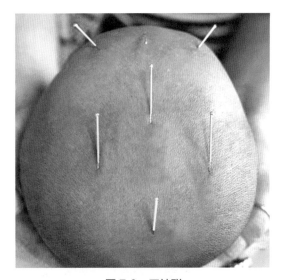

图 7-2　四神聪

额五针实际上为神庭穴、双侧头维穴、双侧头临泣穴各一针,其中以神庭为主穴。

四神聪原名神聪,在百会前、后、左、右各开 1 寸处,因共有四穴,故又名四神聪。神聪穴名最早见于《银海精微》,现定位源自《太平圣惠方》。《太平圣惠方》记载"神聪四穴,理头风目眩,狂乱疯痫,针入三分"。四神聪有较好的调节大脑皮层功能,可用于治疗神经、精神功能失调所引起的疾患。

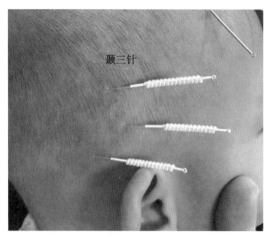

图7-3 林氏颞三针

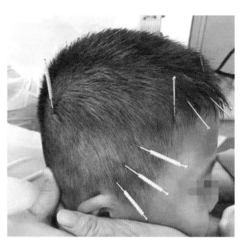

图7-4 焦氏头针

颞三针为林氏头皮针中常用的区域,位于颞部。第一针自顶骨结节下缘前方约1cm处,向后上方刺3cm长的直线;第二针自耳尖上1.5cm处向后上方刺3cm长的直线;第三针自耳尖下2cm再向后2cm处,向后上方刺3cm的直线。颞三针是上下各有两针加强了对颞区的刺激,且全部针刺偏向后上方,偏重于颞区后部,更接近于颞叶大脑沟回在体表的投影。颞区的头皮针刺激可能改善了颞区脑血流灌注并激活相关区域的细胞功能,从而改善患者的社交及行为异常。

伴注意力不集中加心肝区(图7-5);伴情绪障碍配情感区;伴视觉功能障碍配视区(焦氏头针)(图7-6);伴双手精细功能障碍配运用区(焦氏头针)。

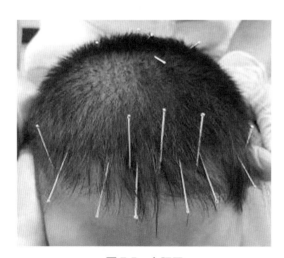

图7-5 心肝区

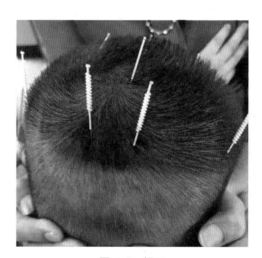

图7-6 视区

头针疗法针具一般选择(0.30×25)mm、(0.30×40)mm的一次性无菌穴位针灸针,进针时针尖与头皮呈15°~30°夹角,快速刺入头皮,当针达到帽状腱膜下层时,使针与头皮平行进针,根据不同穴区可刺入15~25mm,留针1~4小时。留针过程中施以快速捻转手法,以增强针刺效应。针刺频次一般隔日1次。出针时用无菌干棉球按压针孔3~5分钟,以防止出血。

2. 体针疗法 体针疗法,又称毫针疗法,是以毫针为针刺工具,运用不同的操作手法,刺激人体的经络腧穴的一种针刺方法。根据中医学和经络理论,认为体针疗法能通过疏通经络、调和气血、调整脏腑功能来治疗孤独症。

孤独症儿童体针治疗临床以督脉、心经、心包经等穴位为主,主穴可选取醒脑开窍[印堂、三阴交(图7-7)、内关]、神门、通里、劳宫(图7-8)、合谷、太冲、廉泉(图7-9)、哑门(图7-10)。

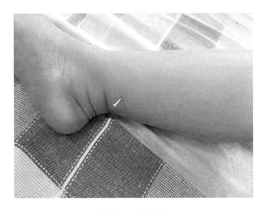

图 7-7　三阴交

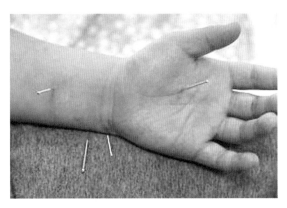

图 7-8　神门、通里、劳宫

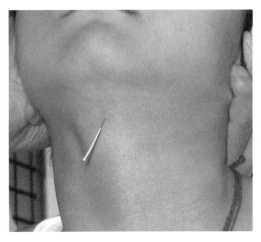

图 7-9　廉泉

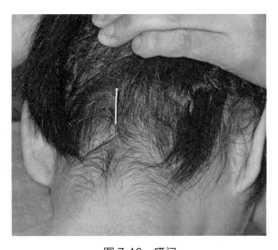

图 7-10　哑门

根据临床症状可随症配穴;脾肾两虚加脾俞、肾俞健脾益肾;心脾两虚加心俞、脾俞、足三里益养心神;肝肾不足加太溪、肾俞、悬钟补肾填精、养血益肝;阴精亏虚加太溪、照海滋阴补肾、填精益髓;痰瘀阻滞加中脘、膈俞、足三里益气健脾、化瘀开窍。

此外,基于数据挖掘显示,"靳三针"亦是治疗脑病的常用组穴。"靳三针"依据"三针为主,辨证取穴"的原则治疗疾病,临床应用非常广泛。根据"腧穴所在,主治所在"的规律,在孤独症临床治疗中,根据病灶周围取穴的有四神针、智三针、颞三针(图7-11)、定神针;四神针位于四神聪之外侧,其在脑的投影区域更宽广,针尖向外平刺,扩大刺激范围,镇静益智,提高疗效。

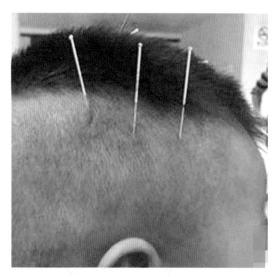

图 7-11　颞三针

　　根据脏腑经脉理论"经脉所过,主治所及"可选取手智针;结合现代神经生理学理论组穴选取舌三针、足智三针(图 7-12)、脑三针(图 7-13)。针刺时一般 ≤ 3 岁不留针,>3 岁留针15~30 分钟,隔日 1 次,体弱者每周 2 次。

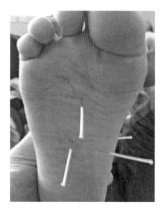

图 7-12　足智针

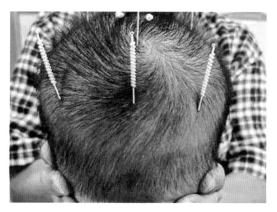

图 7-13　脑三针

　　3. 电针法　电针法是将针刺入腧穴得气后,在针具上通以接近人体生物电的微量电流,利用针和电两种刺激相结合,以防治疾病的一种方法。

　　电针治疗时电针仪(图 7-14)选用连续波,输出频率 1~100Hz 可调,输出电流 ≤ 50mA,电针 30 分钟后停止针刺,并可结合运气法靠指的暴发力向外速提,而针体不动,如此反复,强刺激能在较短时间内取得即时效应。采用电针可调整人体生理功能,有促进气血循环等作用,选择连续波接近人体生物电的微量电流,加强针灸对穴位的刺激。

　　现代研究发现,电针(图 7-15)可以改善孤独症模型大鼠的学习和记忆能力,其作用机制可能与电针调控突触可塑性相关。神经元的突触可塑性包括功能可塑性和结构可塑性两大部分,与学习和记忆密切相关。电针可以通过调节脑源性神经营养因子的分泌并发挥其功能,从而调节神经突触的强度和神经递质的释放,影响孤独症模型大鼠大脑突触可塑性,达到大脑功能重组和代偿,进而使其学习和记忆能力得到改善。临床观察亦发现,电针法可明显改善孤独症患者的情感淡漠、强迫性一致、语言重复、视线接触障碍、极度孤独等症状。

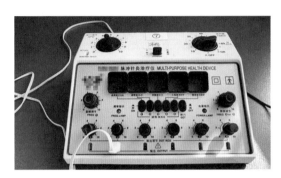

图 7-14　电针仪

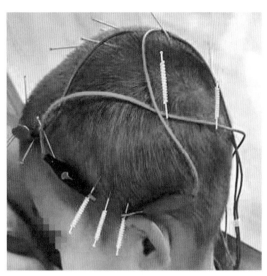

图 7-15　电针

4. 穴位注射　穴位注射疗法(图 7-16),又称"水针疗法",是以中西医理论为指导,依据穴位作用和药物性能,在穴位内注入药物以防治疾病的方法。通过药物和针刺的双重作用,可激发经络穴位之气,从而调整和改善机体的功能与病变组织的病理状态,穴位注射可明显提高血药浓度,提高靶器官对药物的反应性、敏感性,从而改善孤独症儿童的临床症状。

穴位注射疗法操作简单、用药量小、适应证广。孤独症穴位注射常用药物分为三类:中草药制剂有复方麝香注射液、川芎注射液等;维生素类制剂有维生素 B_{12} 注射液等;其他常用药物有鼠神经生长因子、薄芝糖肽注射液等。穴位选择以 4~6 个穴位为宜,最多不超过 8 个穴位。临床治疗中常选用颈项部、背腰部、胸腹部及四肢的某些特定穴位,如哑门、风池、心俞、内关、三阴交等。根据穴位的位置确定每穴每次药物注射剂量,一般以 0.3~0.5ml 为宜。治疗时应严格执行无菌操作,蚕豆病患者禁用复方麝香注射液,药物不可注入血管内,注射时如回抽有血,必须避开血管后再注射。

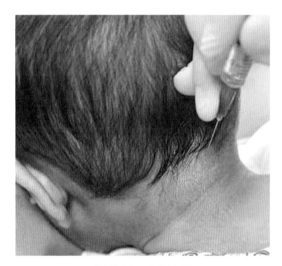

图 7-16　穴位注射

5. 穴位埋线　穴位埋线疗法(图 7-17),是将可吸收性外科缝线植入穴位内,利用线对穴位产生的持续刺激作用以防治疾病的方法。穴位埋线具有针刺、留针、线体物理溶解、吸收等复合刺激,因此,穴位埋线可以通过经络和神经调节作用,起到协调脏腑、调和气血、疏通经络的作用。

研究发现,穴位埋线可以改善孤独症儿童社会适应能力、语言交流障碍等核心症状。治疗穴位选择参照头针疗法及体针疗法,埋植线体可选用 PGA、PGLA 等新型线材,治疗频次为每周 1 次,每次选取 4~6 个穴位为宜,一般 6 次为 1 个疗程。穴位埋线是一种侵入性治疗,首次治疗时部分儿童家长存在一定的顾虑,需做好解释工作;对于 6 月龄以下的婴幼儿,需谨慎应用穴位埋线疗法。

穴位埋线疗法注意事项如下:①治疗局部有皮肤病、炎症、溃疡、破损者,不推荐治疗;②有其他各种疾病导致皮肤和皮下组织吸收和修复功能障碍者,不推荐使用;③患者精神紧张、大汗、劳累后或饥饿时不宜进行埋线治疗,建议休息 30 分钟后再行治疗;④埋线治疗后72 小时内忌食牛肉、羊肉、海鲜、鸡蛋白及辛辣刺激食物;⑤埋线治疗后应保持治疗部位 4~6小时内的干燥、清洁,以避免感染;⑥埋线治疗后 24 小时内极少数儿童可能会出现一过性发热($\leq 38^{\circ}C$),一般不需要特殊处理。如持续发热,应及时就医。

6. 耳穴疗法 耳穴疗法(图 7-18),是指采用毫针或其他方式刺激耳部特定部位,以预防、诊断和治疗全身疾病的一种方法。迄今为止,耳穴疗法治疗的疾病多达 200 余种,涉及内、外、妇、儿、五官、皮肤、骨伤等临床各科。耳郭就像一个头部向下、臀部朝上倒置蜷缩在母体子宫内的胎儿一样的缩影,而耳穴呈现这种分布规律完全是与全息理论一致。

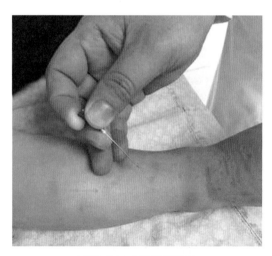

图 7-17　穴位埋线疗法

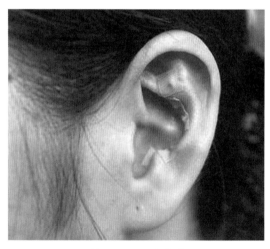

图 7-18　耳穴疗法

现代研究发现,自主神经的皮肤-内脏反射原理为全息经络耳穴疗法治疗孤独症提供了依据。耳穴疗法对孤独症伴随睡眠障碍、情绪障碍,以及认知障碍等合并症均有良好的调节作用。选用耳穴治疗时,可用通过不同方式刺激耳穴。由最简便常用的徒手按摩、到民间及医疗都可应用的王不留行籽或磁珠贴压,以及医疗上运用毫针、皮内针、三棱针等耳针方法,再新式的有药物注射、红外线照射等方法。这些方法都可以刺激到有异变之耳穴。在孤独症儿童患者中,常应用的刺激方法有磁珠贴压和皮内针。在耳穴选择上,基本上都先选择与涉及孤独症病因病机相关的脏腑及病位的相对耳穴(如肝、肾、心、脑点、脑等),后再按孤独症儿童的孤独症特有的 3 个主要病症特点选择相应的耳穴进行治疗,与头针疗法、体针疗法等比较,耳穴疗法选穴及操作相对简单,患者的接受程度更高。

以常用的王不留行籽或磁珠为例,具体操作时可先用耳穴探测仪找出备选的耳穴敏感点(一般肝、肾、心、脑点为主穴,再在口、舌、交感、神门、皮质下和脑干耳穴中再选数个,交替选用,以语言障碍为主者配合贴压口、舌;以刻板行为为主者配合贴压内分泌、交感、神门;以社交障碍为主者配合贴压脑干),用75%酒精棉球常规消毒,直至消毒酒精挥发被选耳穴完全干透后,最后将有王不留行籽或磁珠粘贴的小方形胶布贴压于单侧耳穴上,每次治疗时双耳交互贴,同时除去上一次粘贴的耳压贴。每日按压2~3次,儿童自行或家长代为以手指按压种子或磁珠,手法由轻到重以儿童接受为度,每穴按压30~60秒,使耳郭产生酸胀灼热感。

7. 岐黄针疗法 岐黄针疗法(图7-19)是源于《灵枢》九针、五刺法及经筋理论、取穴精要、操作便捷、疗效显著的新型针刺疗法。岐黄针操作手法"轻快",刺激量小,得气即止,无需留针,突显"刺之要,气至而有效"的针灸精髓。此外,岐黄针较传统针刺取穴少,每次治疗仅选用2~3个穴位,很少超过4个穴位;治疗操作时间短,1个穴位从进针到出针一般不超过10秒,不留针,时间非常短。这种操作方法更安全、儿童患者更易接受,可以有效地避免因长时间针刺,患者的紧张不适而引起的晕针等不良反应。

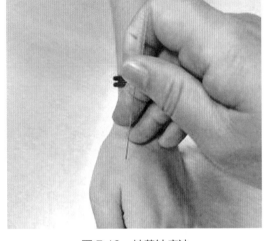

图 7-19　岐黄针疗法

有研究发现,睡眠障碍在孤独症儿童中的发生率很高,约44%~83%的孤独症儿童受到某种或某几种睡眠障碍的困扰。对于孤独症儿童来说,睡眠障碍是其核心症状表现的重要预测器,睡眠障碍越严重,核心症状表现就越明显,问题行为就越严重。岐黄针疗法可以很好地改善孤独症儿童的睡眠障碍问题,主穴取百会、心俞,针刺手法可采用合谷刺,如伴有做梦可加印堂穴,一般每周1~2次即可。此外,对孤独症儿童便秘问题亦有很好的疗效,选取天枢穴,每周1次,3次为1疗程。

8. 其他针刺疗法 其他在临床治疗孤独症间有采用的针刺疗法包括腹针疗法、舌针疗法、七星针疗法等。有报道对孤独症儿童语言、社交功能、手眼协调、认知等症状好转有明显作用,但临床应用较少。

(三) 推拿疗法

小儿推拿古称小儿按摩,是在中医学基础理论和相关临床指导下,根据小儿的生理病理特点,在小儿体表特定穴位或部位施以手法,以防治疾病、助长益智的一种外治疗法,是一门独特的中医临床学科。明清时期小儿推拿名家辈出,在此期间的小儿推拿著作中有大量关于孤独症治疗的描述,如明代周于蕃《小儿推拿秘诀》关于小儿孤独症的描述有"痴迷""哑子不言""痰迷心窍"等症状;明代龚居中《新刻幼科百效全书》中有"痴迷""不开口""眼睛直视"等描述;清朝骆如龙著《幼科推拿秘书》有关孤独症描述即"失声音""口哑不语(痰迷心窍)""口不出声"等;清代《厘正按摩要术》有关小儿孤独症相关描述即"喉痹";清代熊应雄《小儿推拿广意》有关描述即"小儿口哑不能语言,乃痰迷心窍也"等。因此,小儿推拿治疗孤独症历史源远流长。

明清时期推拿选穴以上肢部为主,尤以手部五经穴多用,其中心经和肺经应用频率最高。常用的穴位有四横纹、小天心、内劳宫、曲池、二人上马、五指节、天河水、颊车、手阴阳、六腑等。

孙重三提出的"开天门、推坎宫、揉太阳、揉耳后高骨"四大推拿手法,认为四穴合用,能壮元神、调阴阳、醒脑窍,是治疗孤独症的要穴。其次,如长强、腰阳关、命门、至阳、灵台、大椎、哑门等督脉穴位也常应用于孤独症的临床治疗。按揉、捏脊等是常用推拿手法。

针对孤独症儿童的伴随症状,采用中医辨证分型治疗同时配合足底反射区按摩疗法,着重头部反射区、失眠点、脑垂体、肾上腺、甲状旁腺反射区按摩治疗,改善儿童睡眠,从而达到其他伴随症状的改善,亦可取得良好疗效。

推拿治疗儿童孤独症,操作方便,疗效确切,无药物毒副作用及针灸之痛苦,从治病求本与安全性的综合考虑出发,有明显的优势。孤独症儿童大部分存在情感、行为异常,在治疗过程中,医者的态度、推拿手法、操作顺序至关重要。要耐心疏导、顺势而为,选择在最佳时机,适时应用重点穴位、重要手法。例如在儿童情绪相对稳定、能够配合的时机,做下丹田振法,按揉照海、申脉、至阳、灵台、神道、百会、神庭、四神聪、风池等穴位(图7-20)。

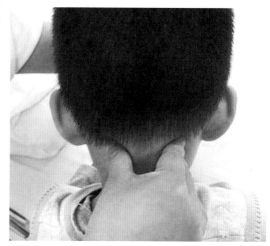

图7-20　推拿疗法

(四) 综合疗法

虽然单纯采用中医治疗对于孤独症儿童均可取得明显的疗效,但临床上采用综合疗法治疗孤独症儿童却是较常用的方法。比较常用的方法包括中医疗法联合,如针灸、推拿、联合中药汤剂,头针疗法联合耳穴贴压;针刺疗法联合穴位注射。针刺联合康复训练疗法:头穴留针联合行为训练;针刺疗法联合音乐治疗;头针疗法联合行为训练、感觉统合训练、语言训练等方式。

三、针刺治疗孤独症的机制研究

虽然大量临床试验证明针刺治疗孤独症的有效性和安全性,但目前对针刺治疗孤独症的原理研究仍较少。下面简单介绍针刺治疗孤独症的潜在机制。

(一) 针刺影响突触可塑性

突触可塑性在神经系统的生长发育、损伤修复、学习记忆等重要中枢神经功能中起着重要作用。候选基因突变或信号通路异常引起的突触结构和功能的改变可能是孤独症发病的重要机制。目前的研究表明,电针对孤独症大鼠受损神经元的突触形态具有良好的修复作用。Hossein-Fatemi S 等发现由 CX 蛋白组成的缝隙连接是电突触的结构基础。CX 蛋白在孤独症患者大脑皮层的表达明显异常,参与了异常行为过程。洪钰竺等发现针刺可以调节CX 蛋白的表达,从而提高孤独症儿童的学习记忆能力。

突触后致密区 95(postsynaptic density-95,PSD-95)能与突触后氨基酸受体相互作用,在谷氨酸受体的信号转导和整合中起关键作用。PSD-95 表达下降影响突触功能,进而影响孤独症儿童的学习记忆功能。张学君等用电针后海穴治疗孤独症大鼠模型,发现针刺后海穴后,模型大鼠大脑中皮质和海马 PSD-95 蛋白表达增加。通过激活 BDNF-TrkB 信号通路,促进 PSD-95 蛋白从胞体向突触定向聚集是突触可塑性的关键。

神经配蛋白和神经连接蛋白主要作用于神经突触,二者相互作用,在神经突触的调节中发挥重要作用。它作用于突触结构的形成,或神经递质释放、突触识别、成熟和信息传递等过程。Tero 等发现 NLGN1、NLGN3 和 NLGN4X 与孤独症显著相关。洪霖等发现针刺丙戊酸诱导孤独症大鼠长强穴可上调 NLGN3 的表达水平,改善大鼠的异常行为。

针刺能修复孤独症大鼠神经元突触的形态和结构损伤,影响突触传递效率。然后直接参与或改善突触可塑性,改善学习、记忆、认知等功能,从而治疗孤独症。

(二)针刺调节神经递质的释放

针刺可以调节中枢神经系统各种神经递质的合成和释放。研究发现,内源性阿片肽系统也可能参与针刺诱导的 LTP 过程,这可能与针刺改善孤独症患者的学习和认知障碍有关。杨静等发现电针可通过调节内源性阿片肽参与大鼠脑缺血耐受效应。Modahl C 等发现孤独症儿童社交功能障碍的程度与血浆中催产素的降低显著相关。雷雪峰等,发现电针可以调节催产素(oxytocin,OXT)的释放,从而起到镇痛作用。

5- 羟色胺(5-hydroxytryptamin,5-HT)作为一种重要的神经递质及其受体,在中枢神经系统的情绪、认知、记忆和学习等方面起着重要的调节作用。5-HT 基因 SLC6A4 启动子区的 5-HTTLPR 编码基因的多态性,增加了基因转录异常的概率,从而导致 5-HT 异常,可能与神经质或焦虑等精神状态有关。俞裕天等发现针刺能在一定程度上改善 5-HT 异常引起的神经系统活动。霍金等发现电针能提高阿尔茨海默病模型大鼠海马 5-HT 的活性。

研究表明,谷氨酸基因与孤独症易感性之间存在连锁不平衡关系。γ- 氨基丁酸是一种在神经发育中起重要作用的氨基酸递质。Warrier 等发现 *gabarb3* 基因与孤独症之间存在明显的连锁失衡,这也可能与孤独症伴癫痫有关。基因突变引起的氨基酸递质异常可能与孤独症的发生有关。针刺可以通过调节氨基酸递质的异常来治疗孤独症。闫丽萍等发现针刺防治癫痫可能是通过过度调节氨基酸递质。邓元江等发现针刺可以通过影响海马氨基酸递质来防治癫痫。

在以上对孤独症的研究中发现,这些神经递质参与了人类各种行为的发生和发展,与孤独症的发病机制密切相关。针灸可以通过调节这些神经递质的释放和发生来改善孤独症的症状。

(三)针刺调节细胞凋亡

Thompso C B 等利用孤独症模型大鼠进行基础研究,发现脑内神经元细胞抑制凋亡的能力上调,这可能是导致其行为异常的机制。研究还表明,脑细胞过早凋亡可导致帕金森病、脑萎缩和阿尔茨海默病等疾病,从而影响异常行为。研究表明,B 细胞淋巴瘤 2 家族蛋白(B cell lymphoma 2 family protein;Bcl-2 family protein,Bcl-2)的多域蛋白包括 Bax、Bak和 Bok。研究表明,Bcl-2 的表达上调,Bax 表达下降、Bax/Bcl-2 比值降低,与海马细胞异常凋亡有关,可能对学习记忆产生不利影响。黄倩茹等发现针刺长强穴能改善孤独症大鼠的异常行为。大鼠海马 Bax 蛋白和 Bax/Bcl-2 比值增加,Bcl 蛋白表达降低,可减弱孤独症大鼠海马的异常凋亡能力,调节神经元的异常发育。这可能与改善其异常行为机制有关。

（四）针刺调节脑血流

研究表明，SPECT检查结果显示孤独症儿童存在局灶性脑血流和脑功能减退区。贾少微等通过SPECT检查发现34例孤独症儿童有114个不同的脑血流灌注区和功能减退区。其中，28名儿童在儿童学习、认知和语言功能障碍的相应领域被发现符合低血流量。电针双侧合谷、曲池、足三里、三阴交穴，可不同程度地改善患儿的脑血流量和脑功能。电针的显效率为78.95%。初步证明针刺治疗孤独症与改善脑血流和脑功能有关。无论是通过这一机制还是针刺后脑内的继发效应，都需要进一步研究。

（五）针刺对细胞因子的影响

研究发现，细胞因子的变化在孤独症的发病机制中起着重要作用，包括促炎和抗炎过程，导致异常的免疫激活和反应。其中白介素-6（interleukin-6，IL-6）、白介素-10（interleukin-10，IL-10）和肿瘤坏死因子-α（tumor necrosis factor-α，TNF-α）作为细胞因子发挥着重要的作用，特别是在神经可塑性、行为规划和分化等方面。洪伟等证实，IL-6水平升高会降低海马兴奋度，IL-6水平升高的孤独症大鼠表现出孤独症样行为。IL-6和TNF-α一方面在调节海马突触可塑性中发挥重要作用，另一方面也参与少突胶质细胞活性和轴突生长。许多研究发现，针灸在抗炎和免疫方面有很好的效果。针灸可以抑制和干扰炎症的发生和发展。针刺可以通过调节细胞因子的浓度来保护脑组织。

综上所述，针刺治疗孤独症的机制尚不完全清楚。一方面，由于孤独症的病因和生化变化复杂，是一种具有多种生物学因素的神经发育障碍综合征。候选基因突变导致转录物质变化，导致神经结构的改变；细胞因子失衡引起的炎症免疫反应；信号通路异常引起的神经元结构异常，凋亡等原因。另一方面，针刺治疗孤独症的机制研究较少。由于目前尚无统一的针刺治疗评价标准，因此研究难度较大。针刺的机制复杂，但可以肯定的是，孤独症的治疗过程是多通道、多方面的。有理由相信针刺可能影响孤独症的不同病理学方面。要揭示这一机制的秘密，还有很长的路要走。

（钱旭光　金柄旭）

第四节　人　工　智　能

一、简介

孤独症谱系障碍（autism spectrum disorders，ASD）是一类以不同程度的社会交往和交流障碍、兴趣狭窄及刻板重复的行为方式为主要特征的神经发育障碍性疾病。

人工智能（artificial intelligence，AI）于1956年Dartmouth会议上被首次定义，指通过利用智能机器人及智能系统等来模仿人类思维，以达到解决问题和决策的能力。研究领域涉及广泛，包括智能识别、机器学习、人工智能平台等，从最初的神经网络、模糊逻辑，到现在的深度学习、图像搜索，AI技术的发展经历一系列起伏。

由于ASD发病率不断攀升，加之诊断资源严重匮乏，ASD已逐渐演变成全球性重大公共卫生问题。随着计算机技术、电子工程学以及统计学等学科的发展，AI 在 ASD 的诊治中高效率性、高准确性以及高稳定性的独特优势日益凸显。当前 AI 在 ASD 领域的研究主要集中于 ASD 的早期诊断疾病预测及干预治疗三大方面。

二、AI 对 ASD 的早期诊断

我国在儿童 ASD 诊治上秉持的重要原则是"早发现、早诊断、早治疗"，ASD 的早期发现及诊断有助于把握最佳干预治疗时机，从而有效改善 ASD 儿童的生活处境。但是，大部分 ASD 儿童往往因为筛查诊断不及时而错失了最佳干预期。在美国，ASD 诊断的平均年龄约为 4 岁，这已远远迟于最佳干预时机；8 岁之前仍未确诊的儿童，未来干预治疗获得疾病恢复的可能性更是微乎其微。因此，重视 ASD 的早期筛查识别，对提高干预效果有重要作用。

目前 ASD 的诊断耗时较长、过程烦琐、价格高昂等因素导致传统诊断模式的弊端日益凸显。不同从业医生的专业水准和经验阅历大有不同，而 ASD 的诊断需要依赖临床医生的判断，就不可避免地会造成主观因素干扰结果判断，从而对结果的客观性造成影响。再加上 ASD 患儿的临床表现常常存在个体差异、并通常伴随一些共患病，在诊断时很容易与其他精神疾病混淆，致使误诊、漏诊的发生。

AI 因其精准、有效、稳定的优势在 ASD 诊治中受到越来越多的关注，为克服 ASD 传统诊断方式的不足，国内外学者应用 AI 对 ASD 进行了大量诊断相关的理论研究及临床实践。

AI 的机器学习（machine learning，ML）技术，通过对大量 ASD 数据的信息提取和知识学习，在 ASD 筛查中进行面部表情、情绪表达、语言能力、行为模式、步态方式及神经影像的分析，从而提高 ASD 早期筛查的敏感性、特异性、准确性及时效性，达到早期识别 ASD 的能力，并且通过反馈模式，不断地对新的临床表型作出决策并进一步修正提供识别能力。

最普遍的 ML 算法包括支持向量机（support vector machines，SVM）、随机森林（random forest，RF）、k 近邻（k-nearest neighbor，k-NN）算法、人工神经网络（artificial neural network，ANN）、决策树（decision tree，DE）和偏最小二乘判别分析（partial least square discriminant analysis，PLS-DA）等。

（一）AI 对 ASD 刻板行为的识别诊断

刻板行为的存在会影响 ASD 儿童的知识获取，并对大脑学习和技能发展产生负面影响。因此，识别、监测刻板行为对 ASD 的诊断评估及干预治疗尤为重要。

2016 年，Kang 等使用微软 Kinectv.2 摄像系统来客观地自动量化 ASD 的身体运动，Kinect 摄像机对 ASD 不同的刻板动作进行记录、视觉手势生成器（visual gesture builder，VGB）检测这些骨骼的运动方式，通过 ML 技术来达到对 ASD 刻板动作的识别。结果提示这项 AI 技术对 ASD 的诊断有较高的准确率，支持其用于自动量化复杂性 ASD 刻板行为。

（二）AI 对 ASD 面部表达的识别诊断

面部表情展示了有关个人身份和情绪状态的重要信息。在儿童发展过程中，识别面部表情、理解情绪表达的能力是一项基本技能，也是培养建立早期社会互动能力所需的基本条件。

2015 年，Liu 等开发和应用了一种 ML 算法，通过向受试者展示一组对齐的人脸图像，并按顺序记录每张图像上的眼球浏览位置，通过提取眼球浏览图像的特征，来识别 ASD 和正常儿童的差异,结果具有统计学意义,表明了此算法的有效性和潜在的未来价值。

2018 年,Simões 等推出了一种基于 SVM 的 ML 方法,在 ASD 患者观察动态表情和映射大脑想象之间建立联系,研究发现在楔前叶存在高度相似的群体辨别性神经特征,而 ASD 患者在这些参与想象的区域有更明显的强化和激活,以此可以准确区分 ASD 患者和正常对照组。

2020 年,Kang 等通过脑电图和眼动追踪两种模式数据、结合 SVM 及最小冗余最大相关性(minimal redundancy maximal relevance,mRMR)算法,对 97 名 3~6 岁的儿童进行识别分类,其诊断 ASD 的准确率达 85.44%,表明其识别 ASD 儿童的有效性。

(三) AI 对 ASD 语言障碍的识别诊断

除了社交障碍和刻板行为以外,语言障碍也是不少 ASD 儿童参与社会交往和人际发展的障碍,因此识别并预测语言障碍的严重程度对 ASD 的诊断及干预有重要意义。

2009 年,Xu 等通过语言环境分析(language environment analysis,LENA)系统,利用可穿戴的语音信号处理技术来识别监测儿童所处的语言环境,并分析学习儿童的发声 / 说话成分数据,在 34 名 ASD 儿童、30 名语言发育迟缓儿童和 76 名正常发育儿童混合的数据集中,交叉验证测试对 ASD 的检测准确率达到了 85%~90%,对语言发育迟缓的识别也表现出良好性能。

2016 年,Matthew 等开发并评估了一种基于 ML 的 ANN 算法,通过对美国孤独症和发育障碍网络(autism and developmental disabilities network,ADDN)儿童评估报告中的单词和短语部分来预测儿童是否符合 ASD 诊断标准,其诊断的灵敏度为 84.0%、特异度为 89.4%,表明此算法的有效性及可行性。

2018 年,Mencattini 等探索了一种应用情感调节功能(emotional modulation function,EMF)的函数模型,通过讲故事任务期间量化儿童语音样本的情绪内容,可以区分语言障碍的儿童和正常儿童、最终准确率为 79%,而在进一步鉴别单纯语言障碍(92%)和 ASD(82%)中达到了最高识别准确率。

(四) AI 对 ASD 行为运动的识别诊断

2016 年,Anzulewicz 等研发并训练了一个基于 ML 的系统,通过从玩平板游戏中收集的触摸屏数据来区分 ADS 儿童和正常发育儿童,准确率高达 93%。运动特征的单变量分析显示:与正常发育儿童相比,ASD 患儿在手势运动学中操作速度更快、触控力量更大,并且在同一个手势中存在不同于正常发育儿童的力量分布,这些数据支持 ASD 的核心特征,并提示 ASD 是可以通过有趣的智能设备游戏进行计算评估识别的。

2017 年,Großekathöfer 等使用手腕和躯干上的可穿戴传感器收集身体运动数据,利用递归图提取运动轨迹及特征,应用 ML 算法,准确、可靠、有效地识别出 ASD 的刻板行为。

2020 年,Artoni 等通过研究发现,利用 AI 分析瞳孔变化或心率波动可以早期诊断 ASD。他们发现,特发性和遗传性 ASD 小鼠模型都存在早期受损的胆碱能神经调节模式,表现在自发的瞳孔波动及心率改变上,这一异常甚至早于 ASD 发病。因此,他们先后训练了 2 个 AI 神经网络,分别通过瞳孔变化数据以及心率变化数据准确地识别出 ASD 模型小鼠。此后,他们将此算法应用于 1~2 岁婴幼儿及 >2 岁儿童,其诊断 ASD 的准确率分别为 80% 和 88%。因此,这项 AI 算法作为一种强大的、非侵入性、高灵敏度和高特异度的转化生物学标志物,可以用于早期发现、识别并诊断 ASD。

2020 年,Li 等以 5~12 岁 ASD 儿童为主要研究对象进行 AI 分析,受试者被要求分别在睁眼和闭眼两种情况下保持静止站立姿势 20 秒并测量中心压力(center of pressure,COP)数据,通过 AI 的 ML 算法技术分析重心线性位移、总距离、摇摆面积等参数,结果所有 ML 算法均能成功通过姿势控制模式识别 ASD,其中朴素贝叶斯算法的准确率(90%)、灵敏度(82.6%)、特异度(100%)、精确度(100%)、F1 评分(0.898)最高。

(五) AI 结合传统量表对 ASD 的早期诊断

2015 年,Kosmicki 等通过将孤独症诊断观察表(Autism Diagnostic Observation Schedule,ADOS)编入 8 种 ML 算法,其筛查及诊断 ASD 的准确率分别为 98.27% 和 97.66%,大大提高了 ASD 诊断的有效性及时效性,有助于 ASD 的早期筛查、降低 ASD 的平均诊断时长。

2019 年,Achenie 等通过前反馈神经网络(feedforward neural network,FNN)来分析婴幼儿孤独症筛查量表(Modified Checklist for Autism in Toddlers Revised,M-CHAT-R),并使用 16 个项目进行学习,达到了 99.7% 的准确率,表明该 AI 技术可以实现自动、高效地诊断 ASD 的目的。

2019 年,Cognoa 公司的研究人员开发了一个由 3 个 ML 模块组成的多模块评估系统,用于移动端的应用程序来识别 ASD,并在一项针对美国 18~72 个月大的婴幼儿(n=375)的多中心临床研究中,完成并证明了该筛查评估方法的可靠性,其综合评估的准确性超过了传统的 ASD 评估测试。2019 年 6 月,这项评估方法获得了美国食品药品监督管理局(Food and Drug Administration,FDA)的市场授权,成为首款获得认证的用于评估和治疗 ASD 的数字化诊治设备。

2020 年,Thabtah 等提出了一种基于覆盖法(covering approach)的新型 ml 模型,也被称为机器学习规则(rules of machine learning,RML),其不仅可以检测出 ASD 的表型特征,还可以在分析时提供规则的解析,以进一步协助 ASD 的诊断及分类。与其他 ML 算法相比,RML 提供的诊断及分类方案具有更高的准确率、灵敏度及特异度。

(六) AI 结合神经检查对 ASD 的早期诊断

2018 年,Shen 通过收集 ASD 儿童和正常对照儿童的 MRI 扫描数据中蛛网膜下腔脑脊液(extra-axial cerebrospinal fluid,EA-CSF)体积、脑容量,以及患儿头围、家族风险、发病情况等数据,应用 ML 算法来进行学习和验证。结果显示,ASD 的 EA-CSF 体积较正常对照儿童明显增多,EA-CSF 体积对 ASD 诊断的阳性预测值为 83%,且进一步分析发现,EA-CSF 体积增多与 ASD 睡眠及语言障碍水平相关。

2022 年,国内研究者利用 ML 模型探讨颅脑常规磁共振成像(conventional magnetic resonance imaging,cMRI)在 ASD 的应用范围及诊断效能,发现颅脑 cMRI 结合 ML 算法模型对 ASD 诊断的 AUC、准确率、灵敏度和特异度分别为 0.887、84.62%、82.32% 和 88.54%;进一步亚组分析显示,该模型对于存在 ASD 临床表现而未发现影像学阳性结果的这类患者诊断效能最高,AUC、准确率、灵敏度和特异度分别为 0.978、94.4%、93.33% 和 100%。结果表明,基于颅脑 cMRI 的 ML 算法模型可以在临床上用于识别 ASD,并可作为协助诊断的有力依据。

(七) AI 在 ASD 与其他疾病鉴别中的应用

2017 年,Duda 等利用机器学习对 ASD 和注意缺陷多动障碍的数据资料进行整合,成功分析出 ASD 和 ADHD 的分类特征,通过加入新的数据学习、反复的抽样验证,创建了一个分类算法,通过 15 个问题对 ASD 和 ADHD 的鉴别达到 $AUC=(0.89 \pm 0.01)$ 的效果。

2018 年,Mastrovito 等应用线性 SVM 等 ML 算法对 ASD 患者和精神分裂症(schizophrenia,SZ)患者的静息态脑功能磁共振成像(resting state functional magnetic resonance imaging,rs-fMRI)进行研究学习。结果发现,ASD 和 SZ 患者均存在大脑连接异常,并且这些连接异常可以用于判别 ASD 患者的沟通技能障碍。另外,ASD 和 SZ 的社会认知障碍可能与 fMRI 中高级联络皮层的默认模式网络(default mode network,DMN)和显著网络(salience network,SN)改变有关,而且 ASD 和 SZ 的这些改变有所不同,通过研究进一步证明这些不同可以用于鉴别 ASD 和 SZ 患者。

2019 年,Bertoncelli 等开发和测试了一个学习模型,通过对 102 名患有脑性瘫痪的青少年进行了多中心对照研究,确立了脑性瘫痪与 ASD 相关的高危风险因素,其准确率、特异度和灵敏度的最佳平均预测得分达 75%,有效证明了该学习模型可以有效识别脑瘫青少年中的 ASD 高风险发病者。

2021 年,Zhan 等成功通过 AI 对猴子的 ASD 和强迫症(obsessive-compulsive disorder,OCD)进行区分。他们将从转基因猴子获得的静止状态功能连接数据用以构建猴子衍生分类器、结合 4 个人类数据集的诊断分类,通过逐步线性回归模型来分析关联性。结果在猴子身上发现了 9 个突出分布于额叶和颞叶皮质的核心区域,基于这些核心区域的模型数据,分别预测了 ASD 患者的交流得分和 OCD 患者的强迫症状得分。核心区域的确定不仅可作为建立 ASD 和 OCD 诊断标志的基础,也可作为症状严重程度的衡量标准。这些发现可能为未来开发精神疾病的机器学习模型提供信息,并可能提高临床评估的准确性和时效性。

AI 的 ML 自动化诊断方式突破了传统、单一的诊断模式,通过从医学大数据分析中学习改进、并建立精确的分类系统,可以避免因人类认知偏差而导致的临床失误,减少临床医师的主观性和偏向性,使得 ASD 诊断可以有效规避部分主观性的判断,提高诊断的准确性及有效性。AI 通过机器学习等算法可以自动分析、处理数据,随着纳入的数据增加,其诊断性能也随之提高,能够在短时间内给出诊断结果,大大缩减了等待时间,提高诊断的时效性,对患者产生积极的影响。

三、AI 对 ASD 的疾病预测

目前有越来越多的方法可以用于 ASD 的遗传学研究,其中 ML 技术可以更有效和更高效地处理 ASD 的巨量遗传数据库,从候选风险基因排序、到分析人类和动物模型之间的同源性乃至分析与疾病相关的染色体、基因或表观遗传学突变等,AI 在 ASD 的预测、诊断及科研中发挥了前所未有的优势。

2017 年,Oh 等研究人员利用基因数据库中已发表的微阵列数据,使用 R 语言从数据库中确定了 ASD 和正常人群存在差异表达的探针,应用 ML 算法对数据集进一步分析学习后成功区分 ASD 和正常人群,SVM 和 k 近邻算法对 ASD 的诊断精度达 93.8%,表明这些基因表达谱将来可用于准确地预测及识别 ASD 人群。

2017 年,Hazlett 等对 ASD 儿童的神经影像学检查进行回顾性脑容量研究,通过 ANN 算法分析学习,发现 ASD 儿童在发病诊断前已经出现有统计学差异的皮质表面积过度扩张,对 ASD 的诊断有较好的预测性能(灵敏度为 88%、特异度为 81%),提示 ASD 高危儿童可以在生长发育早期通过大脑磁共振成像的皮质表面积数据来预测 ASD 发病。

2018 年，Barone 等研究人员使用从干血斑（dried blood spots，DBS）样本中获得的血液代谢检测数据，应用贝叶斯算法进行分类器训练，结果发现有 9 种代谢物的水平在 ASD 患者中明显增加，对 5 岁以下 ASD 患儿诊断的灵敏度为 72.3%、特异度为 72.1%、诊断优势比为 11.25，表明这种简易的非侵入性的检测对 ≤ 5 岁以下儿童的 ASD 诊断预测性能较好。

2018 年，Duda 等利用大脑特定的基因功能关系网络（functional relationship network，FRN）构建了一个 ML 模型，整合了三个不同物种（人类、小鼠和大鼠）的全基因组信息，生成了 ASD 的风险基因排名，通过对候选基因网络的分析，不仅验证了许多已知和 ASD 相关的基因，而且还发现了新型的 ASD 候选基因，并确立了少数在早期神经发育中起关键作用的信号通路，这些风险基因为预测 ASD 的发病提供了重要依据和线索。

2019 年，Bahado S 等对 ASD 儿童和正常发育儿童在新生儿期采集的外周血 DNA 全表观基因组分析进行研究，通过包含深度学习（deep learning，DL）在内的 6 种 ML 算法进行分析和学习，结果发现 ASD 儿童至少存在 249 个基因出现高度异常的 CpG 甲基化现象，DL 对 ASD 识别的灵敏度为 97.5%、特异度为 100%、AUC 为 1.00。意味着这项 AI 技术所挖掘的表观遗传学标志物群检测可以将 ASD 的预测时间提前到新生儿期。2021 年，这个研究团队对早产儿母亲的产后胎盘组织样本进行全基因组检测、并行甲基化分析，其中 10 名早产儿在后续发展为 ASD，通过 DL、SVM、RF、广义线性模型（generalize linear model，GLM）、微阵列预测分析（prediction analysis of microarrays，PAM）和线性判别分析（linear discriminant analysis，LDA）等算法，发现 ASD 的 CpG 位点存在明显的甲基化差异；进一步应用生物反应路径分析（ingenuity pathway analysis，IPA），确立 5 个分子通路（CpG 分别为 cg13858611 NRN1、cg09228833 ZNF217、cg06179765 GPNMB、cg08814105 NKX2-5、cg27092191 ZNF267）与 ASD 发病相关，AUC（95%CI）为 1.00。表明胎盘组织的表观遗传异常与 ASD 的发病有关、可用于早期准确预测 ASD 的疾病发生。

2019 年，Zhou 等基于 ML 技术发现 ASD 患者存在编码和非编码突变的融合遗传行为，并且携带优先突变的序列具有等位基因的调节活性，进一步地分析表明非编码突变参与突触传递和神经元发育，揭示了非编码突变在 ASD 疾病中的作用，表明全基因组的 ML 分析对预测 ASD 有重要作用，并且广泛适用于其他复杂人类疾病的分析及预测。

2020 年，Asif 等开发了一种新的 ML 算法，通过对 ASD 患者不同于正常人的大脑基因拷贝数变异（copy number variants，CNV）进行功能富集分析，发现了 15 个对 ASD 来说具有统计学意义的生物机制，包括细胞黏附、神经发育、认知和多泛素化等；进一步分析发现，ASD 的不同临床亚型其生物机制有所不同，从而建立了 ASD 的基因型 - 临床表型的关联。

目前，越来越多的研究发现，肠道微生物群与许多中枢神经系统疾病的发病有关，肠道菌群的紊乱可能导致 ASD 的发病；粪便移植已被报道可以显著改善 ASD 症状，进一步证实肠道菌群失调与 ASD 的发病相关。2020 年，Wang 等利用毒力因子相关肠道菌群（virulence factor-related gut microbiota，VFGM）基因和 IgM 水平对 ASD 进行基于 ML 算法的分类研究，他们通过对 ASD 儿童和正常发育儿童的宏基因组数据集与毒力因子数据库中的基因进行序列比较，结果发现：ASD 儿童的 VFGM 基因多样性较高且与 IgA 含量呈正相关；结合 B 组链球菌（group B streptococcus，GBS）基因数水平，可以成功区分 ASD 儿童与正常发育儿童，表明这项 ML 算法辅助下的分子学研究对 ASD 的早期诊断及疾病预测有重要意义。

以上研究均表明，现有 AI 技术一方面通过基因分析可以对 ASD 的发病和确诊进行有效预测,另一方面 AI 也在利用数据分析处理优势不断地挖掘新的潜在的基因位点、探索发现新的信号通路,从而不断提高 ASD 基因预测的精确度和准确度。

四、AI 对 ASD 的干预治疗

儿童 ASD 的治疗目标:①最大限度缓解核心症状,如社交障碍、刻板动作、兴趣低下等;②促进学习能力、提高适应技能;③治疗其他干扰个人能力及技能获取的伴随问题。ASD 的干预治疗最重要的是尽早,并且强调干预治疗应该是个体化、适应发展能力并能改善目前状况的。

(一) ML 技术

ML 技术除了上文所述之能有效应用于 ASD 早期诊断以外,其对 ASD 治疗也产生革新性的积极作用。

患有 ASD 的儿童经常因沟通困难、忽视危险而面临受伤的风险。2015 年,Alwakeel 等研发了一款基于 ML 技术的电子安全警报系统,并命名为孤独症儿童传感网络(Autistic Child Sensor Network,ACSN)。该系统由可穿戴传感器、移动家长端应用程序以及具有智能算法的家庭自动化系统组成,通过连接无线传感设备来分析儿童的手势和动作,当检测到可能出现危险时,终端可以实时打开任何指定的电子设备以分散患儿的注意力并立即通知监护人,从而帮助父母保护他们的患儿免受潜在的危害。

ASD 的发病与多基因变异有关,其中催产素受体基因(oxytocin receptor gene,OXTR)的变异是这些关键遗传因素之一;有研究报道了 ASD 的发病可能与多个 OXTR 的单核苷酸多态性(single nucleotide polymorphisms,SNP)有关,但具体的生物学机制尚不明确。2017 年,Watanabe 等人通过 ML 技术,证实了 OXTR SNP 的差异会导致催产素治疗 ASD 的疗效不同,并确立了 6 种不同的 SNP 集数,用以分别预测催产素治疗的 6 种不同效果;此项研究不仅揭示了 OXTR SNP 对 ASD 催产素治疗的生物学机制,而且表明催产素对 ASD 的治疗效果可以通过基因检测来分析预测,并有助于进一步建立 ASD 的精准个体化用药方案。

2017 年,Vellanki 等研究人员用游戏板收集 ASD 儿童的操作数据,应用 ML 技术分析得出不同 ASD 儿童的学习模式,以实现教育课程的个性化。他们采用线性位置伽马模型(linear position gamma model,LPGM)、贝叶斯非参数因素分析和印度自助程序(indian buffet process,IBP),对 542 个儿童 ASD 的数据集进行分析,通过重复并学习 2 000 个 ASD 病例数据,分析得出 26 个潜在因素。这些潜在因素建立了 ASD 儿童和他们指定的学习模式之间的关系,并且并随着时间的推移保持相对稳定。该研究的结果可以帮助个性化制订教育课程的学习大纲,为儿童的发展提供更多的个性化学习机会,并且通过对具有类似学习模式的儿童进行分组来确定病因。

2017 年,Liu 等发布了一款具有数据收集和报告功能的数字行为辅助智能眼镜,称为脑动力系统(brain power system,BPS),通过一系列利用 AI 技术的游戏化增强现实应用程序,提供有针对性的个性化辅导体验,为儿童和成人 ASD 提供面部定向注视、情感识别、眼神交流、行为自我调节方面的指导。研究结果显示,这款 BPS 智能眼镜可以有效改善 ASD 儿童的情绪障碍、刻板行为等。

(二) 机器人

将机器人应用于 ASD 的干预治疗是 AI 治疗技术的一大创新。科学家们赋予机器人各种能力,包括识别和表达人类情感、与人进行高级复杂对话、建立和维持社交关系、学习和发展社会能力等,让机器人成为人类交流、游戏、教育和治疗的伙伴。为了更好地建立机器人和治疗对象之间自然友好的合作关系、为 ASD 患者设计更合理有效的机器人干预治疗方案,需要机器人研发人员、心理学家、治疗师等跨学科人员的积极参与。

机器人介导下的 ASD 干预模式大体可分为开环模式(open-loops)和闭环模式(close-loops)。

早期开发的开环模式机器人在提高 ASD 患儿合作游戏、触感互动、注意能力、认知灵活等方面有一定成效。其基本原理为:系统设定目标任务→机器人发出信号/提示→患儿按照信号/提示作出反应→目标任务完成→给予奖励;如果患儿没有对提示作出反馈→则逐级给出更高级别的提示直至出现反馈。这种方法虽然能够诱导出患儿的目光接触或联合反应,但却无法对患儿的反应给予实时性、针对性的回应,并提供回合式的互动干预,故称开环模式;其次,开环模式下的机器人干预多为治疗师操控下的半自动干预系统。

为了克服上述开环模式的不足,有研究人员开发出一种针对 ASD 核心缺陷的全自动闭环模式机器人干预系统:非接触反应性机器人介导干预系统(oncontact responsive robot mediated intervention system,NORRIS)。该系统利用"最少-最多(least-to-most,LTM)"互动协议,通过离散非接触性凝视推理机制来检测注意力,帮助 ASD 患儿学习获知联合反应技能。这一复杂闭环系统需具备一套完善的干预协议,针对 ASD 核心症状个性化诱导并实时评估患儿的反应,通过调整机器人的互动行为来修正患儿的反应。LTM 互动协议原理:每一训练阶段,在给予最少辅助提示的前提下给患者一次自主反应机会;如果不能获得患者的目标行为,则在原有提示的基础上逐级给予更多提示,直至获得目标反应。LTM 互动协议在 ASD 的诊治中应用非常广泛,构成 NORRIS 干预体系的核心框架;NORRIS 体系的开发及应用是 ASD 康复领域中的一大进步,是针对关键核心缺陷领域的干预技术,未来可应用于学校和临床,最终成为一种广泛使用的治疗工具。

2019 年,Voss 等研究人员通过谷歌超能眼镜(superpower glass,SG)联合智能移动端应用程序对 ASD 进行居家干预,要求 ASD 儿童持续 6 周、平均每周 4 次、每次 20 分钟的治疗,基于行为疗法原则,SG 通过面部检测功能、情绪识别功能、游戏互动功能等模块,激励 ASD 儿童参与社交互动。与应用行为分析法(applied behavior analysis,ABA)相比,SG 干预儿童在文兰适应行为量表——社会化子量表上有 4.58 分的平均增益。而就目前而言,这是第一个证明可穿戴设备通过行为干预对儿童 ASD 治疗有效的随机临床试验,表明 SG 干预可以改善 ASD 儿童的面部情绪识别水平,有助于他们参与社交互动、提高技能学习能力。

(三)虚拟现实技术

随着 AI 的发展,运用人机交互技术和融合 AI 的虚拟现实(virtual reality,VR)技术逐渐成熟。VR 技术以一种安全的、可控的模式让 ASD 患儿体验真实生活,可以反复实践、身临其境于各种模拟场景,学习社交互动、对话技能及辨识他人情绪等。虚拟环境分桌面虚拟环境(desktop virtual environments,DVE):需要电脑和鼠标/操作杆实施;浸入式虚拟环境(immersive virtual environments,IVE):通过头戴显示器或 360° 全息投影使患儿进入虚拟环境,患儿的环境融入性、参与性及能动性更高。计算机提供的虚拟环境具有稳定的、可预知、可控制及个体化等优点,通过角色扮演让患儿体验各种社交情景,从而培养心理模拟能力;反复实践技能、节约人力;灵活改变任务复杂性,减少对虚拟环境的成瘾性,同时促进社交技能的提高,为患儿日后适应社交环境、参与社会互动奠定重要基础。

2013 年,Kandalaft 等利用虚拟现实社会认知训练(virtual reality social cognition training,VR-SCT)构建个性化的社交情境、并予特定的人物互动,对高功能孤独症(high functioning autism,HFA)进行治疗干预。8 名诊断 HFA 的年轻人在 5 周内完成 10 次训练治疗,结果发现他们的情感识别、社会认知、社会角色及执业功能显著提高;表明 VR-SCT 是提高 ASD 社交认知、技能和功能的一项有效手段。

2017 年,Zhang 等发明了一种新型的基于 VR 的驾驶系统,通过收集 ASD 患者驾驶参数、眼睛注视、脑电图和外围生理数据等,融合多模态信息来测量驾驶过程中的认知负荷,从而个性化地向 ASD 青少年培训驾驶技能、实现最佳学习方法。

2019 年,Maskey 等开发了一种干预方式,将认知行为疗法(cognitive behavioral therapy,CBT)与 VR 相结合,创建了一个沉浸式虚拟现实环境(virtual reality environment,VRE)来治疗伴恐惧症的 ASD 儿童,也称为蓝房(blue room)。蓝房是一种沉浸式技术,使用计算机生成的场景图像全息投射到 360° 无缝屏幕房间的墙壁和天花板上,每个场景是针对参与者进行个性化定制的、结合了与恐惧刺激相关的暴露层次结构,以便他们可以循序渐进地暴露于他们的恐惧对象前或恐惧环境中,并在心理治疗师的指导下不断改善认知和提高行为技巧。每个患儿接受 4 次课程、每次 20~30 分钟;在治疗结束后,9 名伴恐惧症的 ASD 儿童中有 8 名儿童的恐惧症状基本缓解,其中 4 名完全克服了恐惧症。结果表明,这种带有 VRE 的 CBT 可以成为部分 ASD 人群对特定恐惧症的有效治疗手段。

(四) AI 多技术联合

AI 多技术联合应用使 ASD 干预治疗越来越智能。

VR 技术联合社交机器人的干预系统:在此系统下,机器人作为互动对象可为社交活动提供触觉、身体上的互动提示,帮助诱导 ASD 儿童产生联合注意力等;而 VR 技术则为 ASD 儿童提供安全可控、形式多样、模拟现实的互动情景,二者的联合从互动对象和模拟环境上为 ASD 的干预治疗提供更有效的方案模式。

虚拟现实 P300- 脑机接口干预系统是一种连接 P300 脑电波检测的脑机接口(brain computer interface,BCI)和浸入式 VR 设备的新型 ASD 干预系统,利用非言语社交提示诱导 ASD 患儿产生社会注意力。浸入式 VR 技术联合 P300-BCI 为患儿提供一个真实、模拟社交的虚拟环境背景,增加患儿安全体验、减少互动焦虑,通过 BCI 自动检测注意力信号并反馈给患儿,促使其在虚拟环境中学习和调整自身注意力行为,有效提高联合注意能力、改善社交沟通基础。

除此以外,未来 VR 技术的研究将进一步开发"化身"的运动和面部表情技术,赋予"化身"更加自然的面部表情,减少从现实到虚拟的社交信息损失。远程应用虚拟技术将使居家、在校康复变为可能,增加 ASD 干预的可操作性,并且也达到不同干预地点的结果一致性的目标。

AI 在 ASD 领域的开发及应用有助 ASD 患者缓解社会焦虑、改善社交互动、增加非语言沟通并提高学习技能的能力。

五、不足及展望

(一) 明确辅助性发展定位

AI 对于 ASD 临床诊断的意义在于增加诊断结果的准确性、稳定性、时效性,从而提高诊断效率,但这并不意味着对传统临床诊断方式的彻底否定;ASD诊疗的专业性决定了其依旧需要医学专业人员进行深入评估和研究。就目前而言,AI只能作为临床医生的辅助工具:在系统研究的基础上,临床专家可以依据基于AI技术对数据库分析给予的决策支持作出科学的判断;暂时不能够完全取代专业医生的地位。但需要注意的是,作为ASD诊断的AI技术一旦走向市场化、商业化,就难免会造成误用、滥用的局面。部分商家可能利用AI的噱头,夸大AI在ASD儿童身上的诊疗作用。这就更需要我们明确,AI在ASD儿童使用上的专业性和目标性,避免出现盲目和泛滥。

(二)完善法律和法规制度

在ASD的AI诊疗领域,国家宏观层面要严格把控AI的发展方向,尽快出台相关配套政策,包括部门规章、行业标准、法律法规等文件或规范来保证AI技术既能更快、更广地使用,又能够更安全、更合理地使用,审慎地推动AI在ASD临床诊断治疗领域的应用。以国际通用标准为基础,需建立AI在医疗领域应用的标准体系,以作为辅助支持公共政策和立法的工具。

(三)健全信息化数据体系

AI的核心离不开大数据的收集与分析,而ASD表现出的异质性又导致其很难从数据中总结出完全一致的规律。因此,对于AI而言必须不断完善并扩充ASD数据库。一方面,该数据库要做到统整各个地区、每个群体的信息,确保信息的完整性、充分性,尽可能多地包含所有已发现的病例;另一方面,要重视数据库的动态信息流动,数据库里的内容要实时更新,确保信息的时效性、准确性及针对性,使临床医生在诊断时更具有参考性。

(四)加强信息化安全建设

数据安全是AI安全的核心。不断完善并健全的数据库体系带来庞大数据信息的同时,也必然伴随一系列的数据安全隐患。一方面,要加强隐私保护建设,对数据进行脱敏,将数据按照不同层次、不同热度进行汇集,降低泄露隐私的风险;另一方面,要加强信息安全建设,尤其加强网络环境的安全建设,保障患者数据能够实时、准确进行传输,避免数据在公众网络上暴露造成的风险。

(五)促进便携式设备发展

将AI技术向便携式发展,一方面可以最大化减轻ASD诊治过程给儿童和家庭带来的心理压力,让儿童在更加自然、自在的状态下完成各项检测和治疗,同时也有助于实时捕捉到儿童动态发展的脉络;另一方面能减少ASD临床诊治带来的高额费用压力,帮助监护人更加便捷、快速地了解儿童的发展状况。

(六)推动复合型人才培养

AI与ASD结合实际上是跨学科领域的融合,它需要充分的跨学科理解和对话,以及超越学科界限的知识。因此,AI要在ASD中得到有效和广泛应用,就必须保证复合型人才的培养,这也是现阶段医疗卫生发展的核心方向。各高校应积极开展医学与计算机交叉性学科的建设和教学,以多种方式培养和吸引医学工程复合型人才。宏观上注重医学、信息、工程、卫生政策研究等学科专业的交叉融合。政府应鼓励高校、科研院所与企业开展合作,建设一批实训基地和地方试点,从而吸引高端人才在医学AI领域开展创新、创业工作,带动该领域发展。

六、总结

AI 的发展将 ASD 的诊疗带入智能时代,AI 在医学领域的应用为 ASD 的诊断时效性、精准性以及其核心症状的改善提供广阔前景,并带来前所未有的机遇与挑战。尽管面临方法优化、数据收集与伦理问题等诸多瓶颈,在坚信"源于临床,高于临床,回归临床;医工交叉,互补合作,共赢发展"的思想指导下,AI 必将在 ASD 临床诊疗中大放异彩。

(陈启慧　李平甘)

参考文献

[1] KAPLAN R S, STEELE A L. An analysis of music therapy program goals and outcomes for clients with diagnoses on the autism spectrum. J Music Ther, 2005, 42 (1): 2-19.

[2] 李鹏, 杜琳. 孤独症谱系障碍中医研究进展. 长春中医药大学学报, 2019, 35 (5): 1007-1009.

[3] 李恩耀, 夏斯曼, 于谦, 等. 基于数据挖掘的针刺治疗儿童孤独症常用穴位、位点及疗效评价. 亚太传统医药, 2019, 15 (10): 168-172.

[4] 金炳旭, 李诺, 赵勇, 等. 穴位埋线对孤独症儿童共同注意及社交沟通能力的影响: 随机对照研究. 中国针灸, 2020, 40 (2): 162-166.

[5] 陈振虎. 岐黄针疗法. 北京: 人民卫生出版社, 2020.

[6] ANAGNOSTOPOULOU P, ALEXANDROPOULOU V, LORENTZOU G, et al. Artificial intelligence in autism assessment. International Journal of Emerging Technologies in Learning (iJET), 2020, 15 (6): 95-107.

[7] MARCIANO F, VENUTOLO G, INGENITO C M, et al. Artificial intelligence: the "Trait D'Union" in different analysis approaches of autism spectrum disorder studies. Curr Med Chem, 2021, 28 (32): 6591-6618.

[8] KANG J, HAN X, SONG J, et al. The identification of children with autism spectrum disorder by SVM approach on EEG and eye-tracking data. Comput Biol Med, 2020, 120: 103722.

[9] ARTONI P, PIFFER A, VINCI V, et al. Deep learning of spontaneous arousal fluctuations detects early cholinergic defects across neurodevelopmental mouse models and patients. Proc Natl Acad Sci U S A, 2020, 117 (38): 23298-23303.

[10] LI Y, MACHE M A, TODD T A. Automated identification of postural control for children with autism spectrum disorder using a machine learning approach. J Biomech, 2020, 113: 110073.

[11] ABBAS H, GARBERSON F, LIU-MAYO S, et al. Multi-modular AI approach to streamline autism diagnosis in young children. Sci Rep, 2020, 10 (1): 5014.

[12] ZHAN Y, WEI J, LIANG J, et al. Diagnostic classification for human autism and obsessive-compulsive disorder based on machine learning from a primate genetic model. Am J Psychiatry, 2021, 178 (1): 65-76.

[13] BAHADO-SINGH R O, VISHWESWARAIAH S, AYDAS B, et al. Artificial intelligence

and placental DNA methylation: newborn prediction and molecular mechanisms of autism in preterm children. J Matern Fetal Neonatal Med, 2022, 35 (25): 8150-8159.

［14］ASIF M, MARTINIANO H, MARQUES A R, et al. Identification of biological mechanisms underlying a multidimensional ASD phenotype using machine learning. Transl Psychiatry, 2020, 10 (1): 43.

［15］尤嘉李, 陈艳妮. 人工智能在孤独症谱系障碍康复中的应用. 中国儿童保健杂志, 2020, 28 (8): 883-886.